Methoden der statistischen Inferenz

Leonhard Held

Methoden der statistischen Inferenz

Likelihood und Bayes

Unter Mitwirkung von Daniel Sabanés Bové

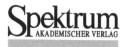

Autor
Prof. Dr. Leonhard Held
Institut für Sozial- und Präventivmedizin
Abteilung Biostatistik
Hirschengraben 84
CH-8001 Zürich
E-mail: leonhard.held@ifspm.uzh.ch

Wichtiger Hinweis für den Benutzer

Bibliografische Information Der Deutschen Nationalbibliothek

Die Deutsche Nationalbibliothek verzeichnet diese Publikation in der Deutschen Nationalbibliografie; detaillierte bibliografische Daten sind im Internet über http://dnb.d-nb.de abrufbar.

Springer ist ein Unternehmen der Springer Science+Business Media
Springer.de

© Spektrum Akademischer Verlag Heidelberg 2008
Spektrum Akademischer Verlag ist ein Imprint von Springer

08 09 10 11 12   5 4 3 2 1

Planung und Lektorat: Dr. Andreas Rüdinger, Jutta Liebau
Herstellung: Katrin Frohberg
Umschlaggestaltung: SpieszDesign, Neu-Ulm
Satz/Layout: Daniel Sabanés Bové
Druck und Bindung: Krips b.v., Meppel

Printed in The Netherlands

ISBN 978-3-8274-1939-2

FÜR ULRIKE, VALENTINA UND RICHARD

Vorwort

Dieses Lehrbuch basiert auf Vorlesungen, die ich an der Ludwig-Maximilians-Universität München für Studierende der Statistik und Bioinformatik gehalten habe. Insbesondere ein Skript, das im Rahmen der Vorlesung „Statistik IV für Statistiker" entstand, diente zunächst als Grundlage.

Das Buch richtet sich an Studierende der Statistik, Mathematik oder Informatik sowie angrenzender Gebiete, beispielsweise der Biostatistik, Biomathematik oder Bioinformatik. Die Anwendungsbeispiele kommen meist aus dem medizinischen oder biologischen Kontext. Der Leser sollte mit den wichtigsten Begriffen der elementaren Wahrscheinlichkeitsrechnung vertraut sein, wie sie beispielsweise in Grimmett und Stirzaker (2001, Kapitel 1-4) schön dargestellt sind. Ebenso sollte der Leser elementare Kenntnisse der Analysis und der linearen Algebra mitbringen, wie sie in zahlreichen Lehrbüchern vermittelt werden. In einem eigenen Anhang werden die für die Statistik wichtigsten Begriffe und Definitionen aus der Mathematik, die vielleicht über das elementare Niveau hinausgehen, zusammengefasst. Auch sind dort alle wichtigen Verteilungen aufgeführt. Die Darstellung ist auf relativ elementarem mathematischen Niveau gehalten, daher werden anspruchsvollere Beweise im Allgemeinen nur skizziert.

Mit dem Schreiben dieses Lehrbuches verfolge ich mehrere Ziele. Zunächst möchte ich moderne statistische Methoden beschreiben, die in praktischen Problemen konstruktiv einsetzbar sind und auch häufig verwendet werden. Ganz natürlich richtet sich so der Fokus auf Likelihood-, aber auch auf Bayes-Methoden. Verblüfft musste ich feststellen, dass viele der Themen, die mir wichtig erschienen, in vielen deutschsprachigen Lehrbüchern nicht oder nur kaum vorkommen. Exemplarisch möchte ich die Profil-Likelihood, Bayes-Faktoren und Methoden zur Prognose nennen. Des Weiteren erscheint es mir wichtig, algorithmische Aspekte zu betonen. Wer heute statistische Methoden anwenden will, braucht selbstverständlich auch gute Kenntnisse in Numerik und Informatik. Schließlich ist es mir auch ein Anliegen, bei den lange Zeit als konträr betrachteten Inferenzkonzepten Likelihood und Bayes (man verzeihe mir die Abkürzung) Gemeinsamkeiten zu betonen, insbesondere um den Stellenwert der Bayes- aber auch der Likelihood-Inferenz anzuheben.

Ich hoffe dass der Leser Vergnügen darin finden wird, die verschiedenen statistischen Methoden kennenzulernen und vielleicht gleich auf sein eigenes statistisches Problem anzuwenden. Hilfreich wird dabei sicherlich sein, dass die nötigen R-Funktionen in einem Anhang zusammengestellt sind, sodass der Leser mit minimalem Aufwand die praktische Umsetzung der Verfahren eigenständig studieren kann.

Dieses Buch würde ohne die tatkräftige Unterstützung durch Daniel Sabanés Bové so nicht vorliegen. Er schrieb das erste LaTeX-Skript basierend auf Inhalten meiner Vorlesung im Sommersemester 2006 in München, das durch den Einsatz von Sweave mit R in idealer Weise verknüpft wurde. Zahlreiche Beispiele und auch manche Abschnitte wurden von ihm ausgearbeitet. Sein Einsatz und seine Fähigkeiten gingen dabei weit über das übliche Maß einer studentischen Hilfskraft hinaus, ich möchte ihm dafür an erster Stelle ausdrücklich danken. Mein herzlicher Dank geht auch an Michael Höhle, der es mir gestattete, Übungsaufgaben aus seinen Lehrveranstaltungen, die meine Vorlesungen über Jahre hinweg perfekt ergänzten, zu benutzen. Auch der Anhang zu den numerischen Methoden basiert auf seinen Aufzeichnungen. Für Unterstützung bedanke ich mich ferner bei meinen Kollegen Helmut Küchenhoff und Ulrich Mansmann, sowie all denen, die Teile des Buchs korrekturgelesen haben: Tilmann Gneiting, Michaela Paul, Andrea Riebler, Kaspar Rufibach und Malgorzata Roos. Den Mitarbeitern des Spektrum-Verlages, Herrn Dr. Andreas Rüdinger und Frau Jutta Liebau danke ich für ihren Einsatz und ihr Vertrauen.

Zürich, im Januar 2008
Leonhard Held

Inhaltsverzeichnis

1 Einführung

Übersicht

1.1 Statistische Inferenz

In diesem Buch werden statistische Methoden beschrieben, die es ermöglichen, aus Daten zu lernen. Ein Schwerpunkt liegt auf konstruktiven Konzepten, die also möglichst universell anwendbar sind. Dazu zählen insbesondere Methoden, die auf dem zentralen Konzept – der Likelihood – basieren: einerseits die (reine) Likelihood-Inferenz, andererseits die Bayes-Inferenz, bei der die Likelihoodfunktion mit Vorwissen kombiniert wird. In beiden Fällen muss zunächst ein statistisches Modell formuliert werden.

Man kann grob drei statistische Problemstellungen unterscheiden. Zum Ersten will man, bei gegebenen Daten und unter Annahme eines bestimmten Modells, häufig Aussagen über unbekannte Parameter des Modells treffen, die Parameter also in gewissem Sinne „schätzen". Zweitens will man möglicherweise untersuchen, welches von verschiedenen Modellen die vorliegenden Daten besser beschreibt. Drittens kann es von Interesse sein, aus den gegebenen Daten zu lernen, um zukünftige Beobachtungen vorherzusagen. Diese drei Themenkreise bezeichne ich als das *Schätzproblem*, das *Modellwahlproblem* und das *Prognoseproblem*.

Moderne statistische Inferenz ist ohne den Einsatz des Computers heutzutage undenkbar. Verschiedene numerische Methoden, insbesondere zur Optimierung und Integration von Funktionen, werden unentwegt zur Lösung von statistischen Problemen verwendet. Dieses Lehrbuch legt Wert auf die praktische Umsetzung der diskutierten Methoden, daher werden an vielen Stellen Beispielprogramme in der statistischen Programmiersprache R geliefert. In einem eigenen Anhang werden die verwendeten numerischen Methoden skizziert. Ein weiterer Anhang gibt die verschiedenen Wahrscheinlichkeitsverteilungen wieder, die im Buch verwendet werden.

Einige Beispiele aus der realen Welt werden sich wie ein roter Faden durch dieses Buch ziehen und sollen im Folgenden kurz vorgestellt werden.

1.2   Beispiele

1.2.1   Anteilsschätzung

Eine der ältesten statischen Problemstellungen betrifft die Schätzung von Wahrscheinlichkeiten, die eng mit der Anteilsschätzung verknüpft ist. Man betrachtet üblicherweise ein Zufallsexperiment, bei dem ein bestimmtes Ereignis mit einer unbekannten Wahrscheinlichkeit π eintritt. Beispielsweise könnte das betrachtete Ereignis das Auftreten eines bestimmten genetischen Defekts bei einer zufällig ausgewählten Person aus einer definierten *Grundgesamtheit*, beispielweise das Auftreten des Klinefelter-Syndroms bei allen männlichen Neugeborenen der Schweiz, sein. Das Experiment wird nun üblicherweise mehrmals, sagen wir n-mal, wiederholt. In obigem Beispiel würden also n männliche Neugeborene genetisch untersucht werden. Bei x Neugeborenen, $x \in \{0, 1, \ldots, n\}$, konnte der genetische Defekt festgestellt werden, somit hatten $n - x$ Neugeborene den Defekt nicht. Man möchte nun aus dieser *Stichprobe* Rückschlüsse auf den Anteil π in der zugrundeliegenden Grundgesamtheit treffen.

Zu bemerken ist, dass Wahrscheinlichkeiten π häufig in *Chancen* („Odds") angegeben werden, wobei die *Chance* sich durch $\omega = \pi/(1 - \pi)$ ergibt, also gleich dem Verhältnis der Wahrscheinlichkeiten des betrachteten Ereignisses und des zugehörigen Gegenereignisses ist. Beispielsweise entspricht eine Wahrscheinlichkeit von $\pi = 0.5$ einer Chance von $\omega = 1$ (in Worten 1:1), einer Chance von $\omega = 9$ (9:1) entspricht beispielsweise eine Wahrscheinlichkeit von $\pi = 0.9$. Allgemein kann man bei gegebener Chance ω die zugehörige Wahrscheinlichkeit π durch $\pi = \omega/(1 + \omega)$ berechnen.

1.2.2   Vergleich von Anteilen

Eng mit der Anteilsschätzung verknüpft ist der Vergleich von Anteilen. Beispielsweise könnte es von Interesse sein, in einer klinischen Studie die Erkrankungs-Häufigkeiten in der Behandlungs- und Kontrollgruppe zu vergleichen. Somit liegen zwei unbekannte Erkrankungs-Wahrscheinlichkeiten π_1 und π_2 vor, mit zugehörigen Beobachtungen x_1 und x_2 bei Stichprobenumfängen n_1 und n_2. Zum Vergleich der zwei Wahrscheinlichkeiten werden verschiedene Größen verwendet. Es ist naheliegend, die *Risikodifferenz* $\pi_1 - \pi_2$ und das *relative Risiko* π_1/π_2 zu betrachten. Beliebt ist auch die Verwendung der *relativen Chance* („Odds Ratio") $(\pi_1/(1 - \pi_1))/(\pi_2/(1 - \pi_2)) = \omega_1/\omega_2$, dem Quotienten der zugehörigen Chancen ω_1 und ω_2. Dem Fall, dass die zwei Wahrschein-

Tab. 1.1: Erkrankungshäufigkeiten (absolute Zahlen) von Präeklampsie in neun randomisierten, kontrollierten klinischen Studien in den Behandlungsgruppen mit Diuretika und den Kontrollgruppen mit Scheinpräparat. Odds Ratios (OR) von Behandlungs- gegen Kontrollgruppen sind ebenfalls angegeben. Die Studien sind mit dem Hauptautor bezeichnet.

Studie	Behandlung		Kontrollen		OR
Weseley	11%	(14/131)	10%	(14/136)	1.04
Flowers	5%	(21/385)	13%	(17/134)	0.40
Menzies	25%	(14/57)	50%	(24/48)	0.33
Fallis	16%	(6/38)	45%	(18/40)	0.23
Cuadros	1%	(12/1011)	5%	(35/760)	0.25
Landesman	10%	(138/1370)	13%	(175/1336)	0.74
Krans	3%	(15/506)	4%	(20/524)	0.77
Tervila	6%	(6/108)	2%	(2/103)	2.97
Campbell	42%	(65/153)	39%	(40/102)	1.14

lichkeiten gleich sind, d. h. $\pi_1 = \pi_2$, entpricht somit eine Risikodifferenz von Null, sowie ein relatives Risiko als auch eine relative Chance von Eins.

Häufig will man nun durch statistische Verfahren untersuchen, ob man das einfachere Modell mit einem Parameter $\pi = \pi_1 = \pi_2$ dem Komplexeren mit zwei Parametern π_1 und π_2 vorziehen kann. Beispielsweise wurde in Studien zur Vorbeugung von Präeklampsie (einer Erkrankung in der Schwangerschaft, die mit Bluthochdruck und Wassereinlagerungen einhergeht) die Wirkung von Diuretika-Medikamenten, die Wasser ausschwemmen, untersucht. Um die Wirkung von Placebo-Effekten zu trennen, wurden parallel Frauen zufällig als Kontrollen ausgewählt, die stattdessen ein Scheinpräparat ("Plazebo") einnahmen. Die Erkrankungszahlen aus neun von Collins et al. (1985) als seriös bewerteten Studien sind in Tabelle 1.1 aufgeführt. Die Frage ist also, ob sich die Inzidenzen in den Behandlungsgruppen von denen in den entsprechenden Kontrollgruppen unterscheiden, d. h. ob die Diuretika einen positiven (oder negativen) Effekt haben.

Um alle bisherigen Studienergebnisse auf einmal zu verwerten, können Techniken der *Meta-Analyse* eingesetzt werden. Diese erlauben es, die Erkenntnisse aus den einzelnen Studien statistisch zusammenzufassen. Dabei wird zu differenzieren sein zwischen der Annahme eines gleichen Behandlungseffekts in allen Studien und der Annahme von Heterogenität in den Studien, d. h. der Annahme von unterschiedlichen wahren Behandlungseffekten in den Einzelstudien.

1.2.3 Schätzung der Größe einer Population

Die *Rückfangmethode* („Capture-recapture method") ist ein Verfahren zur Abschätzung der Größe einer Population von Individuen und soll hier am Beispiel von Fischen in einem See erläutert werden. Um herauszufinden, wieviele Fische N im See leben, fängt man zunächst M Fische, markiert diese und lässt sie wieder frei. Einige Zeit später fängt man n Fische und zählt die x markierten Fische in dieser Stichprobe. Durch intuitive Überlegungen kommt man zu dem Schluss, dass der Anteil der markierten Fische in der zweiten Stichprobe ungefähr gleich dem Anteil aller markierten Fische in der Gesamtpopulation sein sollte, d. h.

$$\frac{x}{n} \approx \frac{M}{N}.$$

Somit ergibt sich der heuristische Schätzwert $\hat{N} \approx M \cdot n/x$ für die Anzahl der Fische N im See. Dieser wird sich in Beispiel 2.2 auch statistisch begründen lassen. Man beachte aber, dass $\hat{N}$ für $x = 0$ nicht definiert ist. Des Weiteren werden wir auch Intervalle angeben können, in denen mit hoher Sicherheit (was das genau bedeutet wird noch zu präzisieren sein) plausible Werte für die unbekannte Anzahl an Fischen liegen.

1.2.4 Überprüfung eines genetischen Gleichgewichtszustandes

Das *Hardy-Weinberg-Gleichgewicht* (nach GODFREY H. HARDY (1879–1944) und WILHELM WEINBERG (1862–1937)) ist eine zentrale Modellannahme der Populationsgenetik. Hierzu wird eine Population von diploiden Organismen betrachtet, d. h. Organismen mit doppeltem Chromosomensatz wie z. B. Menschen. Wir betrachten nun einen bestimmten Ort (*Locus*) auf einem Chromosom mit zwei Allelen A und a, ein Allel bezeichnet hierbei die möglichen Ausprägungen eines Gens. Ein Individuum hat somit die drei möglichen Genotypen AA, Aa und aa; dabei wird nicht berücksichtigt, welches Allel von Vater oder Mutter vererbt wurde, sodass aA nicht von Aa unterscheidbar ist. Seien nun π_1, π_2 und π_3 (mit $\pi_i \geq 0$ und $\pi_1 + \pi_2 + \pi_3 = 1$) die Häufigkeiten der drei Genotypen in der Population. Das Hardy-Weinberg-Gleichgewicht, das unter bestimmten Annahmen an den Vererbungsprozess in der Population hergeleitet werden kann, fordert nun eine spezielle Form für die Wahrscheinlichkeiten π_1, π_2 und π_3:

$$\pi_1 = q^2, \quad \pi_2 = 2q(1-q) \quad \text{und} \quad \pi_3 = (1-q)^2 \tag{1.1}$$

mit $q \in (0,1)$. Im Hardy-Weinberg-Gleichgewicht gibt es somit nur einen unbekannten Parameter, q, der als Häufigkeit des Allels A interpretiert werden kann, während im Allgemeinen zwei Parameter unbekannt sind (der dritte ergibt sich über $\pi_1 + \pi_2 + \pi_3 = 1$). Eine Veranschaulichung des Hardy-Weinberg-Gleichgewichts ist im *de Finetti-Diagramm* möglich, vgl. Abbildung 1.1.

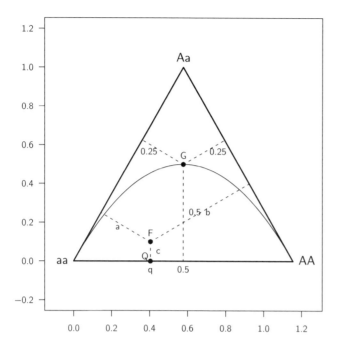

Abb. 1.1: Das nach dem italienischen Statistiker Bruno de Finetti (1906–1985) benannte de Finetti-Diagramm stellt die relativen Genotyphäufigkeiten $P(AA) = \pi_1$, $P(aa) = \pi_3$ und $P(Aa) = \pi_2$ in einer biallelischen, diploiden Population als Längen der Lote a, b und c von einem inneren Punkt F eines gleichseitigen Dreiecks auf die Seiten dar. Dies ist sinnvoll, da sich diese Längen von jedem inneren Punkt aus zur Höhe des Dreiecks, die auf 1 gesetzt wird, summieren. Das Verhältnis der Streckenlänge $\overline{aa, Q}$ zur Seitenlänge $\overline{aa, AA}$ gibt die relative Allelhäufigkeit q von A an. Die Populationen im Hardy-Weinberg-Gleichgewicht liegen auf dem Unterraum der Parabel $2q(1-q)$; Punkt G stellt beispielsweise eine solche Population mit $q = 0.5$ dar, während in der Population F deutlich weniger Heterozygote Aa als im Hardy-Weinberg-Gleichgewicht erwartet vorhanden sind.

Häufig stellt sich nun die Frage, ob sich eine bestimmte Population bzgl. eines bestimmten Genotypes im Hardy-Weinberg-Gleichgewicht befindet. Im Rahmen einer Studie in Island wurden beispielsweise $n = 747$ Personen zufällig ausgewählt und auf eine bestimmte Blutgruppenkategorie hin untersucht. Die Häufigkeiten der drei Genotypen AA, Aa und aa ergaben sich zu $x_1 = 233, x_2 = 385$ und $x_3 = 129$. Einerseits interessiert man sich nun für die statistische Schätzung des unbekannten Parameters q unter Annahme des Hardy-Weinberg-Gleichgewichts in der zugrundeliegenden Population. Wir werden verschiedene Verfahren kennenlernen, wir man diesen Parameter und die daraus abgeleiteten Parameter π_1, π_2 und π_3 schätzen kann. Anderseits möchte man

Tab. 1.2: Verteilung der positiven Testergebnisse beim Screening von 196
Darmkrebspatienten

Anzahl k der positiven Tests	0	1	2	3	4	5	6
Häufigkeit Z_k	?	37	22	25	29	34	49

auf Grundlage der vorliegenden Daten untersuchen, ob sich die Population tatsächlich
im Hardy-Weinberg-Gleichgewicht befindet. Auch hier werden wir verschiedene statistische Verfahren kennenlernen, die diese Frage beantworten.

1.2.5 Schätzung von diagnostischen Kenngrößen

In der Medizin versteht man unter *Screening* eine Untersuchung, die als Reihenuntersuchung bei möglichst vielen Menschen eine möglichst frühe Angabe zur Wahrscheinlichkeit des Vorliegens von bestimmten Krankheiten (oder Risikofaktoren) ermöglichen soll
und somit meist als „Vorsorgeuntersuchung" bezeichnet wird, obgleich beim Vorliegen
auffälliger Werte erst durch nachfolgende diagnostische Untersuchungen die Früherkennung von Krankheiten möglich ist.

Das verwendete Testverfahren soll hohe

$$Sensitivität = \mathsf{P}(\text{Test positiv} \,|\, \text{Proband krank})$$

$$\text{und } Spezifität = \mathsf{P}(\text{Test negativ} \,|\, \text{Proband gesund})$$

aufweisen, d. h. der Test soll die gesuchte Erkrankung (bzw. die bestehenden Risikofaktoren) mit möglichst großer Sicherheit nachweisen oder ausschließen können. Die
Untersuchung muss außerdem zeit- und kostengünstig sein und sollte die Probanden
möglichst wenig belasten, um in der Bevölkerung akzeptiert zu werden.

Besonders sinnvoll sind Screening-Untersuchungen zur Erkennung von Krankheiten,
die rechtzeitig erkannt deutlich besser zu behandeln sind als im Spätstadium, wie z. B.
Darmkrebs. In Australien wurden im Rahmen einer Studie 38 000 Patienten an sechs
aufeinanderfolgenden Tagen mit einem einfachen diagnostischen Test (einer Stuhluntersuchung) auf dieses Karzinom untersucht. Bei den 3000 Patienten, die mindestens
ein positives Testergebnis hatten, wurde mit einer Darmspiegelung das Testergebnis
überprüft. Man erhielt eine Häufigkeitsverteilung für die Anzahl der positiven Testergebnisse Z_k bei 196 Krebskranken, vgl. Tabelle 1.2.

Man beachte, dass die Häufigkeit der kranken Patienten mit keinem positiven Testergebnis aufgrund des gewählten Studiendesigns nicht erfasst werden konnte. Die damit
eng verbundene

$$Falsch\text{-}Negativ\text{-}Rate = \mathsf{P}(\text{Test negativ} \,|\, \text{Proband krank})$$

ist aber von zentralem Interesse und kann mit statistischen Methoden geschätzt werden.

1.2.6 Schätzung von relativem Risiko aus Krebsregisterdaten

Krebsregister sammeln Informationen zur Inzidenz oder Mortalität von bestimmten Krebserkrankungen. Bespielsweise beschreibt der vorliegende Datensatz die Inzidenz von Lippenkrebs bei Männern in 56 administrativen Regionen von Schottland im Zeitraum 1975 bis 1980. Die absolute Anzahl der Fälle variiert häufig sehr stark, einerseits durch Unterschiede in der zugrundeliegenden Bevölkerungszahl, andererseits aber möglicherweise auch durch eine unterschiedliche Altersverteilung in den einzelnen Regionen. Bespielsweise wird man in einer Region mit eher junger Bevölkerung weniger Krebsfälle erwarten als in einer Region mit einer eher älteren Bevölkerung, selbst wenn die Bevölkerungszahl in den beiden Regionen gleich groß ist. Daher berechnet man häufig durch Altersstandardisierung die Anzahl der erwarteten Fälle in den einzelnen Regionen, wobei hierbei die unterschiedliche Bevölkerungszahl und Altersverteilung berücksichtigt wird. Der Quotient der beobachteten zur erwarteten Anzahl, die sogenannte *standardisierte Inzidenzrate* (SIR), wird dann häufig zum Vergleich des zugrundeliegenden relativen Risikos verwendet. Abbildung 1.2 zeigt für unser Beispiel die geographische Variation der SIRs in Schottland. Die einzelnen SIRs sind aber bei seltenen Krankheiten häufig recht unzuverlässig, wenn die zugrundeliegende Anzahl der Fälle sehr klein ist. Im Extremfall wurde möglicherweise gar kein Fall beobachtet, dann ist SIR gleich 0, dies ist bei dem vorliegenden Datensatz in zwei Regionen der Fall. Generell werden extreme Werte der SIRs eher in bevölkerungsarmen als in bevölkerungsreichen Regionen zu erwarten sein. Dies ist auch aus Abbildung 1.3 ersichtlich, in der die SIRs gegen die Anzahl der erwarteten Fälle aufgetragen sind, hier variieren die SIRs bei einer kleineren Anzahl an erwarteten Fällen mehr. Daher ist es wichtig, mit statistischen Methoden zusätzlich Intervalle für das zugrundeliegende relative Risiko in den einzelnen Regionen zu berechnen, die plausible Werte für das wahre relative Risiko angeben. Weiterhin können statistische Methoden auch die Frage beantworten, ob das zugrundeliegende relative Risiko in allen Regionen gleich ist oder ob es tatsächlich Heterogenität in dem Auftreten der Krankheit gibt.

1.2.7 Statistische Analyse einer Therapiestudie

In einer randomisierten kontrollierten Studie („randomized controlled trial", RCT) sollte die Frage untersucht werden, ob der Zusatz von drei Fischmahlzeiten pro Woche zu einer cholesterinarmen Kost zu einer stärkeren Senkung des Cholesterinspiegels führt als die unbelassene cholesterinarme Kost. Als Zielgröße wurde die Änderung des Gesamt-Cholesterinspiegels 28 Tage nach Beginn der Diät verwendet. Die Patienten wurden zufällig auf die beiden Behandlungsgruppen verteilt. Da ein Einfluss der Gesamtkalorienzufuhr auf den Effekt des Fischzusatzes nicht ausgeschlossen werden konnte, wurden die Patienten in zwei weitere Gruppen eingeteilt: normalgewichtige und über-

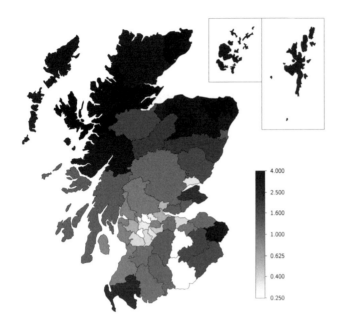

Abb. 1.2: Die geographische Verteilung der standardisierten Inzidenzraten (SIR) von Lippenkrebs in Schottland. Man beachte, dass einzelne SIRs sogar außerhalb des Skalenbereiches [0.25, 4] liegen. Diese sind mit weiß bzw. schwarz markiert.

gewichtige Patienten, wobei für letztere eine kalorienreduzierte Kost vorgesehen war. Die Daten sind in Tabelle 1.3 zusammengefasst. Es stellt sich die Frage, ob die empiri-

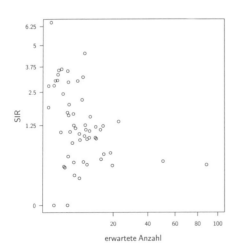

Abb. 1.3: Plot der standardisierten Inzidenzraten (SIR) gegen die erwartete Anzahl an Fällen von Lippenkrebs. Beide Variablen sind zur besseren Verdeutlichung auf einer wurzeltransformierten Skala aufgetragen.

Tab. 1.3: Senkung des Cholesterinspiegels 28 Tage nach Beginn der Diät (in mg pro 100 ml) in der Fischstudie

Gewicht	Behandlung	Anzahl Patienten	Cholesterinsenkung	
			Mittelwert	Standardabweichung
Normalgewichtig	Ohne Fisch	97	23.2	32.05
Normalgewichtig	Mit Fisch	98	21.0	30.43
Übergewichtig	Ohne Fisch	50	40.8	34.23
Übergewichtig	Mit Fisch	63	34.6	37.04

schen Unterschiede in der mittleren Cholesterinsenkung in den einzelnen Gruppen nur zufällig zustande kam, oder ob es tatsächlich Unterschiede in den zugrundeliegenden Behandlungen gibt.

1.2.8 Statistische Analyse von Überlebenszeiten

Die vorliegenden Daten beschreiben die Überlebenszeit (in Tagen) von 184 Patienten, die an Primärer biliärer Zirrhose (PBC) litten. Die Primär biliäre Zirrhose ist eine relativ seltene Autoimmunerkrankung der Leber, die in ca. 90% der Fälle Frauen betrifft. Unbehandelt kann eine PBC zum Tode führen, allerdings ist der Verlauf von Patient zu Patient sehr unterschiedlich. In der zugrunde liegenden randomisierten Studie wurde ein neues Medikament mit einer Placebo-Behandlung verglichen. Wir werden nur die Placebo-Gruppe betrachten, in der 94 Patienten eingeschlossen waren, vgl. Tabelle 1.4. Von diesen waren 47 (50%) *zensierte Beobachtungen*, d. h. von diesen 47 Patienten war nur bekannt, dass sie bis zu einem gewissen Zeitpunkt (der angegebenen Überlebenszeit) überlebt haben. Zu diesem Zeitpunkt sind sie jedoch nicht an der betrachteten Krankheit gestorben. In Abbildung 1.4 ist die Datensituation veranschaulicht.

1.3 Statistische Modelle

Einen zentralen Platz in der statistischen Analyse von Daten bildet die Formulierung eines geeigneten stochastischen Modells, dem die beobachteten Daten zugrundeliegen. Man spricht auch von einem *statistischen Modell*. Meist beinhaltet das statistische Modell unbekannte Parameter, die aus den Daten geschätzt werden. In diesem Buch werden wir uns ausschließlich mit *parametrischen Modellen* beschäftigen, bei der die Anzahl der unbekannten Parameter fest ist. Bei *nichtparametrischen Modellen* hängt

Tab. 1.4: Überlebenszeiten der 94 Patienten unter Placebo-Behandlung in Tagen. Zensierte Werte sind mit einem Plus gekennzeichnet – hier ist unbekannt, wie lange der Patient darüber hinaus gelebt hat.

8+	9	38	96	144	167	177	191+	193	201
207	251	287+	335+	379+	421	425	464	498+	500
574+	582+	586	616	630	636	647	651+	688	743
754	769+	797	799+	804	828+	904+	932+	947	962+
974	1113+	1219	1247	1260	1268	1292+	1408	1436+	1499
1500	1522	1552	1554	1555+	1626+	1649+	1942	1975	1982+
1998+	2024+	2058+	2063+	2101+	2114+	2148	2209	2254+	2338+
2384+	2387+	2415+	2426	2436+	2470	2495+	2500	2522	2529+
2744+	2857	2929	3024	3056+	3247+	3299+	3414+	3456+	3703+
3906+	3912+	4108+	4253+						

die Anzahl der unbekannten Parameter von der Anzahl der Beobachtungen ab, oder ist sogar unendlich groß.

Die Formulierung eines statistischen Modells geschieht über inhaltliche Überlegungen. Häufig nimmt man dabei Approximationen in Kauf, die eine gewisse Vereinfachung der Problemstellung ermöglichen. Ein typisches Beispiel ist die Anteilsschätzung, bei der aus einer Grundgesamtheit vom Umfang N eine Stichprobe vom Umfang n *ohne Zurücklegen* gezogen wird. Korrekt wäre hier die Annahme einer hypergeometrischen Verteilung für die Anzahl der Einheiten in der Stichprobe mit einer gewissen Eigenschaft, beispielsweise blauen Kugeln aus einer Urne. Nimmt man an, dass N im Vergleich zu n sehr groß ist, so kann man die hypergeometrische durch eine Binomial-Verteilung approximieren, die einfacher zu handhaben ist, aber annimmt, dass die

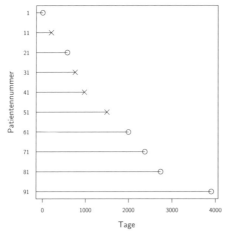

Abb. 1.4: Veranschaulichung der Datensituation bei teilweise zensierten Überlebenszeiten anhand der 10 Beobachtungen aus der ersten Spalte von Tabelle 1.4. Nur bei mit einem Kreuz markierten Endpunkten ist der Patient an PBC gestorben, alle anderen sind aus anderen Gründen aus der Studie ausgeschieden. Dies ist mit einem Kreis gekennzeichnet; bekannt ist bei diesen zensierten Zeiten nur, dass die wahre Überlebenszeit länger war.

Stichprobe *mit Zurücklegen* erhoben wurde. Der Unterschied zwischen beiden statistischen Modellen ist aber unter der oben getroffenen Annahme vernachlässigbar. Eine solches binomiales statistisches Modell werden wir zur Anteilsschätzung wie auch zum Vergleich von Anteilen annehmen.

Bei der Rückfangmethode ist N unbekannt, ja ist von zentralem Interesse. Daher ist hier die Annahme des hypergeometrischen Modells naheliegend, da einerseits eine Approximation, deren Gültigkeit unklar ist, vermieden wird, andererseits die Größe, die wir aus den Daten schätzen wollen, durch einen Parameter im hypergeometrischen Modell repräsentiert wird.

Ein statistisches Modell kann auch mit statistischen Methoden hinterfragt werden. So werden wir Verfahren kennenlernen, die es erlauben zu untersuchen, ob eine Population, aus der wir eine Stichprobe gezogen haben, sich im Hardy-Weinberg-Gleichgewicht befindet oder nicht. Bei der Analyse der Daten aus der Fischstudie kann man sich ebenfalls mindestens zwei Modelle vorstellen: in einem hat der zusätzliche Konsum von Fisch keinen Einfluss auf das Ausmaß der Cholesterinsenkung, so dass sich die Behandlungsgruppen mit und ohne Fischmahlzeiten nicht unterscheiden. In dem anderen gibt es einen Effekt des Fischkonsums, hier werden sich die zwei Behandlungsgruppen zumindest durch unterschiedliche Mittelwerte unterscheiden. Zufällige Variation zwischen den einzelnen Probanden muss ebenfalls berücksichtigt werden, wobei man üblicherweise von normalverteilten Beonachtungen mit unbekannter Varianz ausgeht.

Bei der Analyse von (stetigen) Überlebenszeiten ist eine Normalverteilungsannahme fragwürdig, sind doch Überlebenszeiten immer positive Zahlen. Stetige Verteilungen mit positivem Träger, wie etwa die Exponential- oder die Gammaverteilung erscheinen hier auf den ersten Blick adäquat.

Auch bei der Analyse von Zähldaten, wie etwa die Anzahl der Lippenkrebsfälle in Beispiel 1.2.6, muss man eine passende Verteilung wählen. Im einfachsten Fall wählt man eine Poisson-Verteilung, die aber annimmt, dass Erwartungswert und Varianz übereinstimmen. In vielen Fällen ist aber die Varianz größer als der Erwartungswert, man spricht von *Überdispersion*. Eine Verteilungsklasse für Zähldaten, die dies zulässt, ist die negative Binomialverteilung.

Statisische Modelle können aber noch deutlich komplexer werden, wenn die zu analysierenden Daten dies erfordern. So muss man bei der Analyse von Überlebenszeiten auch zensierte Beobachtungen berücksichtigen. Unter geeigneten Modellannahmen ist dies durchaus möglich. Ähnlich verhält es sich bei Beispiel 1.2.5, bei dem durch das gewählte Studiendesign Darmkrebspatienten mit keinem positivem Testergebnis nicht vorkommen können. Die Schätzung des Anteils dieser Darmkrebspatienten an der gesamten Anzahl an Darmkrebspatienten, die Falsch-Negativ-Rate des Tests, ist hier sogar von zentralen Interesse.

1.4 Inhalt und Notation der Kapitel

In Kapitel 2 wird zunächst der zentrale Begriff der Likelihoodfunktion eingeführt. Die klassische Likelihood-Inferenz wird in den Kapiteln 3 und 4 besprochen, diese ermöglicht das Studium der frequentistischen Eigenschaften des Maximum-Likelihood-Schätzers und zugehöriger Konfidenzintervalle. Komplementär dazu agiert der Bayes-Ansatz, der es durch Annahme einer Priori-Verteilung erreicht, die Unsicherheit in der Schätzung der Daten zu quantifizieren. Kapitel 5 beschreibt hierzu das grundsätzliche Vorgehen, Kapitel 6 diskutiert den Einsatz moderner numerischer Methoden in der Bayes-Inferenz. Die abschließenden Kapitel 7 und 8 geben Einführungen in das Modellwahl- bzw. das Prognoseproblem, wobei sowohl klassische als auch Bayesianische Ansätze besprochen werden. Jedes Kapitel wird mit Aufgaben und Hinweisen auf weiterführende Literatur abgeschlossen.

An dieser Stelle sollen nun auch einige notationelle Erläuterungen folgen. Mathematische Sätze werden immer durch kursive Schrift hervorgehoben. Das Ende eines Beweises wird mit einem offenen Quadrat (□) markiert, während ein geschlossenes Quadrat (■) den letzten Absatz eines Beispiels beendet. Definitionen werden mit einer Raute (♦) abgeschlossen.

Durch Fettdruck werden vektorielle Parameter $\boldsymbol{\theta}$ von skalaren Parametern θ unterschieden. Analog werden univariate Zufallsvariablen X_i zu einer Stichprobe $X = (X_1, \ldots, X_n)$ zusammengefasst, während n multivariate Zufallsvariablen $\boldsymbol{X}_i = (X_{i1}, \ldots, X_{ik})^T$ (auch Zufallsvektoren genannt) als $\boldsymbol{X} = (\boldsymbol{X}_1, \ldots, \boldsymbol{X}_n)$ abgekürzt werden.

Abkürzungen für gängige Verteilungen finden sich im Anhang A.3. So bezeichnet beispielsweise $X \sim \text{Bin}(n, \pi)$ eine binomialverteilte Zufallsvariable mit Parametern n und π, siehe Tabelle A.1.

Literatur

Die Schätzung und der Vergleich von Anteilen ist ausführlich in Connor und Imrey (2005) besprochen. Für den Einsatz von Rückfangmethoden siehe etwa Seber (1982). Das Hardy-Weinberg-Gleichgewicht ist beispielsweise in Lange (2002) diskutiert, die Daten stammen aus Falconer und Mackay (1996). Der Datensatz zum Lippenkrebs in Schottland ist Clayton und Bernardinelli (1992) entnommen, der Datensatz zum

Darmkrebs-Screening ist aus Lloyd und Frommer (2004). Die Daten zur Fischstudie stammen aus Schumacher und Schulgen (2002). Kirkwood und Sterne (2003) beschreiben die randomisierte Studie zur Behandlung der primären biliären Zirrhose.

2 Likelihood

Der Begriff *Likelihood* stammt aus dem Englischen und kann mit „Plausibilität" übersetzt werden. Die *Likelihood-Inferenz* ist eine zentrale Methode zur statistischen Inferenz, die von Sir Ronald A. Fisher (1890–1962) in den 1920er und 1930er Jahren entwickelt wurde. Sie basiert auf dem Begriff der Likelihoodfunktion.

2.1 Likelihood- und Log-Likelihoodfunktion

Sei $X = x$ die beobachtete Realisation einer Zufallsvariable bzw. eines Zufallsvektors X mit Wahrscheinlichkeits- bzw. Dichtefunktion $f(x; \theta)$. Die Funktion $f(x; \theta)$ sei bekannt bis auf die Werte der unbekannten Parameter $\theta \in \Theta$ (die auch vektorwertig sein können), hierbei ist Θ der *Parameterraum*. Der Raum $\mathcal{T}$ aller möglichen Ausprägungen von X heißt *Stichprobenraum*. Ziel sei es, nach Beobachtung von $X = x$ Aussagen über θ zu machen. Die zentrale Größe hierzu ist die *Likelihoodfunktion* (auch einfach *Likelihood*)

$$L(\theta) = f(x; \theta), \quad \theta \in \Theta,$$

betrachtet als eine Funktion von θ für festes x.

Definition 2.1 (Likelihoodfunktion)
Unter der Annahme eines statistischen Modells, parametrisiert durch einen festen unbekannten Parameter(vektor) θ, nennt man die Wahrscheinlichkeit der beobachteten Daten x als Funktion von θ die *Likelihoodfunktion* oder nur *Likelihood*. ♦

Bei diskreten Modellen ist die Likelihoodfunktion im Allgemeinen gleich der Wahrscheinlichkeitsfunktion $f(x)$, aufgefasst als Funktion von θ. Bei stetigen Modellen kann die Likelihoodfunktion gleich der Dichtefunktion gesetzt werden, da für kleines $\varepsilon > 0$

$$L(\theta) = \mathsf{P}\left(x - \frac{\varepsilon}{2} \leq x \leq x + \frac{\varepsilon}{2}\right) = \int_{x - \frac{\varepsilon}{2}}^{x + \frac{\varepsilon}{2}} f(x; \theta)\, dx$$

$$\approx \varepsilon \cdot f(x; \theta)$$

gilt. Das ε in der letzten Zeile kann als multiplikative Konstante ignoriert werden, da es nicht von θ abhängt. Man betrachtet also als Likelihood die Wahrscheinlichkeit, dass x in einem sehr kleinen Intervall der Breite ε beobachtet werden kann. Dies lässt sich gut durch die endliche Genauigkeit von Messungen begründen.

Plausible Werte von θ sollten eine relativ hohe Likelihood haben. Der plausibelste Wert ist somit der Wert mit der höchsten Likelihood, man nennt diesen den *Maximum-Likelihood-Schätzer*.

Definition 2.2 (Maximum-Likelihood-Schätzer)
Der *Maximum-Likelihood-Schätzer* (ML-Schätzer) $\hat{\theta}_{ML}$ eines Parameters θ ergibt sich durch Maximierung der Likelihoodfunktion:

$$\hat{\theta}_{ML} = \arg\max_{\theta \in \Theta} L(\theta).$$

♦

Man beachte, dass multiplikative Konstanten in $L(\theta)$, die nicht von θ abhängen, bei der Berechnung des ML-Schätzers ignoriert werden können. Auch für alle weitergehenden Berechnungen in diesem Kapitel sind multiplikative Konstanten irrelevant, so dass wir diese häufig einfach weglassen und nur den *Kern* der Likelihoodfunktion betrachten, obwohl wir dann strenggenommen das Gleichheitszeichen durch ein Proportionalitätszeichen ersetzen müssten. Weiterhin ist zu bemerken, dass man wegen der Monotonie der Logarithmusfunktion den ML-Schätzer auch durch Maximierung der *Log-Likelihoodfunktion*

$$l(\theta) = \log L(\theta)$$

bestimmen kann, d. h. es gilt ebenso

$$\hat{\theta}_{ML} = \arg\max_{\theta \in \Theta} l(\theta).$$

Die Maximierung der Log-Likelihoodfunktion ist in vielen Fällen einfacher. Multiplikative Konstanten in $L(\theta)$ werden zu additiven Konstanten in $l(\theta)$, auch diese werden wir häufig einfach weglassen, wenn sie eben nicht von θ abhängen.

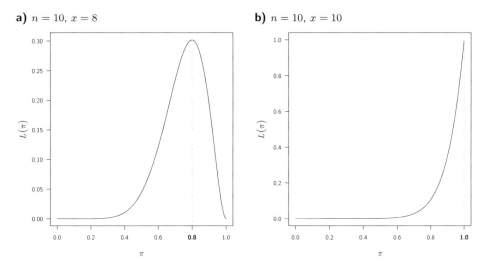

Abb. 2.1: Likelihoodfunktion für π bei einer binomialverteilten Beobachtung $X \sim \text{Bin}(n, \pi)$

2.1.1 Beispiele

Beispiel 2.1 (Binomialverteilung)
Sei $X \sim \text{Bin}(n, \pi)$. Nach Beobachtung von $X = x$ ist die Likelihoodfunktion

$$L(\pi) = \binom{n}{x} \pi^x (1 - \pi)^{n-x} \quad \text{für } \pi \in (0, 1).$$

Der unbekannte Parameter ist hier $\theta = \pi$, der Parameterraum $\Theta = (0, 1)$ und der Stichprobenraum $\mathcal{T} = \{0, 1, \ldots, n\}$. Der Faktor $\binom{n}{x}$ hängt nicht von π ab und kann vernachlässigt werden, d.h. es würde auch genügen den Kern der Likelihood, $\pi^x (1 - \pi)^{n-x}$, zu betrachten. Die Likelihoodfunktion $L(\pi)$ ist für $n = 10$ und $x = 8$ bzw. $x = 10$ in Abbildung 2.1 dargestellt.

Zur Berechnung des ML-Schätzers betrachtet man die Log-Likelihood

$$l(\pi) = x \log \pi + (n - x) \log(1 - \pi)$$

und setzt deren Ableitung

$$\frac{d\,l(\pi)}{d\,\pi} = \frac{x}{\pi} - \frac{n - x}{1 - \pi}$$

gleich Null, woraus $\hat{\pi}_{ML} = x/n$ folgt. Der ML-Schätzer von π ist somit gleich der relativen Häufigkeit des betrachteten Ereignisses. In Abbildung 2.1 sind die ML-Schätzer durch eine vertikale Gerade zum Maximum markiert.

■

In Ausnahmefällen ist der ML-Schätzer nicht eindeutig, dann gibt es mindestens zwei ML-Schätzer $\hat{\theta}_{ML}^{(1)} \neq \hat{\theta}_{ML}^{(2)}$ mit $L(\hat{\theta}_{ML}^{(1)}) = L(\hat{\theta}_{ML}^{(2)}) = \arg\max_{\theta \in \Theta} L(\theta)$. Dies ist beispielsweise bei Anwendung der Rückfangmethode bei bestimmten Datenkonstellationen der Fall, wie folgendes Beispiel zeigt.

Beispiel 2.2 (Rückfangmethode)
Das Ziel ist hierbei die Schätzung der Anzahl N von Individuen in einer Population (vgl. Abschnitt 1.2.3). Dazu werden zunächst M Individuen markiert und mit der Gesamtpopulation zufällig vermischt. Anschließend wird eine Stichprobe ohne Zurücklegen vom Umfang n gezogen und die Anzahl $X = x$ an markierten Individuen beobachtet. Somit ist X hypergeometrisch verteilt

$$X \sim \mathrm{HypGeom}(n, N, M)$$

mit Wahrscheinlichkeitsfunktion

$$\mathsf{P}(X = x) = f(x; \theta = N) = \frac{\binom{M}{x}\binom{N-M}{n-x}}{\binom{N}{n}}$$

für $x \in \mathcal{T} = \{\max(0, n - (N - M)), \ldots, \min(n, M)\}$. Die Likelihoodfunktion ist somit

$$L(N) = \frac{\binom{M}{x}\binom{N-M}{n-x}}{\binom{N}{n}}$$

für $N \in \Theta = \{\max(n, M + n - x), \max(n, M + n - x) + 1, \ldots\}$, wobei die multiplikative Konstante $\binom{M}{x}$ auch hätte ignoriert werden können. Ein Beispiel einer solchen Likelihoodfunktion ist in Abbildung 2.2 dargestellt. Man beachte, dass in der Grafik eine Stetigkeit vorgetäuscht wird, denn sowohl $\mathcal{T}$ als auch Θ sind diskret.

Man kann zeigen (vgl. Aufgabe 3), dass die Likelihoodfunktion an der Stelle $\hat{N}_{ML}^{(1)} = \lfloor M \cdot n/x \rfloor$ maximiert wird, hierbei bezeichnet $\lfloor x \rfloor$ die abgerundete Zahl x. Für das Zahlenbeispiel aus Abbildung 2.2 ist beispielsweise $\hat{N}_{ML}^{(1)} = \lfloor 26 \cdot 63/5 \rfloor = \lfloor 327.6 \rfloor = 327$. Der ML-Schätzer ist allerdings in manchen Fällen nicht eindeutig; dann erreicht auch $\hat{N}_{ML}^{(2)} = \hat{N}_{ML}^{(1)} - 1$ den gleichen Wert der Likelihood und ist somit auch ein ML-Schätzer. Zwei solche Zahlenbeispiele sind in Tabelle 2.1 zu finden. Beispielsweise ist für $M = 13$, $n = 10$ und $x = 5$ $\hat{N}_{ML}^{(1)} = 13 \cdot 10/5 = 26$, den exakt gleichen Wert der Likelihood erreicht aber auch $\hat{N}_{ML}^{(2)} = 25$. Dem Leser sei nahegelegt, dies unter Verwendung der R-Funktion `dhyper()` zu überprüfen. Abschließend sei noch bemerkt, dass der ML-Schätzer für $x = 0$ nicht existiert, da die Likelihoodfunktion $L(N)$ in diesem Fall für wachsendes N streng monoton wächst.

∎

Häufig wird man nicht nur eine Beobachtung x aus einer bestimmten Verteilung $f(x; \theta)$ machen, sondern viele, von denen man üblicherweise annimmt, dass sie unabhängig voneinander sind. Dies führt zum Begriff der *Zufallsstichprobe*.

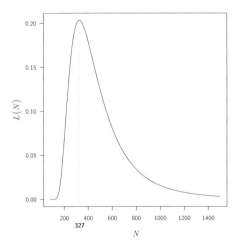

Abb. 2.2: Likelihoodfunktion für N im Rückfang-Experiment bei $M = 26, n = 63, x = 5$. Der (hier eindeutige) ML-Schätzer ist $\hat{N}_{ML} = 327$.

Definition 2.3 (Zufallsstichprobe)

Daten $x_1, \ldots, x_n$ sind die Realisation einer *Zufallsstichprobe* („random sample")
$X_1, \ldots, X_n$, wenn die Zufallsvariablen $X_1, \ldots, X_n$ unabhängig und identisch verteilt
sind. Die Anzahl n der Zufallsvariablen nennt man den *Stichprobenumfang*. Die Verteilung $f(x_i; \theta)$ der X_i hänge dabei von einem unbekannten Parameter $\theta \in \Theta$ ab, der
allgemein auch ein Vektor $\boldsymbol{\theta} \in \Theta$ sein kann. Die Menge Θ aller möglichen Werte von θ
nennt man den *Parameterraum*. ◆

Ist $x = (x_1, \ldots, x_n)$ die Realisation einer Zufallsstichprobe $X = (X_1, \ldots, X_n)$ mit

$$X_i \sim f(x_i; \theta)$$

so ist, aufgrund der Unabhängigkeit und identischen Verteilung der X_i, die Likelihoodfunktion das Produkt der individuellen Likelihoodbeiträge:

$$L(\theta) = f(x; \theta) = \prod_{i=1}^{n} f(x_i; \theta).$$

Tab. 2.1: Zahlenbeispiele zum ML-Schätzer bei der Rückfangmethode

M	n	x	$\hat{N}_{ML}$	$L(\hat{N}_{ML})$
26	63	5	327	0.20182
25	30	11	68	0.06792
25	30	10	74 und 75	0.09364
13	10	5	25 und 26	0.14464

Die Log-Likelihood ist somit die Summe der einzelnen Log-Likelihoodbeiträge:

$$l(\theta) = \sum_{i=1}^{n} \log f(x_i; \theta). \tag{2.1}$$

Beispiel 2.3 (Analyse von Überlebenszeiten)

Sei $X_1, \ldots, X_n$ eine Zufallsstichprobe aus einer Exponentialverteilung $\text{Exp}(\lambda)$. Dann ist

$$L(\lambda) = \prod_{i=1}^{n} \left[\lambda \exp\left(-\lambda x_i\right) \right] = \lambda^n \exp\left(-\lambda \sum_{i=1}^{n} x_i\right), \quad \text{mit } \mathcal{T} = \mathbb{R}_+^n, \Theta = \mathbb{R}_+$$

die Likelihoodfunktion von λ. Die Log-Likelihoodfunktion ist somit

$$l(\lambda) = n \log \lambda - \lambda \sum_{i=1}^{n} x_i$$

mit Ableitung

$$\frac{d\,l(\lambda)}{d\,\lambda} = \frac{n}{\lambda} - \sum_{i=1}^{n} x_i,$$

was durch Nullsetzen direkt zum Maximum-Likelihood-Schätzer $\hat{\lambda}_{ML} = 1/\bar{x}$ mit $\bar{x} = \sum_{i=1}^{n} x_i/n$ führt. Betrachtet man stattdessen den Erwartungswert $\mu = 1/\lambda$ als unbekannten Parameter, so ist die zugehörige Likelihoodfunktion

$$\tilde{L}(\mu) = \mu^{-n} \exp\left(-\frac{1}{\mu} \sum_{i=1}^{n} x_i\right), \quad \Theta = \mathbb{R}_+$$

und der Maximum-Likelihood-Schätzer von μ ist gleich $\hat{\mu}_{ML} = \bar{x}$.

Wir wollen nun exemplarisch die $n = 47$ nicht-zensierten Überlebenszeiten aus Beispiel 1.2.8 betrachten, von denen wir annehmen, dass sie exponentialverteilt sind. Zunächst ist natürlich zu betonen, dass die ausschließliche Berücksichtung von unzensierten Beobachtungen irreführend ist, da dadurch die erwartete Überlebenszeit eines typischen Patienten unterschätzt wird. Man vergleiche hierzu Beispiel 2.7, in dem wir auch die zensierten Beobachtungen berücksichtigt haben. Die nun diskutierte Analyse der nicht-zensierten Beobachtungen ist somit nur als Illustration zu verstehen.

Die resultierenden Likelihoodfunktionen für die Rate λ sowie den Erwartungswert $\mu = 1/\lambda$ sind in Abbildung 2.3 gezeichnet. Es wird deutlich, dass sich die Werte der Likelihoodfunktion nicht ändern und nur die Skala der x-Achse transformiert wird. Dies zeigt auch, dass man Likelihoodfunktionen *nicht* als Dichtefunktionen interpretieren darf, denn wäre $L(\lambda)$ eine Dichtefunktion einer Zufallsvariable λ, so müsste man den Transformationssatz für Dichten (siehe Abschnitt A.1.9) verwenden, um die Dichtefunktion der Zufallsvariable $\mu = 1/\lambda$ zu bestimmen. Dann wäre aber $\tilde{L}(\mu)$ nicht gleich

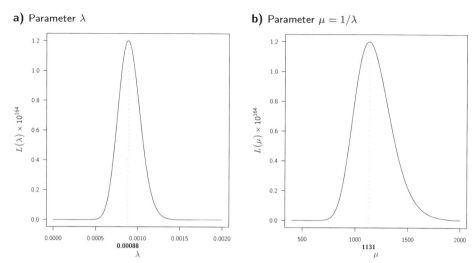

Abb. 2.3: Likelihoodfunktionen für λ (links) und μ (rechts) bei den als unabhängig und exponentialverteilt angenommenen (unzensierten) PBC-Überlebenszeiten

$L(1/\mu)$, da die Ableitung der Umkehrfunktion noch berücksichtigt werden müsste, vgl. Gleichung (A.8).

Möglicherweise ist aber die Annahme einer Exponentialverteilung unrealistisch. Eine flexiblere Modellierung wird durch Wahl einer Gamma- oder auch einer *Weibull-Verteilung* ermöglicht. Die Weibull-Verteilung $\mathrm{Wb}(\mu, \alpha)$ ist in Tabelle A.2 beschrieben und hängt von zwei Parametern μ und α ab, die beide positiv sein müssen. Eine Zufallsstichprobe $X = (X_1, \ldots, X_n)$ hat dann die gemeinsame Dichte

$$f(x; \mu, \alpha) = \prod_{i=1}^{n} f(x_i; \mu, \alpha) = \prod_{i=1}^{n} \frac{\alpha}{\mu} \left(\frac{x_i}{\mu} \right)^{\alpha-1} \exp\left(- \left(\frac{x_i}{\mu} \right)^{\alpha} \right)$$

und die Likelihood lässt sich vereinfachen zu

$$L(\mu, \alpha) = \frac{\alpha^n}{\mu^{n\alpha}} \left(\prod_{i=1}^{n} x_i \right)^{\alpha-1} \exp\left\{ - \sum_{i=1}^{n} \left(\frac{x_i}{\mu} \right)^{\alpha} \right\}, \quad \mu, \alpha > 0.$$

Im Spezialfall $\alpha = 1$ ergibt sich die Exponentialverteilung mit Erwartungswert $\mu = 1/\lambda$.

Setzt man hingegen eine Gammaverteilung $\mathrm{G}(\alpha, \beta)$ an, so ist die Likelihood der Zufallsstichprobe durch

$$L(\alpha, \beta) = \prod_{i=1}^{n} \frac{\beta^\alpha}{\Gamma(\alpha)} x_i^{\alpha-1} \exp(-\beta x_i) = \left(\frac{\beta^\alpha}{\Gamma(\alpha)} \right)^n \left(\prod_{i=1}^{n} x_i \right)^{\alpha-1} \exp\left\{ -\beta \sum_{i=1}^{n} x_i \right\}$$

gegeben. Die Exponentialverteilung mit Parameter $\lambda = \beta$ ergibt sich im Spezialfall $\alpha = 1$.

a) Likelihood $L(\mu, \alpha) \cdot 10^{164}$ der Weibull-Verteilung

b) Likelihood $L(\alpha, \beta) \cdot 10^{164}$ der Gammaverteilung

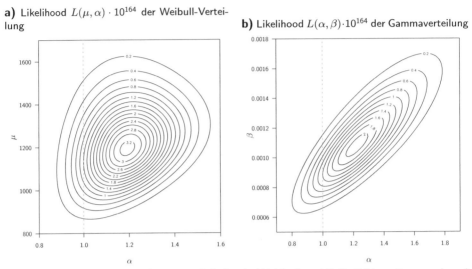

Abb. 2.4: Flexiblere Modellierung wird durch Wahl einer Weibull-Verteilung- oder einer Gammaverteilung ermöglicht. Die entsprechenden Likelihoodfunktionen sind hier abgebildet.

Das Konturdiagramm der Weibull-Likelihood, die jetzt eine Funktion von zwei Parametern ist, ist in Abbildung 2.4a) dargestellt. Die Likelihoodfunktion wird durch $\alpha = 1.19$ und $\mu = 1195$ maximiert. Die Annahme einer Exponentialverteilung erscheint nicht gänzlich unplausibel, jedoch sind die Werte der Likelihood für $\alpha = 1$ doch merklich niedriger. Wir werden in Beispiel 4.9 ein Konfidenzintervall für α berechnen, das es ermöglichen wird, die Plausibilität des Exponentialmodells $H_0 : \alpha = 1$ zu überprüfen.

Bei der Gamma-Likelihoodfunktion (Abbildung 2.4b)) fällt auf, dass plausible Werte α und β tendenziell auf der Diagonalen liegen: Für größeres α sind plausible Werte von β auch eher größer. Dies ist nicht überraschend, ist doch der Erwartungswert der Gammaverteilung gleich $\mu = \alpha/\beta$. Die Stichprobe ist offensichtlich relativ informativ bzgl. dem Quotienten α/β, aber nicht so informativ bzgl. den einzelnen Parametern α bzw. β. Eine Alternative ist nun, die Likelihoodfunktion zu *reparametrisieren*, und die Parameter $\mu = \alpha/\beta$ und $\phi = 1/\beta$ zu verwenden. Letzterer stellt das Verhältnis der Varianz zum Erwartungswert dar. Die Likelihoodfunktion in dieser Parametrisierung ist in Abbildung 2.5 dargestellt. Die Parameter sind nun nicht mehr ganz so stark voneinander abhängig wie in der ersten Parametrisierung. ∎

Eine abgeschwächte Definition des Begriffs der Zufallsstichprobe verlangt nur die Unabhängigkeit, nicht aber die identische Verteilung der einzelnen Zufallsvariablen X_i. Möglicherweise gehören die Zufallsvariablen X_i der Stichprobe $X_1, \ldots, X_n$ aber noch der gleichen Verteilungsklasse an, wie in folgendem Beispiel.

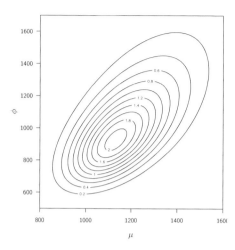

Abb. 2.5: Likelihood $L(\mu, \phi) \cdot 10^{164}$ der Gammaverteilung

Beispiel 2.4 (Poisson-Verteilung)

Wir betrachten Beispiel 1.2.6, wobei wir die beobachtete und erwartete Anzahl an Krebserkrankungen in den $n = 56$ Regionen mit x_i bzw. e_i, $i = 1, \ldots, n$, bezeichnen. Das einfachste Modell für solche Daten nimmt an, dass das zugrundeliegende relative Risiko λ in allen Regionen gleich groß ist und dass die einzelnen x_i's unabhängige Realisationen aus einer Poisson-Verteilung mit Erwartungswert $e_i\lambda$ sind. Die Zufallsvariablen X_i sind somit nicht identisch verteilt, da sie sich im Parameter $e_i\lambda$ unterscheiden, gehören aber der gleichen Verteilungsklasse (der Poisson-Verteilung) an. Die Log-Likelihood ist dann

$$l(\lambda) = \sum_{i=1}^{n} x_i \log \lambda - \sum_{i=1}^{n} e_i \lambda$$

und der ML-Schätzer von λ ergibt sich zu

$$\hat{\lambda}_{ML} = \sum_{i=1}^{n} x_i / \sum_{i=1}^{n} e_i = \bar{x}/\bar{e},$$

wobei $\bar{x} = \sum_{i=1}^{n} x_i/n$ und $\bar{e} = \sum_{i=1}^{n} e_i/n$ die jeweiligen Mittelwerte bezeichnet. ∎

Definition 2.4 (Relative Likelihood)

Die *relative Likelihood* ist

$$\tilde{L}(\theta) = \frac{L(\theta)}{L(\hat{\theta}_{ML})}.$$

Somit gilt $0 \leq \tilde{L}(\theta) \leq 1$ und $\tilde{L}(\hat{\theta}_{ML}) = 1$. Gebräuchlich ist auch die Bezeichnung *normierte Likelihood* für $\tilde{L}(\theta)$.

Durch Logarithmieren der relativen Likelihood erhält man die *relative Log-Likelihood* (strenggenommen die „Log relative Likelihood")

$$\tilde{l}(\theta) = \log \tilde{L}(\theta) = l(\theta) - l(\hat{\theta}_{ML}),$$

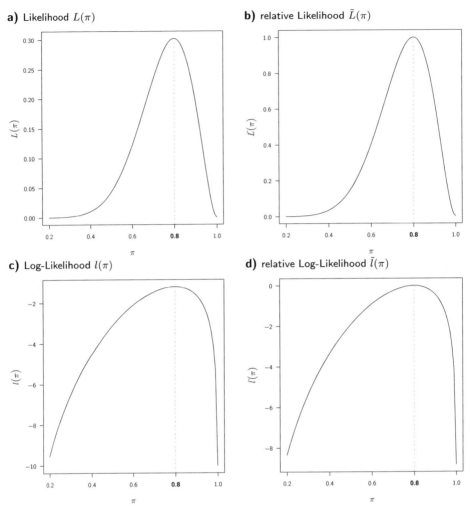

a) Likelihood $L(\pi)$

b) relative Likelihood $\tilde{L}(\pi)$

c) Log-Likelihood $l(\pi)$

d) relative Log-Likelihood $\tilde{l}(\pi)$

Abb. 2.6: Verschiedene Likelihoodfunktionen für eine binomialverteilte Zufallsvariable $X \sim$ $\mathrm{Bin}(n = 10, \pi)$ mit Beobachtung $x = 8$

für die $-\infty < \tilde{l}(\theta) \leq 0$ gilt.   ◆

Die verschiedenen Likelihoodfunktionen sind im Binomialbeispiel mit $n = 10$ und $x = 8$ in Abbildung 2.6 graphisch dargestellt. Es wird deutlich, dass der Übergang zur relativen (Log-)Likelihood nur die Skalierung der y-Achse ändert, die Form der (Log-)Likelihoodfunktion jedoch gleich bleibt.

2.1.2 Interpretation der Likelihood

Wie kann man Werte der relativen Likelihood interpretieren? Es wurden verschiedene Einteilungen der relativen Likelihood vorgeschlagen, wie beispielsweise die folgende:

$$
\begin{aligned}
1 &\geq \tilde{L}(\theta) > \tfrac{1}{3} && \theta \text{ sehr plausibel,} \\
\tfrac{1}{3} &\geq \tilde{L}(\theta) > \tfrac{1}{10} && \theta \text{ plausibel,} \\
\tfrac{1}{10} &\geq \tilde{L}(\theta) > \tfrac{1}{100} && \theta \text{ weniger plausibel,} \\
\tfrac{1}{100} &\geq \tilde{L}(\theta) > \tfrac{1}{1000} && \theta \text{ kaum plausibel,} \\
\tfrac{1}{1000} &\geq \tilde{L}(\theta) \geq 0 && \theta \text{ nicht plausibel.}
\end{aligned}
$$

Ein solcher *reiner Likelihoodansatz* hat den Nachteil, dass die Skala bzw. die Schwellenwerte willkürlich gewählt sind. Wir werden in Abschnitt 3.7 basierend auf frequentistischen Eigenschaften die Likelihood *kalibrieren* können. Weiterhin wird sich in Abschnitt 4.4.4 herausstellen, dass diese Kalibrierung eine Skalierung der relativen Likelihood erfordert, die abhängig von der Dimension von θ ist.

2.1.3 Invarianz der Likelihood

Angenommen, die Verteilung von X hängt von einem Parameter φ ab, der eine eineindeutige Transformation von θ ist, d. h. $\varphi = h(\theta)$ bzw. $\theta = h^{-1}(\varphi)$. Dann gilt für die Likelihoodfunktion von φ, $\tilde{L}(\varphi)$, und die Likelihood von θ, $L(\theta)$:

$$
L(\theta) = L(h^{-1}(\varphi)) = \tilde{L}(\varphi).
$$

Der Wert der Likelihood wird durch diese Transformation offensichtlich nicht geändert, d. h. die Likelihood ist *invariant* bzgl. eineindeutigen Transformationen der Parameter. Insbesondere gilt für die Maximum-Likelihood-Schätzer $\hat{\varphi}_{ML}$ und $\hat{\theta}_{ML}$

$$
\hat{\varphi}_{ML} = h(\hat{\theta}_{ML}).
$$

Die Invarianz des Maximum-Likelihood-Schätzers ist eine wesentliche Eigenschaft, deren Bedeutung in der Praxis kaum überschätzt werden kann.

Invarianz des ML-Schätzers

Sei $\hat{\theta}_{ML}$ der ML-Schätzer von θ und $\varphi = h(\theta)$ eine eineindeutige Transformation von θ. Dann erhält man den ML-Schätzer von φ durch Einsetzen von $\hat{\theta}_{ML}$ in $h(\theta)$.

Beispiel 2.5 (Binomialverteilung)
Sei $X \sim \text{Bin}(n, \pi)$, dann ist $\hat{\pi}_{ML} = x/n$. Für die Chance $\omega = \pi/(1 - \pi)$ gilt somit

$$\hat{\omega}_{ML} = \frac{\hat{\pi}_{ML}}{1 - \hat{\pi}_{ML}} = \frac{\frac{x}{n}}{1 - \frac{x}{n}} = \frac{x}{n - x}.$$

Ohne Kenntnis der Invarianzeigenschaft des Maximum-Likelihood-Schätzers hätte man zunächst die Log-Likelihood bezüglich ω aufstellen und maximieren müssen. Wir wollen dies nun zur Illustration durchführen, obwohl die direkte Berechnung natürlich eigentlich nicht nötig ist. Der Kern der Log-Likelihood von π ist

$$l(\pi) = x \log(\pi) + (n - x) \log(1 - \pi).$$

Wir haben außerdem

$$\omega = \frac{\pi}{1 - \pi} \iff \pi = \frac{\omega}{1 + \omega} \text{ bzw. } 1 - \pi = \frac{1}{1 + \omega}$$

und somit

$$\tilde{l}(\omega) = l(g^{-1}(\omega))$$
$$= x \log\left(\frac{\omega}{1 + \omega}\right) + (n - x) \log\left(\frac{1}{1 + \omega}\right)$$
$$= x \log(\omega) - n \log(1 + \omega).$$

Die Ableitung nach ω ergibt sich zu

$$\frac{d\tilde{l}(\omega)}{d\omega} = \frac{x}{\omega} - \frac{n}{1 + \omega},$$

und deren gesuchte Nullstelle $\hat{\omega}_{ML}$ muss also $x(1 + \hat{\omega}_{ML}) = n\hat{\omega}_{ML}$ erfüllen. Folglich ist

$$\hat{\omega}_{ML} = \frac{x}{n - x}.$$

$\blacksquare$

Beispiel 2.6 (Hardy-Weinberg-Gleichgewicht)
Wir wollen nun die in Abschnitt 1.2.4 beschriebenen Häufigkeiten $X_1 = 233, X_2 = 385$ bzw. $X_3 = 129$ der drei Genotypen AA, Aa und aa näher analysieren. Insbesondere wollen wir den ML-Schätzer von q unter Annahme des Hardy-Weinberg-Gleichgewichts bestimmen. Die multinomiale Log-Likelihoodfunktion

$$\tilde{l}(\pi) = \sum_{i=1}^{3} x_i \log(\pi_i)$$

lässt sich mit (1.1) umschreiben zu

$$
\begin{aligned}
l(q) &= x_1 \log(q^2) + x_2 \log\big(2q(1-q)\big) + x_3 \log\big((1-q)^2\big) \\
&= 2x_1 \log(q) + \underbrace{x_2 \log(2)}_{=const} + x_2 \log(q) + x_2 \log(1-q) + 2x_3 \log(1-q) \\
&= (2x_1 + x_2) \log(q) + (x_2 + 2x_3) \log(1-q) + const.
\end{aligned}
$$

Die ersten beiden Terme in der letzten Zeile entsprechen einer binomialen Log-Likelihoodfunktion mit $2x_1 + x_2$ Erfolgen und $x_2 + 2x_3$ Misserfolgen bei Erfolgswahrscheinlichkeit q, somit ist der Maximum-Likelihood-Schätzer von q gleich

$$
\hat{q}_{ML} = \frac{2x_1 + x_2}{2x_1 + 2x_2 + 2x_3} = \frac{2x_1 + x_2}{2n} = \frac{x_1 + \frac{1}{2}x_2}{n}.
$$

Für obige Daten ergibt sich $\hat{q}_{ML} \approx 0.570$. Die Maximum-Likelihood-Schätzer von π_1, π_2 und π_3 sind somit unter Annahme des Hardy-Weinberg-Gleichgewichts und unter Ausnutzung der Invarianz des ML-Schätzers

$$
\hat{\pi}_1 = \hat{q}_{ML}^2 \approx 0.324, \quad \hat{\pi}_2 = 2\hat{q}_{ML}(1-\hat{q}_{ML}) \approx 0.490 \quad \text{und} \quad \hat{\pi}_3 = (1-\hat{q}_{ML})^2 \approx 0.185. \tag{2.2}
$$

■

2.1.4 Erweiterter Likelihoodbegriff

Die Gleichsetzung von Likelihoodfunktion und Wahrscheinlichkeits- bzw. Dichtefunktion ist meist korrekt; in manchen Situationen muss man diese Definition aber geeignet erweitern. Ein typisches Beispiel sind (teilweise) zensierte Überlebenszeiten. Nehmen wir beispielsweise eine Dichtefunktion $f(x; \theta)$ mit zugehöriger Verteilungsfunktion $F(x; \theta) = \mathsf{P}(X \leq x; \theta)$ für die beobachteten Überlebenszeiten an. Dann ist der Beitrag einer nicht-zensierten Beobachtung x_i zur Likelihood (wie bisher) gleich $f(x_i; \theta)$; eine zensierte Beobachtung x_i liefert hingegen den Beitrag $1 - F(x_i; \theta) = \mathsf{P}(X > x_i; \theta)$, da von dieser Beobachtung ja nur bekannt ist, dass die tatsächliche Überlebenszeit größer (oder gleich) x_i ist.

Üblicherweise beschreibt man Überlebenszeiten in der Form (x_i, δ_i), $i = 1, \ldots, n$, wobei $\delta_i \in \{0, 1\}$ der sogenannte *Zensierungsindikator* ist: Falls die Überlebenszeit x_i tatsächlich beobachtet ist, gilt $\delta_i = 1$, falls sie zensiert ist, $\delta_i = 0$. Mit Hilfe dieser Notation erhält man die Likelihood

$$
L(\theta) = \prod_{i=1}^{n} f(x_i; \theta)^{\delta_i} \big\{1 - F(x_i; \theta)\big\}^{1-\delta_i}.
$$

Beispiel 2.7 (Analyse von Überlebenszeiten)
Ein einfaches Beispiel zur Beschreibung von Überlebenszeiten ist das Exponential-modell mit

$$f(x) = \lambda \exp(-\lambda x)$$
$$\text{und } F(x) = 1 - \exp(-\lambda x),$$

sodass $1 - F(x) = \exp(-\lambda x)$ ist. Die Likelihoodfunktion ist somit

$$L(\lambda) = \lambda^{\sum_{i=1}^n \delta_i} \exp\left(-\lambda \sum_{i=1}^n x_i\right).$$

Als Maximum-Likelihood-Schätzer ergibt sich sofort $\hat{\lambda}_{ML} = \sum_{i=1}^n \delta_i / \sum_{i=1}^n x_i = \bar{\delta}/\bar{x}$. Da der Erwartungswert der Exponentialverteilung gleich $\mu = 1/\lambda$ ist, ergibt sich wegen der Invarianz des ML-Schätzers $\hat{\mu}_{ML} = \bar{x}/\bar{\delta}$, die Anzahl der zensierten Beobachtungen geht somit im Nenner von $\hat{\mu}_{ML}$ ein.

Von den $n = 94$ Beobachtungen aus Beispiel 1.2.8 waren $\sum_{i=1}^n \delta_i = 47$ nicht-zensiert, die gesamte Beobachtungszeit betrug $\sum_{i=1}^n x_i = 143\,192$ Tage. Somit ist die geschätzte Rate $\hat{\lambda}_{ML} = 143\,192/47 = 3.28 \cdot 10^{-4}$ und der Maximum-Likelihood-Schätzer für die erwartete Überlebenszeit gleich $\hat{\mu}_{ML} = 3046.6$ Tage. Dies ist deutlich größer als in Beispiel 2.3, bei dem wir nur die unzensierten Überlebenszeiten berücksichtigt und $\hat{\mu}_{ML} = 1130.8$ Tage erhalten haben.   ∎

2.2 Score-Funktion und Fisher-Information

Den Maximum-Likelihood-Schätzer von θ erhält man durch Maximierung der (relativen) Likelihoodfunktion,

$$\hat{\theta}_{ML} = \arg\max_{\theta \in \Theta} L(\theta) = \arg\max_{\theta \in \Theta} \tilde{L}(\theta).$$

Häufig ist es numerisch einfacher, die Log-Likelihood $l(\theta) = \log L(\theta)$ beziehungsweise die relative Log-Likelihood $\tilde{l}(\theta) = l(\theta) - l(\hat{\theta}_{ML})$ (vgl. Abschnitt 2.1) zur Maximierung zu verwenden, denn es gilt ebenso

$$\hat{\theta}_{ML} = \arg\max_{\theta \in \Theta} l(\theta) = \arg\max_{\theta \Theta} \tilde{l}(\theta).$$

Die Log-Likelihoodfunktion $l(\theta)$ hat aber eine weitaus größere Bedeutung, als dass sie nur die Berechnung des ML-Schätzers vereinfacht. Besonders wichtig sind die erste und zweite Ableitung der Log-Likelihoodfunktion, diese haben sogar eigene Bezeichnungen und werden im Folgenden eingeführt. Der Einfachheit halber nehmen wir an, dass θ skalar ist.

Definition 2.5 (Score-Funktion)
Die erste Ableitung der Log-Likelihoodfunktion

$$S(\theta) = \frac{d\,l(\theta)}{d\,\theta}$$

nennt man *Score-Funktion*.   ♦

Man bestimmt den Maximum-Likelihood-Schätzer über die sogenannte *Score-Glei-chung* $S(\theta) = 0$. Auch die Krümmung der Log-Likelihoodfunktion, also die zweite Ableitung, ist von zentraler Bedeutung:

Definition 2.6 (Fisher-Information)
Die negative zweite Ableitung der Log-Likelihoodfunktion

$$I(\theta) = -\frac{d^2 l(\theta)}{d\,\theta^2} = -\frac{d\,S(\theta)}{d\,\theta}$$

wird als *Fisher-Information* bezeichnet. Wertet man die Fisher-Information am Maximum $\hat{\theta}_{ML}$ aus, so nennt man $I(\hat{\theta}_{ML})$ die *beobachtete Fisher-Information*.   ♦

Wie wir in Abschnitt 3.4.3 zeigen werden, gibt die beobachtete Fisher-Information $I(\hat{\theta}_{ML})$ die Genauigkeit des Maximum-Likelihood-Schätzers $\hat{\theta}_{ML}$ an.

Beispiel 2.8 (Normalverteilung)
Sei $X_1, \ldots, X_n$ eine Zufallsstichprobe aus einer Normalverteilung $N(\mu, \sigma^2)$ mit bekannter Varianz σ^2. Ignoriert man multiplikative Konstanten, so ist

$$l(\mu) = -\frac{1}{2\sigma^2} \sum_{i=1}^{n} (x_i - \mu)^2$$

$$\text{und} \quad S(\mu) = \frac{1}{\sigma^2} \sum_{i=1}^{n} (x_i - \mu).$$

Das Lösen der Score-Gleichung $S(\mu) = 0$ liefert $\hat{\mu}_{ML} = \bar{x}$. Nochmaliges Ableiten liefert die Fisher-Information

$$I(\mu) = \frac{n}{\sigma^2},$$

die unabhängig von μ und somit gleich der beobachteten Fisher-Information $I(\hat{\mu}_{ML})$ ist.

Wenn wir die Rollen der zwei Parameter vertauschen, und σ^2 bei bekanntem μ schätzen wollen, erhalten wir

$$\hat{\sigma}^2_{ML} = \sum_{i=1}^{n} (x_i - \mu)^2 / n$$

mit zugehöriger Fisher-Information

$$I(\sigma^2) = \frac{1}{\sigma^6} \sum_{i=1}^{n} (x_i - \mu)^2 - \frac{n}{2\sigma^4}.$$

In diesem Fall hängt also die Fisher-Information von ihrem Argument σ^2 ab. Die beobachtete Fisher-Information ergibt sich hier zu

$$I(\hat{\sigma}^2_{ML}) = \frac{n}{2\hat{\sigma}^4_{ML}}.$$

$\blacksquare$

Wir greifen an dieser Stelle etwas voraus und betrachten den ML-Schätzer $\hat{\mu}_{ML} = \bar{x}$ aus Beispiel 2.8 ausnahmsweise im frequentistischen Sinn als Zufallsvariable, d. h. $\hat{\mu}_{ML} = \bar{X}$ ist eine Funktion der Zufallsstichprobe $X_1, \ldots, X_n$. Ein Vergleich mit $\mathrm{Var}(\hat{\mu}_{ML}) = \mathrm{Var}(\bar{X}) = \sigma^2/n$ zeigt, dass

$$\mathrm{Var}(\hat{\mu}_{ML}) = \frac{1}{I(\hat{\mu}_{ML})}$$

ist. Wie wir in Satz 3.10 sehen werden, gilt unter bestimmten Regularitätsannahmen generell, dass zumindest asymptotisch die Varianz $\mathrm{Var}(\hat{\theta}_{ML})$ des Maximum-Likelihood-Schätzers gleich der inversen beobachteten Fisher-Information $1/I(\hat{\theta}_{ML})$ ist. In Beispiel 2.8 gilt dies sogar im Endlichen.

Beispiel 2.9 (Binomialverteilung)
Sei $X \sim \mathrm{Bin}(n, \pi)$. Die Score-Funktion

$$S(\pi) = \frac{d\,l(\pi)}{d\,\pi} = \frac{x}{\pi} - \frac{n-x}{1-\pi}$$

wurde schon in Beispiel 2.1 berechnet. Durch nochmaliges Ableiten ergibt sich die Fisher-Information

$$\begin{aligned} I(\pi) &= -\frac{d^2 l(\pi)}{d\,\pi^2} = -\frac{d\,S(\pi)}{d\,\pi} \\ &= \frac{x}{\pi^2} + \frac{n-x}{(1-\pi)^2}. \end{aligned}$$

Durch Einsetzen von $\hat{\pi}_{ML} = x/n$ erhalten wir schließlich die beobachtete Fisher-Information

$$I(\hat{\pi}_{ML}) = \frac{n}{\hat{\pi}_{ML}(1 - \hat{\pi}_{ML})}.$$

Dieses Ergebnis ist plausibel, denn offensichtlich gilt

$$\mathrm{Var}(\hat{\pi}_{ML}) = \mathrm{Var}\left(\frac{X}{n}\right) = \frac{1}{n^2} \cdot \mathrm{Var}(X) = \frac{1}{n^2} n\pi(1-\pi) = \frac{\pi(1-\pi)}{n},$$

wenn man $\hat{\pi}_{ML} = \bar{X}$ als Funktion der Zufallsvariablen X auffasst. Somit unterscheidet sich die Varianz von $\hat{\pi}_{ML}$ von der inversen beobachteten Fisher-Information von $\hat{\pi}_{ML}$ nur durch das Ersetzen des wahren aber unbekannten Parameters π durch dessen Maximum-Likelihood-Schätzer $\hat{\pi}_{ML} = \bar{X}$. $\blacksquare$

Wie verändert sich die beobachtete Fisher-Information bei einer Reparametrisierung? Der folgende Satz gibt auf diese Frage eine Antwort.

Satz 2.1 (Beobachtete Fisher-Information einer Transformation)
Sei $I(\hat{\theta}_{ML})$ die beobachtete Fisher-Information eines skalaren Parameters θ und $\varphi = h(\theta)$ eine eineindeutige Transformation von θ. Dann gilt für die beobachtete Fisher-Information $\tilde{I}(\hat{\varphi}_{ML})$ von φ:

$$\tilde{I}(\hat{\varphi}_{ML}) = I(\hat{\theta}_{ML}) \left| \frac{d\, h^{-1}(\hat{\varphi}_{ML})}{d\,\varphi} \right|^2 = I(\hat{\theta}_{ML}) \left| \frac{d\, h(\hat{\theta}_{ML})}{d\,\theta} \right|^{-2}.$$

Beweis: Zur besseren Abgrenzung bezeichnen hier wiederum die mit einer Tilde gekennzeichneten Funktionen die Funktionen des Parameters φ und basieren auf dessen Log-Likelihoodfunktion $\tilde{l}(\varphi)$. Da h eine eineindeutige Transformation ist, gilt $\theta = h^{-1}(\varphi)$ und $\tilde{l}(\varphi) = l(h^{-1}(\varphi))$. Mit der Kettenregel folgt zunächst

$$\begin{aligned}
\tilde{S}(\varphi) &= \frac{d\,\tilde{l}(\varphi)}{d\,\varphi} = \frac{d\,l(h^{-1}(\varphi))}{d\,\varphi} \\
&= \frac{d\,l(\theta)}{d\,\theta} \cdot \frac{d\,h^{-1}(\varphi)}{d\,\varphi} \\
&= S(\theta) \cdot \frac{d\,h^{-1}(\varphi)}{d\,\varphi}.
\end{aligned} \tag{2.3}$$

Nochmaliges Ableiten liefert unter Anwendung der Produkt- und Kettenregel

$$\begin{aligned}
\tilde{I}(\varphi) &= -\frac{d\,\tilde{S}(\varphi)}{d\,\varphi} = -\frac{d}{d\,\varphi}\left[S(\theta) \cdot \frac{d\,h^{-1}(\varphi)}{d\,\varphi} \right] \\
&= -\left[\frac{d\,S(\theta)}{d\,\varphi} \cdot \frac{d\,h^{-1}(\varphi)}{d\,\varphi} + S(\theta) \cdot \frac{d^2 h^{-1}(\varphi)}{d\,\varphi^2} \right] \\
&= -\left[\frac{d\,S(\theta)}{d\,\theta} \cdot \left| \frac{d\,h^{-1}(\varphi)}{d\,\varphi} \right|^2 + S(\theta) \cdot \frac{d^2 h^{-1}(\varphi)}{d\,\varphi^2} \right] \\
&= I(\theta) \left| \frac{d\,h^{-1}(\varphi)}{d\,\varphi} \right|^2 - S(\theta) \cdot \frac{d^2 h^{-1}(\varphi)}{d\,\varphi^2}.
\end{aligned} \tag{2.4}$$

Auswerten dieser Gleichung am Maximum $\theta = \hat{\theta}_{ML}$ bzw. $\varphi = \hat{\varphi}_{ML}$ liefert wegen $S(\hat{\theta}_{ML}) = 0$ schließlich die erste Behauptung. Weiterhin ist die Umformung

$$\frac{d\,h^{-1}(\varphi)}{d\,\varphi} = \left\{ \frac{d\,h(\theta)}{d\,\theta} \right\}^{-1} \quad \text{für} \quad \frac{d\,h(\theta)}{d\,\theta} \neq 0 \tag{2.5}$$

möglich, was zur zweiten Gleichung führt. $\square$

Beispiel 2.10 (Fortsetzung der Beispiele 2.5 und 2.9)

Der ML-Schätzer der Chance $\omega = \pi/(1 - \pi)$ ist $\hat{\omega}_{ML} = x/(n - x)$. Wie lautet die zugehörige beobachtete Fisher-Information? Zunächst benötigen wir die Ableitung der Funktion $h(\pi) = \pi/(1 - \pi)$, die sich zu

$$\frac{d\,h(\pi)}{d\,\pi} = \frac{1}{(1 - \pi)^2}$$

ergibt. Somit ist

$$\tilde{I}(\hat{\omega}_{ML}) = I(\hat{\pi}_{ML}) \left| \frac{d\,h(\hat{\pi}_{ML})}{d\,\pi} \right|^{-2} = \frac{n}{\hat{\pi}_{ML}(1 - \hat{\pi}_{ML})} \cdot (1 - \hat{\pi}_{ML})^4$$

$$= n \cdot \frac{(1 - \hat{\pi}_{ML})^3}{\hat{\pi}_{ML}} = \frac{(n - x)^3}{nx}.$$

Die beobachtete Fisher-Information $\tilde{I}(\hat{\omega}_{ML})$ ist als Funktion von x monoton fallend und daher umso größer, je kleiner $\hat{\omega}_{ML}$ ist. Für große Werte von $\hat{\omega}_{ML}$ ist die Log-Likelihoodfunktion $l(\omega)$ am Maximum $\hat{\omega}_{ML}$ somit relativ wenig gekrümmt, für kleine Werte hingegen relativ stark gekrümmt.

Auch für den ML-Schätzer der logarithmierten Chance $\phi = \log \omega$ erhalten wir jetzt leicht die beobachtete Fisher-Information

$$I^*(\hat{\phi}_{ML}) = \tilde{I}(\hat{\omega}_{ML})|1/\hat{\omega}_{ML}|^2 = \frac{(n - x)^3}{nx} \cdot \frac{x^2}{(n - x)^2} = \frac{x(n - x)}{n}.$$

∎

2.3   Iterative Bestimmung des ML-Schätzers

Nur in einfachen Modellen lässt sich explizit eine Formel für den ML-Schätzer angeben. In komplexen Modellen kann das Maximum und die Krümmung der Log-Likelihoodfunktion nur noch iterativ bestimmt werden. Einerseits bieten sich numerische Optimierungsverfahren an, die wir zunächst besprechen werden. Alternativ dazu wird auch gerne der EM-Algorithmus verwendet, den wir in Abschnitt 2.3.2 kennenlernen werden.

2.3.1   Numerische Optimierung

In R bietet sich zur Maximierung der (Log-)Likelihood die Funktion `optim()` an, vgl. hierzu Anhang C.1.2. Man muss nur die zu maximierende Log-Likelihoodfunktion als Argument übergeben, nicht jedoch deren Ableitungen. Diese werden dann intern numerisch approximiert. Hilfreich ist, dass bei Angabe der Option `hessian = TRUE` auch die Krümmung der Log-Likelihoodfunktion, also die negative beobachtete Fisher-Information, ausgegeben wird.

Beispiel 2.11 (Screening-Test für Darmkrebs)

In Beispiel 1.2.5 möchten wir die Falsch-Negativ-Rate des Screening-Tests schätzen. Sei π die Wahrscheinlichkeit für ein positives Testergebnis bei einer Untersuchung eines Darmkrebskranken und X_i die Anzahl von positiven Testergebnissen bei Patient i in der Population der an Darmkrebs Erkrankten. Zunächst nehmen wir an, dass π in der zugrundeliegenden Population nicht variiert, sodass X_i binomialverteilt ist: $X_i \sim \text{Bin}(N, \pi)$, wobei hier $N = 6$ ist. Aufgrund des Studiendesigns kann $X_i = 0$ nicht beobachtet werden, sodass wir eine *gestutzte Binomialverteilung* als Modell für die Daten verwenden müssen. Die Log-Likelihood ergibt sich dann durch Betrachtung von

$$P(X_i = k \mid X_i > 0) = \frac{P(X_i = k)}{P(X_i > 0)}, \quad k = 1, \ldots, 6. \tag{2.6}$$

zu (vgl. Beispiel C.1 im Anhang)

$$l(\pi) = \sum_{k=1}^{N} Z_k \big(k \log(\pi) + (N - k) \log(1 - \pi) \big) - n \log \big(1 - (1 - \pi)^N \big),$$

wobei Z_k die Anzahl der Patienten mit k positiven Testergebnissen und $n = \sum_{k=1}^{N} Z_k = 196$ die Gesamtanzahl der Patienten mit mindestens einem positiven Testergebnis ist. Der Maximum-Likelihood-Schätzer $\hat{\pi}_{ML}$ kann hier nur numerisch bestimmt werden. Dazu schreiben wir in R die Funktion `trunc.binom.loglik`, die die Log-Likelihood-Werte der Wahrscheinlichkeit `pi` bei beobachteten Daten `Z` berechnet und maximieren diese mit Hilfe von `optim()` für unsere Datensituation:

```
> trunc.binom.loglik <- function(pi, Z) {
+      Zsum <- sum(Z)
+      N <- length(Z)
+      vec <- 1:N
+      result <- sum(Z * (vec * log(pi) + (N - vec) * log(1 - pi))) -
+          Zsum * log(1 - (1 - pi)^N)
+      return(result)
+ }
> data <- c(37, 22, 25, 29, 34, 49)
> eps = 1e-10
> result <- optim(0.5, trunc.binom.loglik, Z = data, lower = eps,
+      upper = 1 - eps, method = "L-BFGS-B", control = list(fnscale = -1),
+      hessian = TRUE)
> (ml = result$par)

[1] 0.6240838
```

Der Maximum-Likelihood-Schätzer ist somit $\hat{\pi}_{ML} = 0.6241$ und die beobachtete Fisher-Information $I(\hat{\pi}_{ML}) = 4885.3$ erhalten wir mittels

```
> (beobfisher = -result$hessian)

        [,1]
[1,] 4885.251
```

Wegen der Invarianz des Maximum-Likelihood-Schätzers können wir die Wahrscheinlichkeit dafür, dass der Test bei einem Krebskranken *immer* fälschlicherweise negativ ausfällt, die Falsch-Negativ-Rate $\gamma := \mathsf{P}(X_i = 0)$, als

$$\hat{\gamma}_{ML} = (1 - \hat{\pi}_{ML})^N = 0.0028$$

schätzen.

Einen naiven Schätzer für die Anzahl der unerkannten Krebskranken Z_0 erhält man durch Auflösen von $\hat{Z}_0/(196 + \hat{Z}_0) = \hat{\gamma}_{ML}$ nach $\hat{Z}_0$:

$$\hat{Z}_0 = 196 \cdot \frac{\hat{\gamma}_{ML}}{1 - \hat{\gamma}_{ML}} = 0.55.$$

Man kann diesen Schätzer aber auch als ML-Schätzer herleiten: Für festes γ ist die Wahrscheinlichkeit, einen Krebskranken zu erkennen gleich $1 - \gamma$. Somit ist die Anzahl der getesteten Krebskranken, die nicht erkannt werden bis der erste Krebskranke erkannt wird, geometrisch verteilt mit Parameter $1 - \gamma$. Für n erkannte Krebskranken ist die Anzahl der nicht-erkannten Krebskranken somit negativ binomialverteilt mit Parametern n und $1 - \gamma$. Unter Berücksichtigung der Definition des Trägers $\mathcal{T} = \{n, n+1, \dots\}$ der negativen Binomialverteilung (vgl. Tabelle A.1 im Anhang) ist genauer gesagt $Z_0 + n$ negativ binomialverteilt:

$$Z_0 + n \sim \mathrm{NBin}(n, 1 - \gamma),$$

sodass $\mathsf{E}(Z_0 + n) = n/(1 - \gamma)$ ist und daher

$$\mathsf{E}(Z_0) = \frac{n}{1 - \gamma} - n = n \cdot \frac{\gamma}{1 - \gamma}.$$

Wir schätzen also Z_0 durch seinen Erwartungswert, der einfach eine Funktion von γ ist. Den ML-Schätzer von $\mathsf{E}(Z_0)$ erhält man durch Ersetzen von γ durch $\hat{\gamma}_{ML}$.

Dass im Mittel nur 0.55 Krebskranke nicht erkannt worden sind, erscheint bei näherer Betrachtung der Daten aus Tabelle 1.2 eher unplausibel und lässt Zweifel am gewählten Binomialmodell aufkommen. In der Tat würde man durch eine naive Extrapolation der beobachteten Häufigkeiten Z_k, $k = 1, \dots, 6$, deutlich größere Werte für Z_0 erhalten. Dass das Binomialmodell die vorliegenden Daten nicht gut beschreibt, erkennt man auch daran, dass die Häufigkeitsverteilung in Tabelle 1.2 eine „Badewannenform" hat, mit kleineren Werten für $k = 2, 3, 4$ und größeren Werten für $k = 1$ und $k = 5, 6$. Eine solche Form erlaubt aber die Wahrscheinlichkeitsfunktion der (gestutzten) Binomialverteilung nicht. In der Tat sind die erwarteten Häufigkeiten unter

Annahme des Binomialmodells mit $\hat{\pi}_{ML} = 0.6241$ gleich 5.5, 22.9, 50.8, 63.2, 42 und 11.6 für $k = 1, \ldots, 6$, der Unterschied zu den beobachteten Häufigkeiten Z_k ist frappierend. Wir werden in Kapitel 7 statistische Verfahren kennenlernen, die die (mangelnde) Plausibilität des gewählten Binomialmodells genauer quantifizieren. Bereits in Kapitel 4 werden wir ein Modell kennenlernen, dass die vorliegenden Daten deutlich besser beschreibt.

∎

Der *Newton-Raphson-Algorithmus* (vgl. Anhang C.1.2) benötigt auch die ersten zwei Ableitungen der zu maximierenden Funktion, in unserem Fall also die Score-Funktion und die Fisher-Information. Hier verwendet man die iterative Rechenvorschrift

$$\theta^{(t+1)} = \theta^{(t)} + \frac{S(\theta^{(t)})}{I(\theta^{(t)})}$$

und erhält nach Konvergenz nicht nur den ML-Schätzer $\hat{\theta}_{ML}$, sondern als Nebenprodukt auch die beobachtete Fisher-Information $I(\hat{\theta}_{ML})$ gleich mitgeliefert. Die explizite Angabe der ersten Ableitung der Zielfunktion beschleunigt häufig auch die Konvergenzgeschwindigkeit von `optim()`. Liegen die Ableitungen nicht vor, so kann man diese durch symbolische Ableitung mit der Funktion `deriv()` in R berechnen.

2.3.2 Der EM-Algorithmus

Der *EM-Algorithmus* („*E*xpectation-*M*aximization-Algorithm") ist ein iteratives numerisches Verfahren zur Bestimmung von ML-Schätzern. In bestimmten Situationen ist dieser Algorithmus recht leicht zu implementieren. Wir wollen dies wieder an den Daten aus Beispiel 1.2.5 illustrieren.

Als Daten liegen hier die Häufigkeiten der Anzahlen k der positiven Testergebnisse Z_k bei 196 Krebskranken vor, diese Anzahl ist aber aus Erhebungsgründen größer Null (vgl. Tabelle 1.2). Die Anzahl Z_0 der Krebskranken, die kein einziges positives Ergebnis hatten, ist also unbekannt. Mit numerischen Methoden lässt sich eine gestutzte binomiale Log-Likelihood der beobachteten Daten $Z_1, \ldots, Z_6$ maximieren, vgl. Beispiel 2.11; alternativ kann man aber auch den EM-Algorithmus verwenden, der auf folgender Idee beruht: Wären auch die unbeobachteten Daten Z_0 bekannt, so könnte man den ML-Schätzer für die binomiale Erfolgswahrscheinlichkeit leicht berechnen, dieser wäre

$$\hat{\pi} = \frac{\sum_{k=0}^{6} k \cdot Z_k}{6 \cdot \sum_{k=0}^{6} Z_k}. \tag{2.7}$$

Nun kennt man aber Z_0 nicht. Für festes π könnte man aber Z_0 durch seinen Erwartungswert unter der negativen Binomialverteilung (vgl. Ende von Beispiel 2.11)

$$\hat{Z}_0 = n \cdot \frac{\gamma}{1 - \gamma} \tag{2.8}$$

Tab. 2.2: Verlauf des EM-Algorithmus bis zur Abbruchbedingung (Differenz von neuem und altem Wert für $\hat{Z}_0$ kleiner 10^{-7})

Iteration	$\hat{\pi}$	$\hat{Z}_0$
1	0.5954693	0.8627256
2	0.6231076	0.5633868
3	0.6240565	0.5549056
4	0.6240835	0.5546665
5	0.6240842	0.5546597
6	0.6240842	0.5546596
7	0.6240842	0.5546596

mit $n = 196$ und $\gamma = (1 - \pi)^6$ ersetzen. Der EM-Algorithmus iteriert nun (2.7) und (2.8) und ersetzt auf der jeweiligen rechten Seite die Größen Z_0 bzw. π durch ihre letzten Schätzungen $\hat{Z}_0$ bzw. $\hat{\pi}$. In diesem Beispiel kann der Algorithmus z. B. wie folgt implementiert werden:

```
> data <- c(NA, 37, 22, 25, 29, 34, 49)
> n <- sum(data, na.rm = TRUE)
> Z0 <- 10
> fulldata <- c(Z0, data[-1])
> pi <- 0.5
> diff <- 1
> k <- c(0:6)
> while (diff >= 1e-07) {
+      old <- fulldata[1]
+      pi <- sum(fulldata * k)/sum(fulldata)/6
+      gamma <- (1 - pi)^6
+      Z0 <- n * gamma/(1 - gamma)
+      diff <- abs(old - Z0)
+      fulldata[1] <- Z0
+ }
```

Dieses Verfahren konvergiert schnell, Tabelle 2.2 liefert die Ergebnisse mit dem Startwert $Z_0 = 10$. Man beachte, dass $\hat{\pi}$ nach 5 Iterationen identisch mit dem ML-Schätzer aus Beispiel 2.11 ist, ebenso erhält man wieder $\hat{Z}_0 = 0.55$.

Im Allgemeinen unterscheidet man zur Anwendung des EM-Algorithmus zwischen *beobachteten* Daten X (im Beispiel $Z_1, \ldots, Z_6$) und *unbeobachteten* Daten U (im Beispiel Z_0). Für die zugehörigen Wahrscheinlichkeits- bzw. Dichtefunktionen gilt offensichtlich (vgl. Anhang A.1.6)

$$f(x, u) = f(u \mid x) f(x),$$

sodass für die jeweiligen Log-Likelihoodfunktionen in Abhängigkeit von unbekannten Parametern θ gilt:

$$l(\theta; x, u) = l(\theta; u \mid x) + l(\theta; x). \tag{2.9}$$

Man beachte, dass sich die Log-Likelihoodfunktionen hier nicht in der sonst üblichen Form $l(\theta)$ schreiben lassen, da die Datengrundlage ja unterschiedlich ist. Nun ist u nicht beobachtet worden, daher ersetzen wir u in (2.9) durch die Zufallsvariable U:

$$l(\theta; x, U) = l(\theta; U \mid x) + l(\theta; x)$$

und betrachten den Erwartungswert dieser Gleichung bzgl. $f(u \mid x; \theta')$ (warum wir θ und θ' unterscheiden, wird gleich klar werden):

$$\underbrace{\mathsf{E}\big\{l(\theta; x, U) \mid \theta'\big\}}_{=:\, Q(\theta;\theta')} = \underbrace{\mathsf{E}\big\{l(\theta; U \mid x) \mid \theta'\big\}}_{=:\, C(\theta;\theta')} + \underbrace{l(\theta; x)}_{=l(\theta)}. \tag{2.10}$$

Hier ändert sich nur der letzte Term nicht, da er nicht von U abhängt. Nun gilt wegen der Informationsungleichung (vgl. Anhang A.1.3) $C(\theta'; \theta') \geq C(\theta, \theta')$. Somit impliziert $Q(\theta; \theta') \geq Q(\theta'; \theta')$ wegen (2.10):

$$l(\theta) - l(\theta') \geq C(\theta'; \theta') - C(\theta; \theta') \geq 0. \tag{2.11}$$

Dies führt zum EM-Algorithmus mit dem Startwert θ':

1. *Expectation:* Berechne $Q(\theta; \theta')$.
2. *Maximization:* Maximiere $Q(\theta; \theta')$ bzgl. θ, um dadurch θ'' zu erhalten.
3. Iteriere Schritt 1 und Schritt 2 (d. h. setze jetzt $\theta' = \theta''$ und führe Schritt 1 aus), bis sich die Werte von θ stabilisieren; eine Abbruchbedingung ist beispielsweise $|\theta' - \theta''| < \varepsilon$ für ein selbstgewähltes $\varepsilon > 0$.

Aus (2.11) folgt, dass der Algorithmus immer mit einer Erhöhung der beobachteten Log-Likelihood einhergeht, d. h. $l(\theta'') \geq l(\theta')$. Diese Eigenschaft hat z. B. der Newton-Raphson-Algorithmus nicht. Weiterhin kann man zeigen, dass der Algorithmus zu einem lokalen oder globalen Maximum oder zumindest zu einem Sattelpunkt konvergiert. Allerdings kann der Algorithmus recht lange brauchen, bis das Maximum erreicht ist; die Konvergenzgeschwindigkeit ist häufig deutlich niedriger als beim Newton-Raphson-Algorithmus. Ein weiterer Nachteil ist, dass der Algorithmus nicht automatisch die beobachtete Fisher-Information mitberechnet. Diese kann natürlich im Nachhinein berechnet werden, wenn die Log-Likelihood $l(\theta; x)$ der beobachteten Daten und insbesondere deren zweite Ableitung zur Verfügung stehen.

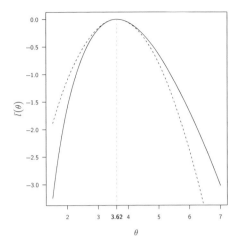

Abb. 2.7: Relative Log-Likelihood $\tilde{l}(\lambda)$ und quadratische Approximation (gestrichelte Linie) für $X \sim \mathrm{Po}(e\lambda)$ mit bekanntem $e = 3.04$ und Beobachtung $x = 11$

2.4 Quadratische Approximation der Log-Likelihoodfunktion

In vielen Fällen lässt sich die Log-Likelihoodfunktion gut durch eine quadratische Funktion approximieren. Hierzu verwendet man eine Taylor-Entwicklung 2. Ordnung (vgl. Anhang B.6) um den Entwicklungspunkt $\hat{\theta}_{ML}$:

$$l(\theta) \approx l(\hat{\theta}_{ML}) + \frac{d\,l(\hat{\theta}_{ML})}{d\,\theta}(\theta - \hat{\theta}_{ML}) + \frac{1}{2}\frac{d^2 l(\hat{\theta}_{ML})}{d\,\theta^2}(\theta - \hat{\theta}_{ML})^2$$

$$= l(\hat{\theta}_{ML}) + S(\hat{\theta}_{ML})(\theta - \hat{\theta}_{ML}) - \frac{1}{2}\cdot I(\hat{\theta}_{ML})(\theta - \hat{\theta}_{ML})^2.$$

Wegen $S(\hat{\theta}_{ML}) = 0$ folgt für die relative Log-Likelihood

$$\tilde{l}(\theta) = l(\theta) - l(\hat{\theta}_{ML}) \approx -\frac{1}{2}\cdot I(\hat{\theta}_{ML})(\theta - \hat{\theta}_{ML})^2. \tag{2.12}$$

Man beachte, dass man für die quadratische Approximation der relativen Log-Likelihood nur den ML-Schätzer $\hat{\theta}_{ML}$ und die zugehörige beobachtete Fisher-Information $I(\hat{\theta}_{ML})$ benötigt.

Beispiel 2.12 (Poisson-Verteilung)
Sei $X \sim \mathrm{Po}(e\lambda)$ mit bekanntem $e = 3.04$ und Beobachtung $x = 11$. Der ML-Schätzer von λ ist dann $\hat{\lambda}_{ML} = x/e$, vgl. Beispiel 2.4. Die beobachtete Fisher-Information ergibt sich zu $I(\hat{\lambda}_{ML}) = x/\hat{\lambda}_{ML}^2$. Die quadratische Approximation des relativen Log-Likelihood lautet somit

$$\tilde{l}(\lambda) = -\frac{1}{2}\frac{x}{\hat{\lambda}_{ML}^2}(\lambda - \hat{\lambda}_{ML})^2.$$

In Abbildung 2.7 ist $\tilde{l}(\lambda)$ und deren quadratische Approximation zu sehen.   ∎

Beispiel 2.13 (Normalverteilung)

Sei $X_1, \ldots, X_n$ eine Zufallsstichprobe aus einer Normalverteilung $N(\mu, \sigma^2)$ mit bekannter Varianz σ^2. Aus Beispiel 2.8 wissen wir, dass einerseits

$$l(\mu) = -\frac{1}{2\sigma^2} \sum_{i=1}^{n} (x_i - \mu)^2$$

$$= -\frac{1}{2\sigma^2} \left\{ \sum_{i=1}^{n} (x_i - \bar{x})^2 + n(\bar{x} - \mu)^2 \right\},$$

$$l(\hat{\mu}_{ML}) = -\frac{1}{2\sigma^2} \sum_{i=1}^{n} (x_i - \bar{x})^2 \quad \text{und daher}$$

$$\tilde{l}(\mu) = l(\mu) - l(\hat{\mu}_{ML}) = -\frac{n}{2\sigma^2} (\bar{x} - \mu)^2$$

ist, andererseits aber auch

$$-\frac{1}{2} \cdot I(\hat{\mu}_{ML})(\mu - \hat{\mu}_{ML})^2 = -\frac{n}{2\sigma^2} (\mu - \bar{x})^2$$

gilt. Die beiden Seiten von Gleichung (2.12) sind somit identisch, sodass die Approximation in diesem Beispiel sogar exakt ist.   ∎

Unter gewissen Regularitätsvoraussetzungen, auf die wir hier nicht eingehen werden, wird die quadratische Approximation der Likelihoodfunktion bei großem Stichprobenumfang gut sein, wie auch in folgendem Beispiel.

Beispiel 2.14 (Binomialverteilung)

In Abbildung 2.8 sieht man die relative Log-Likelihoodfunktion einer binomialverteilten Beobachtung $X \sim \text{Bin}(n, \pi)$ und deren quadratische Approximation für $n = 10, 50, 200, 1000$ bei festem ML-Schätzer $\hat{\pi}_{ML} = 0.8$, d. h. mit zugehöriger Beobachtung $x = 8, 40, 160, 800$. Für zunehmenden Stichprobenumfang n wird die quadratische Approximation der relativen Log-Likelihoodfunktion zunehmend besser und für $n = 1000$ sind kaum noch Unterschiede zu erkennen.

∎

Der große Vorteil der quadratischen Approximation der relativen Log-Likelihoodfunktion liegt darin, dass nur noch der ML-Schätzer $\hat{\theta}_{ML}$ und die beobachtete Fisher-Information $I(\hat{\theta}_{ML})$ zur Beschreibung benötigt werden. Wie allerdings folgendes Beispiel zeigt, ist bei manchen irregulären Likelihoodfunktionen selbst bei großen Stichprobenumfängen keine quadratische Approximation möglich.

Beispiel 2.15 (Gleichverteilung)

Gegeben sei eine Zufallsstichprobe $X_1, \ldots, X_n$ aus einer stetigen Gleichverteilung $U(0, \theta)$, somit $\theta \in \mathbb{R}^+$. Die Dichte der Gleichverteilung ist

$$f(x; \theta) = \frac{1}{\theta} I_{\{0 \leq x \leq \theta\}},$$

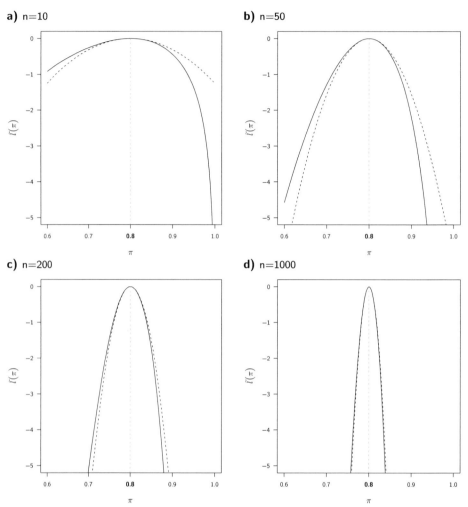

Abb. 2.8: Quadratische Approximation (gestrichelte Linie) der relativen Log-Likelihood (durchgezogene Linie) einer binomialverteilten Beobachtung

wobei die *Indikatorfunktion* I_A genau dann Eins ist, wenn die Aussage A (in diesem Fall $0 \leq x \leq \theta$) wahr ist, und sonst Null. Die Likelihoodfunktion lautet somit

$$L(\theta) = \begin{cases} \prod_{i=1}^{n} f(x_i; \theta) = \frac{1}{\theta^n} & \text{für } \theta \geq \max_i(x_i), \\ 0 & \text{sonst.} \end{cases}$$

Der Maximum-Likelihood-Schätzer ist offensichtlich $\hat{\theta}_{ML} = \max_i(x_i)$, vgl. Abbildung 2.9a). Für die Log-Likelihood

$$l(\theta) = -n \log(\theta) \quad \text{für } \theta > \max_i(x_i)$$

a) Likelihood $L(\theta) \cdot 10^5$ für $n = 5, 6, 7$ (von oben nach unten) und beobachtetes $\max_i x_i = 7$

b) Log-Likelihood $l(\theta)$ für $n = 5, 6, 7, 10, 30, 60$ (von oben nach unten) und $\max_i x_i = 7$

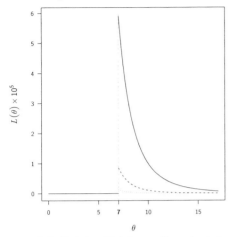
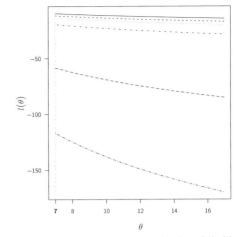

Abb. 2.9: Bei der Gleichverteilung ist keine quadratische Approximation der Log-Likelihood möglich.

gilt jedoch

$$\frac{d\, l(\hat{\theta}_{ML})}{d\,\theta} \neq 0 \quad \text{und} \quad \frac{d^2 l(\hat{\theta}_{ML})}{d\,\theta^2} = \frac{n}{\hat{\theta}_{ML}^2} > 0.$$

Die Log-Likelihoodfunktion $l(\theta)$ ist also nicht konkav, sondern konvex (vgl. Abbildung 2.9b)), die beobachtete Fisher-Information ist somit negativ! Offensichtlich ist hier keine quadratische Approximation der Log-Likelihoodfunktion möglich. Ein Grund dafür ist, dass der Träger der Verteilung von X vom unbekannten Parameter θ abhängt. ■

2.5   Suffizienz

Unter bestimmten Regularitätsvoraussetzungen kann man eine Likelihoodfunktion gut durch den Maximum-Likelihood-Schätzer und die beobachtete Fisher-Information charakterisieren. Allerdings zeigt Beispiel 2.15, dass nicht alle Log-Likelihoodfunktion quadratisch approximiert werden können. Alternativ kann man die Likelihoodfunktion durch sogenannte *suffiziente Statistiken* charakterisieren. Hierfür müssen wir etwas tiefer in die theoretische Statistik eintauchen.

Definition 2.7 (Statistik)
Man nennt eine beliebige Funktion $T(X)$ der Zufallsstichprobe X eine *Statistik*.   ◆

Beispielsweise ist der Mittelwert $T(X) = \bar{X} = \sum_{i=1}^{n} X_i/n$ eine Funktion der Daten und somit eine Statistik. In einem erweiterten Sinn ist auch die Likelihoodfunktion $L(\theta) =$

$f(X; \theta)$ selber eine Funktion der Daten X und somit eine Statistik. Im Gegensatz zu $T(X) = \bar{X}$ ist sie nicht reellwertig, sondern liefert für jede Beobachtung $X = x$ eine ganze reellwertige Funktion in Abhängigkeit von dem Argument θ.

Definition 2.8 (Suffizienz)

Eine Statistik $T(X)$ heißt *suffizient* für θ, wenn die bedingte Verteilung der Stichprobe X gegeben $T(X) = t$ nicht mehr von θ abhängt, d.h. wenn für alle $\theta \in \Theta$ gilt:

$$f(x \,|\, t; \theta) = f(x \,|\, t).$$

$\blacklozenge$

Eine suffiziente Statistik T enthält somit die gesamte relevante Information bzgl. θ. Um die Suffizienz einer bestimmten Statistik zu zeigen, ist in vielen Fällen folgender Satz nützlich.

Satz 2.2 (Faktorisierungssatz)

Sei $f(x; \theta)$ die Dichte bzw. Wahrscheinlichkeitsfunktion der Stichprobe X mit Träger $\mathcal{T}_X$. Eine Statistik $T(X)$ ist genau dann suffizient für θ, wenn es Funktionen $g(t; \theta)$ und $h(x)$ gibt, sodass für alle $x \in \mathcal{T}_x$ und alle $\theta \in \Theta$ gilt:

$$f(x; \theta) = g(T(x); \theta) \cdot h(x).$$

Hierbei hängt $g(T(x); \theta)$ von den Daten x nur über $T(x)$ ab, es hängt aber auch von θ ab. Der zweite Term, $h(x)$, ist dagegen unabhängig von θ.

Ein Beweis findet sich beispielweise in Casella und Berger (2001).

Beispiel 2.16 (Normalverteilung)

Sei $X_1, \ldots, X_n$ eine Zufallsstichprobe aus einer Normalverteilung $\mathrm{N}(\mu, \sigma^2)$ mit bekannter Varianz σ^2. Dann ist $\bar{X} = \sum_{i=1}^{n} X_i / n$ suffizient für μ:

$$
\begin{aligned}
f(x; \mu) &= \prod_{i=1}^{n} (2\pi\sigma^2)^{-\frac{1}{2}} \exp\left\{ -\frac{1}{2} \cdot \frac{(x_i - \mu)^2}{\sigma^2} \right\} \\
&= (2\pi\sigma^2)^{-\frac{n}{2}} \exp\left\{ -\frac{1}{2} \cdot \frac{\sum_{i=1}^{n} (x_i - \mu)^2}{\sigma^2} \right\},
\end{aligned}
$$

was sich wegen

$$\sum_{i=1}^{n} (x_i - \mu)^2 = \sum_{i=1}^{n} (x_i - \bar{x})^2 + n(\bar{x} - \mu)^2$$

faktorisieren lässt:

$$f(x; \mu) = (2\pi\sigma^2)^{-\frac{n}{2}} \exp\left\{-\frac{1}{2\sigma^2}\left[\sum_{i=1}^{n}(x_i - \bar{x})^2 + n(\bar{x} - \mu)^2\right]\right\}$$

$$= \underbrace{(2\pi\sigma^2)^{-\frac{n}{2}} \exp\left(-\frac{1}{2} \cdot \frac{\sum(x_i - \bar{x})^2}{\sigma^2}\right)}_{h(x)} \cdot \underbrace{\exp\left(-\frac{1}{2} \cdot \frac{n(\bar{x} - \mu)^2}{\sigma^2}\right)}_{g(t;\mu)\ mit\ T(x)=\bar{x}}.$$

Nach dem Faktorisierungssatz 2.2 ist somit $\bar{X}$ (bei Kenntnis von n) suffizient für μ. Genauso ist natürlich auch $\sum_{i=1}^{n} X_i$ suffizient für μ.

Sei nun zusätzlich auch σ^2 unbekannt, also $\theta = (\mu, \sigma^2)$. Dann ist $T(X) = (\bar{X}, S^2)$ mit $\bar{X} = \sum_{i=1}^{n} X_i/n$ und $S^2 = \sum_{i=1}^{n}(X_i - \bar{X})^2/(n-1)$ suffizient für θ. Aber auch $\tilde{T}(X) = (\sum_{i=1}^{n} X_i, \sum_{i=1}^{n} X_i^2)$ ist beispielsweise suffizient für θ. ∎

Beispiel 2.17 (Fischstudie)

Unter der Annahme von unabhängigen normalverteilten Cholesterinsenkungen im Rahmen der Fischstudie genügt somit die Angabe von n, $\bar{x}$ und s^2 (bzw. s) in jeder Gruppe, vgl. Tabelle 1.3. Es ist nicht nötig, die zugrundeliegenden einzelnen Beobachtungen zu kennen. ∎

Die Likelihoodfunktion $L(\theta) = L_X(\theta)$ der ursprünglichen Stichprobe X ist auch eine suffiziente Statistik.

Satz 2.3

Die Likelihoodfunktion und die relative Likelihoodfunktion sind suffiziente Statistiken.

Beweis: Für jedes feste $\theta_0 \in \Theta$ ist die Faktorisierung

$$f(x; \theta) = \frac{L_X(\theta)}{L_X(\theta_0)} \cdot L_X(\theta_0)$$

möglich, wobei der erste Term nur über die Likelihoodfunktion von den Daten $X = x$ abhängt, der zweite wiederum nicht von θ abhängt, da θ ja (bei $\theta = \theta_0$) fixiert wird. Folglich ist die Likelihoodfunktion $L_X(\theta)$ suffizient. Mit $\theta_0 = \hat{\theta}_{ML}$ folgt, dass auch die relative Likelihoodfunktion $\tilde{L}_X(\theta)$ suffizient ist. □

Der folgende Satz etabliert eine weitere wichtige Eigenschaft der Likelihoodfunktion. Hierbei betrachten wir nicht nur die Likelihood $L_X(\theta)$ der ursprünglichen Daten, sondern auch die Likelihood $L_T(\theta)$ einer suffizienten Statistik $T = T(X)$.

Satz 2.4

Sei $L_X(\theta)$ die Likelihoodfunktion der ursprünglichen Daten X und $L_T(\theta)$ die Likelihood einer suffizienten Statistik $T = T(X)$. Dann hängt der Quotient

$$\frac{L_X(\theta)}{L_T(\theta)}$$

nicht von θ ab, d. h. die zwei Likelihoodfunktionen sind (bis auf eine Proportionalitäts-konstante) identisch.

Beweis: Da $T = T(X)$ eine deterministische Funktion der Daten X ist, ist die Dichte-bzw. Wahrscheinlichkeitsfunktion von X gleich der gemeinsamen von X und T. Somit gilt für die auf den gesamten Daten X basierende Likelihoodfunktion

$$L_X(\theta) = f(x;\theta) = f(x,t;\theta) = f(x|t;\theta)f(t;\theta).$$

Da T aber suffizient für θ ist, ist $f(x\,|t;\theta) = f(x\,|\,t)$, also nicht von θ abhängig. Daher folgt, dass $L_X(\theta) = const \cdot L_T(\theta)$.   □

Beispiel 2.18 (Bernoulli-Verteilung)
Sei $X_1, \ldots, X_n$ eine Zufallsstichprobe aus einer Bernoulli-Verteilung B(π) mit unbekanntem Parameter $\pi \in (0,1)$. Dann ist die auf den gesamten Daten basierende Likelihood gleich

$$L_X(\pi) = f(x;\pi) = \prod_{i=1}^{n} \pi^{x_i}(1-\pi)^{1-x_i} = \pi^{\sum_{i=1}^{n} x_i}(1-\pi)^{n-\sum_{i=1}^{n} x_i}.$$

Man überzeugt sich leicht davon, dass $T = T(X) = \sum_{i=1}^{n} X_i$ eine suffiziente Statistik für π ist. Da T binomialverteilt ist, lautet die auf T basierte Likelihoodfunktion

$$L_T(\pi) = \binom{n}{t}\pi^t(1-\pi)^{n-t}.$$

Wegen $t = \sum_{i=1}^{n} x_i$ unterscheiden sich die beiden Likelihoodfunktionen nur in dem Faktor $\binom{n}{t}$ voneinander, der aber nicht von π abhängt.   ■

2.5.1 Minimalsuffizienz

Wie wir gesehen haben sind suffiziente Statistiken nicht eindeutig. Insbesondere sind die ursprünglichen Daten X auch suffizient, da der Faktorisierungssatz 2.2 erfüllt ist:

$$f(x;\theta) = \underbrace{f(x;\theta)}_{=g(T(x)=x;\theta)} \cdot \underbrace{1}_{=h(x)}.$$

Eine suffiziente Statistik geht also nicht notwendigerweise mit einer Datenreduktion einher. Der Begriff der Minimalsuffizienz kann dieses Dilemma beheben.

Definition 2.9 (Minimalsuffizienz)
Eine suffiziente Statistik $T(X)$ heißt *minimalsuffizient*, wenn für jede andere suffiziente Statistik $\tilde{T}(X)$ gilt: $T(X)$ ist eine Funktion von $\tilde{T}(X)$.   ◆

Beispiel 2.19 (Normalverteilung)
Sei $X_1, \ldots, X_n$ eine Zufallsstichprobe aus einer Normalverteilung $N(\mu, \sigma^2)$ mit bekannter Varianz σ^2. Dann ist $T(X) = \bar{X}$ minimalsuffizient für μ, wohingegen $\tilde{T}(X) = (\bar{X}, S^2)$ nur suffizient, nicht aber minimalsuffizient für μ ist. ■

Auch minimalsuffiziente Statistiken sind nicht eindeutig, da jede eineindeutige Funktion einer minimalsuffizienten Statistik wieder minimalsuffizient ist. Es gilt jedoch folgender bemerkenswerter Satz:

Minimalsuffizienz der Likelihood

Satz 2.5
Die auf den ursprünglichen Daten X basierende Likelihoodfunktion $L_X(\theta)$ ist minimalsuffizient.

Beweis: Der Beweis ist sehr einfach. In Beispiel 2.3 haben wir gesehen, dass die auf den ursprünglichen Daten X basierende Likelihoodfunktion suffizient ist. Wegen Satz 2.4 ist die auf den ursprünglichen Daten basierende Likelihoodfunktion aber auch eine Funktion jeder anderen suffizienten Statistik. Mit obiger Definition folgt, dass sie minimalsuffizient ist. □

Der Satz impliziert, dass die Likelihoodfunktion die gesamte Information der Daten bzgl. θ beinhaltet. Jede weitere Datenreduktion wird mit einem Informationsverlust einhergehen.

2.5.2 Das Likelihood-Prinzip

Welche allgemeinen Prinzipien sollen in der statistischen Inferenz gelten? Die zentrale Rolle der Likelihoodfunktion in der statistischen Inferenz wird durch folgende grundsätzliche Überlegung deutlich. Im vorangegangenen Abschnitt haben wir gesehen, dass suffiziente Statistiken die gesamte Information bzgl. einem unbekannten Parameter beinhalten. Es liegt daher nahe, folgendes *Suffizienz-Prinzip* aufzustellen:

Suffizienz-Prinzip

Alle suffizienten Statistiken bzgl. einem Parameter sollten zu identischen statistischen Schlüssen führen.

Da aber alle suffizienten Statistiken zu der gleichen Likelihoodfunktion führen, folgt sofort das *Likelihood-Prinzip*:

Likelihood-Prinzip

Alle Beobachtungen von einem Modell $f(x; \theta)$ mit gleicher Likelihood sollten zu identischen statistischen Schlüssen führen.

Man nennt dieses Prinzip auch das *schwache Likelihood-Prinzip*, um es von folgendem *starken Likelihood-Prinzip* zu unterscheiden:

Starkes Likelihood-Prinzip

Auch bei unterschiedlichen Modellen, die aber zu der gleichen Likelihood bzgl. einem unbekannten Parameter (mit gleicher Interpretation) führen, sollten identische statistische Schlüsse folgen.

Zur Illustration des starken Likelihood-Prizips betrachten wir nun ein klassisches Beispiel.

Beispiel 2.20 (Binomial- und inverses Binomialexperiment)
Dem Binomialexperiment $X \sim \text{Bin}(n, \pi)$ liegt die Vorstellung zugrunde, dass eine feste Anzahl von n unabhängigen Bernoulli-Experimenten durchgeführt wurde, und X die Anzahl des Eintretens eines bestimmten Ereignisses, dessen unbekannte Wahrscheinlichkeit π sei, beschreibt. Die Likelihoodfunktion lautet nach der Beobachtung $X = x$ bekanntermaßen

$$L(\pi) = \binom{n}{x} \pi^x (1 - \pi)^{n-x}.$$

Alternativ könnte man solange Bernoulli-Experimente durchgeführt, bis x Erfolge eingetroffen sind. In diesem inversen Binomialexperiment ist also x fest und $N = n$ zufällig. Von Interesse ist wiederum die Wahrscheinlichkeit π für das Eintreten des interessierenden Ereignisses, die nun durch die Likelihoodfunktion der zugrundeliegenden Negativ-Binomialverteilung

$$L(\pi) = \binom{n-1}{x-1} \pi^x (1 - \pi)^{n-x}$$

geschätzt werden kann. Offensichtlich sind beide Likelihoodfunktionen bis auf multiplikative Konstanten identisch. Das starke Likelihood-Prinzip fordert, dass alle statistischen Schlüsse, die aus beiden Experimenten gezogen werden, bei gleichen Werten von n und x identisch sein müssen. ∎

Aufgaben

1. Formulieren Sie für die folgenden Problemstellungen jeweils die Likelihood.

a) In einer Untersuchung eines wurzelinfizierenden Pilzes bei Getreide wird eine Saat von 250 Samen gepflanzt. Aus technischen Gründen kann nur beobachtet werden, dass $x \leq 25$ Samen gekeimt sind. Sei θ die Wahrscheinlichkeit, dass ein Samen keimt. Geben Sie einen Ausdruck für die Likelihood von θ basierend auf der Information des obigen Experiments an.

b) Sei $X_1, \ldots, X_n$ eine Zufallsstichprobe aus einer $N(\theta, 1)$-Verteilung. Es wird aber nur der größte Wert der Stichprobe, $Y = \max(X_1, \ldots, X_n)$, gemeldet. Zeigen Sie, dass die Dichte von Y folgende Form hat:

$$f_Y(y) = n \left(\Phi(y - \theta) \right)^{n-1} \phi(y - \theta),$$

wobei $\Phi(\cdot)$ die Verteilungsfunktion und $\phi(\cdot)$ die Dichte der Standardnormalverteilung ist. Wie lautet somit die Likelihoodfunktion $L(\theta)$? *Hinweis:* Bestimmen Sie zuerst die Verteilungsfunktion von Y.

c) Sei X_1, X_2, X_3 eine Zufallsstichprobe aus einer $C(\theta, 1)$-Verteilung, wobei $\theta \in \mathbb{R}$ der Lageparameter der Cauchyverteilung mit Dichte

$$f(x) = \frac{1}{\pi} \frac{1}{1 + (x - \theta)^2}, \quad x \in \mathbb{R}$$

ist. Bestimmen Sie einen Ausdruck für die Likelihood von θ.

d) Erstellen Sie in R einen Plot der Likelihood für

   i. $L(\theta)$ in 1a)

   ii. $L(\theta)$ in 1b) bei Beobachtungen $x = (1.5, 0.25, 3.75, 3.0, 2.5)$.

   iii. $L(\theta)$ für 1c) bei Beobachtungen $x = (0, 5, 9)$.

2. Ein autoregressiver Prozess 1. Ordnung $X_0, X_1, \ldots, X_n$ ist durch die bedingten Verteilungen

$$X_i \,|\, X_{i-1}, \ldots, X_0 \sim N(\alpha X_{i-1}, 1), \quad i = 1, 2, \ldots, n,$$

und $X_0 \sim N(0, 1)$ gegeben.

a) Zeigen Sie, dass der Kern der Log-Likelihood folgende Form hat:

$$l(\alpha) = -\frac{1}{2} \sum_{i=1}^{n} (x_i - \alpha x_{i-1})^2.$$

b) Bestimmen Sie $\hat{\alpha}_{ML}$ und überprüfen Sie dabei, dass es sich wirklich um ein Maximum von $l(\alpha)$ handelt. Bestimmen Sie auch die beobachtete Fisher-Information.

c) Erstellen Sie in R einen Plot von $l(\alpha)$ und berechnen Sie $\hat{\alpha}_{ML}$ bei den folgenden Daten:

$$(x_0, \ldots, x_6) = (-0.560, -0.510, 1.304, 0.722, 0.490, 1.960, 1.441).$$

3. Zeigen Sie, dass im Beispiel 2.2 die Likelihoodfunktion $L(N)$ an der Stelle $\hat{N} = \lfloor \frac{M \cdot n}{x} \rfloor$ maximiert wird, hierbei bezeichnet $\lfloor x \rfloor$ die abgerundete Zahl x. Studieren Sie hierzu Monotonieeigenschaften des Quotienten $L(N)/L(N-1)$. In welchen Fällen ist der Maximum-Likelihood-Schätzer nicht eindeutig? Geben Sie ein Zahlenbeispiel an.

4. Berechnen Sie den ML-Schätzer von π bei Vorliegen einer geometrisch verteilten Beobachtung $X \sim \text{Geom}(\pi)$. Wie lautet der ML-Schätzer von π, wenn eine Zufallsstichprobe $X_1, \ldots, X_n$ aus einer geometrischen Verteilung vorliegt?

5. Man zeige, dass in Beispiel 2.15 $T(X) = \max_i(x_i)$ suffizient für θ ist.

6. a) Seien $X_1, \ldots, X_n$ unabhängige Zufallsvariablen mit Dichte

$$f_{X_i}(x \mid \theta) = \begin{cases} e^{i\theta - x} & x \geq i\theta \\ 0 & x < i\theta. \end{cases}$$

Zeigen Sie, dass $T = \min_i(X_i/i)$ eine suffiziente Statistik für θ ist.

b) Seien $X_1, \ldots, X_n$ unabhängige Zufallsvariablen mit Dichte

$$f(x \mid \theta) = e^{-(x-\theta)}, \quad \theta < x < \infty, \quad -\infty < \theta < \infty.$$

Bestimmen Sie eine minimalsuffiziente Statistik für θ.

7. Sei $T(X)$ eine suffiziente Statistik für θ, $r(\cdot)$ eine eineindeutige Funktion und $T^*(X) = r(T(X))$. Zeigen Sie, dass $T^*(X)$ suffizient für θ ist.

8. Seien $X_1 \sim \text{Exp}(\lambda)$ und $X_2 \sim \text{Exp}(\lambda)$ unabhängige Zufallsvariablen, $\lambda > 0$. Zeigen Sie dass $T(X_1, X_2) = X_1 + X_2$ suffizient für λ ist.

Literaturhinweise

Eine gelungene Einführung in Likelihoodmethoden findet man in Pawitan (2001). Anspruchsvoller ist die Darstellung in Davison (2003). Der reine Likelihoodansatz ist in Edwards (1992) und Royall (1997) beschrieben.

3 Frequentistische Eigenschaften der Likelihood

Bisher betrachteten wir die Likelihood und daraus abgeleitete Größen wie die Log-Likelihood, die Score-Funktion, den ML-Schätzer und die (beobachtete) Fisher-Information für eine feste Beobachtung $X = x$. Beispielsweise ergibt sich bei einer binomialverteilten Beobachtung $X \sim \text{Bin}(n, \pi)$ mit bekanntem n

$$l(\pi) = x \log \pi + (n - x) \log(1 - \pi),$$
$$S(\pi) = \frac{x}{\pi} - \frac{n - x}{1 - \pi},$$
$$\hat{\pi}_{ML} = \frac{x}{n}$$
$$\text{und} \quad I(\pi) = \frac{x}{\pi^2} + \frac{n - x}{(1 - \pi)^2}.$$

Wir haben bereits die Maximum-Likelihood-Schätzung als intuitiv eingängige Methode zur Parameterschätzung kennengelernt. Aber welche Eigenschaften hat der ML-Schätzer? Gibt es möglicherweise andere Schätzer, die – in einem noch zu spezifizierenden Sinn – besser sind? Wie können wir anhand der Likelihoodfunktion Vertrauensintervalle, die plausible Werte für den unbekannten Parameter beinhalten, berechnen?

Um diese Fragen beantworten zu können, ändern wir unseren Blickwinkel und betrachten $S(\pi)$, $\hat{\pi}_{ML}$ und $I(\pi)$ als *Zufallsvariablen*, genauer als Funktion der Zufallsvariablen $X \sim \text{Bin}(n, \pi)$. Wir ersetzen somit in obigen Gleichungen x durch X und betrachten

$$S(\pi) = \frac{X}{\pi} - \frac{n - X}{1 - \pi},$$

$$\hat{\pi}_{ML} = \frac{X}{n}$$

$$\text{und} \quad I(\pi) = \frac{X}{\pi^2} + \frac{n - X}{(1 - \pi)^2}$$

bei identischer zufälliger Replikation des Zufallsexperiments $X \sim \text{Bin}(n, \pi)$ mit festem (wahren) Parameterwert π. Wir unterdrücken jedoch in der Notation die Abhängigkeit der Zufallsvariablen $S(\pi)$, $\hat{\pi}_{ML}$ und $I(\pi)$ von der Zufallsvariablen X.

Um die frequentistischen Eigenschaften des ML-Schätzers studieren zu können, werden wir in den Abschnitten 3.1 und 3.2 zunächst einige Grundkonzepte der klassischen parametrischen Inferenz kennenlernen. Wir werden Punktschätzer von unbekannten Parametern definieren und deren Eigenschaften bei wiederholter Anwendung studieren. Weiterhin werden wir frequentistische Vertrauensintervalle, sogenannte Konfidenzintervalle definieren und den Zusammenhang zu Signifikanztests kurz skizzieren. Anschließend werden wir frequentistische Eigenschaften der Likelihoodfunktion und der daraus abgeleiteten Größen diskutieren. Wir werden die drei wichtigsten Verfahren zur Konstruktion von Konfidenzintervallen kennenlernen, nämlich die Score-Statistik, die Wald-Statistik und die Likelihood-Quotienten-Statistik. Abgerundet wird das Kapitel durch eine ausführliche Fallstudie zur Konstruktion von Konfidenzintervallen für Anteile.

3.1 Erwartungstreue und Konsistenz

Sei $X_1, \ldots, X_n$ eine Zufallsstichprobe, wobei die Verteilung der X_i von einem unbekannten skalaren Parameter $\theta \in \Theta$ abhänge. Unser Ziel ist es, den Parameter θ anhand der Realisation $x_1, \ldots, x_n$ der Zufallsstichprobe $X_1, \ldots, X_n$ zu schätzen. Wir betrachten nun aber nicht nur den Maximum-Likelihood-Schätzer $\hat{\theta}_{ML}$, sondern beliebige Schätzer $\hat{\theta}$. Zur Untersuchung der frequentistischen Eigenschaften von Schätzern definieren wir zunächst sogenannte Schätzfunktionen.

Definition 3.1 (Schätzfunktion)
Eine *Schätzfunktion* oder *Schätzstatistik* bzw. einfach ein *Schätzer* des Parameters θ ist eine reellwertige Funktion

$$T_n(X) = T(X_1, \ldots, X_n)$$

der Zufallsstichprobe $X = (X_1, \ldots, X_n)$. Somit ist auch $T_n(X)$ eine Zufallsvariable.

♦

Ein Schätzer ist somit einfach eine reellwertige Statistik nach Definition 2.7.

Wie kann man gute Schätzer charakterisieren? Auf den ersten Blick ist es naheliegend zu fordern, dass der Schätzer im Mittel gleich dem unbekannten Parameterwert θ ist. Dies führt zum Begriff der *Erwartungstreue*.

Definition 3.2 (Erwartungstreue)
Ein Schätzer $T_n(X)$ heißt *erwartungstreu* oder auch *unverzerrt* für θ, falls

$$\mathsf{E}_\theta(T_n(X)) = \theta$$

für alle $\theta \in \Theta$ und für alle $n \in \mathbb{N}$ gilt. Ansonsten nennt man $T_n(X)$ *verzerrt*. ♦

Beispiel 3.1 (Stichprobenvarianz)
Sei $X_1, \ldots, X_n$ eine Zufallsstichprobe aus einer Verteilung mit Erwartungswert μ und Varianz $\sigma^2 > 0$. Wie man leicht zeigen kann, gilt für das arithmetische Mittel $\bar{X} = n^{-1} \sum_{i=1}^n X_i$:

$$\mathsf{E}(\bar{X}) = \mu \quad \text{und} \quad \mathrm{Var}(\bar{X}) = \frac{\sigma^2}{n}.$$

Somit ist $\hat{\mu} = \bar{X}$ ein erwartungstreuer Schätzer des Erwartungswertes μ. Die *Stichprobenvarianz*

$$S^2 = \frac{1}{n-1} \sum_{i=1}^n (X_i - \bar{X})^2 \tag{3.1}$$

ist weiterhin ein erwartungstreuer Schätzer der Varianz σ^2, da zunächst folgende Zerlegung möglich ist:

$$
\begin{aligned}
\sum_{i=1}^n (X_i - \bar{X})^2 &= \sum_{i=1}^n \left(X_i - \mu - (\bar{X} - \mu) \right)^2 \\
&= \sum_{i=1}^n (X_i - \mu)^2 - 2 \sum_{i=1}^n (X_i - \mu)(\bar{X} - \mu) + n(\bar{X} - \mu)^2 \\
&= \sum_{i=1}^n (X_i - \mu)^2 - 2n(\bar{X} - \mu)^2 + n(\bar{X} - \mu)^2 \\
&= \sum_{i=1}^n (X_i - \mu)^2 - n(\bar{X} - \mu)^2.
\end{aligned}
$$

Mit

$$\mathsf{E}\left((n-1)S^2\right) = \mathsf{E}\left\{\sum_{i=1}^{n}(X_i - \bar{X})^2\right\}$$

$$= n \cdot \mathsf{E}\left\{(X_i - \mu)^2\right\} - n \cdot \mathsf{E}\left\{(\bar{X} - \mu)^2\right\}$$

$$= n \cdot \mathrm{Var}(X_i) - n \cdot \mathrm{Var}(\bar{X}) = n \cdot \sigma^2 - n \cdot \frac{\sigma^2}{n}$$

$$= (n-1)\,\sigma^2$$

folgt die Behauptung $\mathsf{E}(S^2) = \sigma^2$. ∎

Ein Problem des Begriffs der Erwartungstreue ist, dass eine nicht-lineare Transformation eines erwartungstreuen Schätzers im Allgemeinen nicht mehr erwartungstreu für den entsprechend transformierten Parameter ist. Beispielsweise ist $S = \sqrt{S^2}$ kein erwartungstreuer Schätzer der Standardabweichung $\sigma = \sqrt{\sigma^2}$. In der Tat, wie man leicht durch Anwendung der Jensen'schen Ungleichung (vgl. Anhang A.1.1) sieht, gilt

$$\mathsf{E}\left(S\right) = \mathsf{E}\left(\sqrt{S^2}\right) < \sqrt{\sigma^2} = \sigma,$$

da $\sqrt{\cdot}$ eine streng konkave Funktion ist und S wegen $\sigma^2 > 0$ nicht degeneriert ist. Dieser Schätzer unterschätzt also im Mittel die Standardabweichung σ, wird aber trotzdem üblicherweise verwendet um σ zu schätzen.

Folgendes Beispiel illustriert, dass erwartungstreue Schätzer auch nicht unbedingt sinnvoller sind als verzerrte Schätzer.

Beispiel 3.2 (Geometrische Verteilung)
Sei $X \sim \mathrm{Geom}(\pi)$ eine Realisation aus einer geometrischen Verteilung mit Wahrscheinlichkeitsfunktion $f(x) = \pi(1-\pi)^{(x-1)}$ für $x = 1, 2, \ldots$ und Parameter $\pi \in (0,1)$. Man beachte, dass der Parameterraum ein offenes Intervall ist, die Grenzwerte $\pi = 0$ und $\pi = 1$ also nicht darin enthalten sind. Diese Einschränkung ist naheliegend, da $f(x)$ für $\pi = 0$ keine Wahrscheinlichkeitsverteilung darstellt, und X für $\pi = 1$ deterministisch ist, d. h. es kann nur die Realisation $x = 1$ (mit Wahrscheinlichkeit 1) auftreten.

Dann gibt es nur einen erwartungstreuen Schätzer von π, denn die Forderung

$$\mathsf{E}_\pi(T(X)) = \sum_{x=1}^{\infty} T(x)\pi(1-\pi)^{(x-1)} = \pi$$

für alle $\pi \in (0,1)$ hat die eindeutige Lösung

$$\hat{\pi} = T(X) = \begin{cases} 1 & \text{falls } X = 1 \\ 0 & \text{sonst,} \end{cases}$$

somit ist nur der Schätzer $\hat{\pi}$ erwartungstreu für π. Trotzdem erscheint $\hat{\pi}$ nicht besonders sinnvoll, da er nur zwei mögliche Werte annehmen kann, die paradoxerweise beide
nicht einmal im Parameterraum liegen. Der Maximum-Likelihood-Schätzer $\hat{\pi}_{ML} = 1/X$
(vgl. Aufgabe 4) ist hingegen nicht erwartungstreu, da zwar $\mathsf{E}(X) = 1/\pi$, aber nicht
$\mathsf{E}(1/X) = \pi$ gilt. In der Tat, da $h(x) = 1/x$ auf den positiven reellen Zahlen streng
konvex und X nicht degeneriert ist, folgt aus der Jensen'schen Ungleichung (vgl. Anhang A.1.1):

$$\mathsf{E}(1/X) > 1/\mathsf{E}(X) = \pi.$$

∎

Asymptotische Erwartungstreue ist eine schwächere Forderung als Erwartungstreue.
Ein asymptotisch erwartungstreuer Schätzer muss für festen Stichprobenumfang n
nicht erwartungstreu sein, aber sein Erwartungswert muss zumindest für wachsenden
Stichprobenumfang $n \to \infty$ gegen den wahren Parameter θ konvergieren.

Definition 3.3 (Asymptotische Erwartungstreue)
Ein Schätzer $T_n(X)$ heißt *asymptotisch erwartungstreu* für θ, falls

$$\lim_{n\to\infty} \mathsf{E}_\theta(T_n(X)) = \theta$$

für alle $\theta \in \Theta$ gilt. Man schreibt dann auch kurz $\mathsf{E}_\theta(T_n(X)) \doteq \theta$.   ♦

Ist ein Schätzer erwartungstreu für alle Stichprobenumfänge n, so ist er natürlich auch
asymptotisch erwartungstreu. In Beispiel 3.1 sind somit sowohl $\hat{\mu} = \bar{X}$ als auch $\hat{\sigma}^2 = S^2$
asymptotisch erwartungstreu.

Asymptotische Erwartungstreue hat einen engen Bezug zum Begriff der Konsistenz.

Definition 3.4 (Konsistenz)
Eine Schätzer $T_n(X)$ heißt *schwach konsistent* (auch einfach *konsistent*), falls die Zufallsvariable $T_n(X)$ für $n \to \infty$ in Wahrscheinlichkeit gegen θ konvergiert, vergleiche
hierzu Definition A.2.1. Falls $T_n(X)$ fast sicher gegen θ konvergiert, d. h.

$$T_n(X) \xrightarrow{f.s.} \theta \quad \text{für } n \to \infty$$

und alle $\theta \in \Theta$, so nennt man $T_n(X)$ *stark konsistent*. Falls $T_n(X)$ im Quadratmittel
gegen θ konvergiert, so spricht man von *Konsistenz im quadratischen Mittel*   ♦

Der Leser sollte sich die Zusammenhänge zwischen den einzelnen Konvergenzarten
vergegenwärtigen, vgl. Anhang A.2.1. Diese Eigenschaften übertragen sich auf die verschiedenen Konsistenzarten. Insbesondere folgt sowohl aus starker Konsistenz als auch
aus Konsistenz im Quadratmittel die schwache Konsistenz. Aus dem Stetigkeitssatz
(siehe Anhang A.2.1) folgt weiterhin, dass jede stetige Funktion g eines für θ kon-
sistenten Schätzers wiederum konsistent für $g(\theta)$ ist. Weiterhin ist ein konsistenter
Schätzer offensichtlich immer asymptotisch erwartungstreu.

Konsistenz im Quadratmittel bedeutet, dass

$$MSE = \mathsf{E}\big(T_n(X) - \theta\big)^2 \tag{3.2}$$

für $n \to \infty$ gegen Null geht. Die Größe (3.2) nennt man den *mittleren quadratischen Fehler* („mean squared error", *MSE*). Der mittlere quadratische Fehler hat eine besondere Bedeutung, da elementare Umformungen folgende Zerlegung ermöglichen:

$$MSE = \mathrm{Var}\big(T_n(X)\big) + \big[\mathsf{E}\big(T_n(X)\big) - \theta\big]^2. \tag{3.3}$$

Die dabei auftretende Größe $\mathsf{E}\big(T_n(X)\big) - \theta$ nennt man *Verzerrung* oder auch *Bias* von $T_n(X)$. Der mittlere quadratische Fehler ist also die Summe aus der Varianz des Schätzers und dessen quadrierter Verzerrung. Man beachte, dass für einen asymptotisch erwartungstreuen Schätzer die Verzerrung und somit auch die quadrierte Verzerrung für $n \to \infty$ gegen Null geht. Geht zusätzlich die Varianz des Schätzers für $n \to \infty$ gegen Null, so ist er wegen der Zerlegung (3.3) offensichtlich im Quadratmittel konsistent.

Beispiel 3.3 (Fortsetzung von Beispiel 3.1)
Wie wir in Beispiel 3.1 gesehen haben, ist die Stichprobenvarianz S^2 erwartungstreu für die Varianz σ^2. Der alternative Schätzer der Varianz,

$$\tilde{S}^2 = \frac{1}{n}\sum_{i=1}^{n}(X_i - \bar{X})^2$$

hat wegen $\tilde{S}^2 = (n-1)/n \cdot S^2$ Erwartungswert

$$\mathsf{E}(\tilde{S}^2) = \frac{n-1}{n}\,\mathsf{E}(S^2) = \frac{n-1}{n}\sigma^2.$$

Er ist also verzerrt, aber zumindest asymptotisch erwartungstreu. Da weiterhin

$$\mathrm{Var}(S^2) = \frac{1}{n}\left(\mu_4 - \left(\frac{n-3}{n-1}\right)\sigma^4\right)$$

gilt (siehe Aufgabe 4), wobei $\mu_4 = \mathsf{E}\big\{\big(X - E(X)\big)^4\big\}$ das 4. zentrale Moment von X bezeichnet, dessen Existenz wir voraussetzen, folgt

$$\mathrm{Var}(S^2) \to 0 \text{ für } n \to \infty \qquad \text{und somit auch} \qquad \mathrm{Var}(\tilde{S}^2) \to 0 \text{ für } n \to \infty.$$

S^2 und $\tilde{S}^2$ sind also beide konsistent im Quadratmittel.   ■

3.2 Standardfehler und Konfidenzintervalle

Ein Schätzer eines Parameters θ wird nur in seltenen Fällen exakt gleich dem wahren Parameter sein. Meistens wird er jedoch in einem noch zu spezifizierenden Sinne zumindest in der Nähe des wahren Parameters liegen. Der *Standardfehler* beschreibt die Streuung eines Schätzers. Ist der Schätzer erwartungstreu oder zumindest asymptotisch erwartungstreu, so ist der Standardfehler ein Maß dafür, „wie weit weg" der Schätzer möglicherweise vom wahren Parameterwert ist. Diese etwas ungenaue Definition wird in diesem Abschnitt präzisiert werden. Weiterhin werden wir *Konfidenzintervalle* einführen, Intervalle, die plausible Werte für den unbekannten Parameter beinhalten. Eine solche *Intervallschätzung* besteht aus zwei Schätzfunktionen, der oberen und der unteren Grenze des Intervalls. Dies steht im Gegensatz zur *Punktschätzung* durch eine Schätzfunktion.

3.2.1 Standardfehler

Zur Beurteilung der Variabilität des Schätzers T und zur Konstruktion von Konfidenzintervallen benötigt man die Varianz $\text{Var}(T)$ bzw. die Standardabweichung $\sqrt{\text{Var}(T)}$ von T, die aber in den meisten Fällen genauso wie der wahre Parameterwert unbekannt ist. In vielen Fällen kann man aber die Standardabweichung $\sqrt{\text{Var}(T)}$ durch den *Standardfehler* konsistent schätzen:

Definition 3.5 (Standardfehler)
Sei $X_1, \dots, X_n$ eine Zufallsstichprobe und $T = T(X_1, \dots, X_n)$ eine Schätzstatistik eines unbekannten Parameters θ. Sei $T(X)$ ein Schätzer des Parameters θ und V ein konsistenter Schätzer von $\text{Var}(T)$. Dann ist $\sqrt{V}$ mit dem Stetigkeitssatz (siehe Anhang A.2.1) ein konsistenter Schätzer der Standardabweichung $\sqrt{\text{Var}(T)}$ von T und heißt *Standardfehler* („standard error") von T:

$$\text{se}(T) = \sqrt{V}.$$

$\blacklozenge$

Beispiel 3.4 (Fortsetzung der Beispiele 3.1 und 3.3)
Sei $X_1, \dots, X_n$ Zufallsstichprobe aus einer Verteilung mit Erwartungswert μ und Varianz σ^2. Beide Parameter seien unbekannt. Dann ist $\hat{\mu} = \bar{X}$ ein (erwartungstreuer) Schätzer von μ, S^2 ein konsistenter (und auch erwartungstreuer) Schätzer von σ^2. Da $\text{Var}(\bar{X}) = \sigma^2/n$, ist also $V = S^2/n$ ein (konsistenter) Schätzer von $\text{Var}(\bar{X})$ und somit $S/\sqrt{n}$ ein Standardfehler von $\hat{\mu} = \bar{X}$:

$$\text{se}(\bar{X}) = \frac{S}{\sqrt{n}}.$$

Mit Beispiel 3.3 ist aber auch $\tilde{S}/\sqrt{n}$ ein Standardfehler von $\bar{X}$, was zeigt, dass ein Schätzer mehrere Standardfehler haben kann.   ■

3.2.2 Konfidenzintervalle und Pivots

Zunächst werden wir den wichtigen Begriff des Konfidenzintervalls definieren.

Definition 3.6 (Konfidenzintervall)
Zu gegebenem $\alpha \in (0,1)$ ist ein $(1-\alpha)$-*Konfidenzintervall* definiert durch *zwei* Schätz-funktionen $T_u(X)$ und $T_o(X)$ der Zufallsstichprobe $X = (X_1, \ldots, X_n)$, für die

$$\mathsf{P}(T_u(X) \leq T_o(X)) = 1$$
$$\text{und} \quad \mathsf{P}(T_u(X) \leq \theta \leq T_o(X)) = 1 - \alpha$$

für alle $\theta \in \Theta$ gelten soll. Man nennt $1 - \alpha$ das *Konfidenzniveau* oder auch die *Überde-ckungswahrscheinlichkeit*.   ◆

Die Grenzen eines Konfidenzintervalls sind als Funktion der Daten zufällig. Der unbekannte Parameter θ ist hingegen keine Zufallsvariable. Wird das zugrundeliegende Zufallsexperiment wiederholt, so wird ein $(1 - \alpha)$-Konfidenzintervall den unbekannten Parameter θ in $100(1 - \alpha)\%$ aller Fälle überdecken. Wir können nicht sagen, dass der unbekannte Parameter θ in einem $(1 - \alpha)$-Konfidenzintervall mit Wahrscheinlichkeit $(1 - \alpha)$ enthalten ist. Eine solche Bayesianische Interpretation ist bei sogenannten Kredibilitätsintervallen möglich, vergleiche Definition 5.3.

Wir konzentrieren uns im Folgenden auf *zweiseitige* Konfidenzintervalle. *Einseitige* Konfidenzintervalle erhält man durch $T_u(X) = -\infty$ bzw. $T_o(X) = \infty$. Diese werden aber in der Praxis eher selten verwendet.

Es stellt sich wieder die Frage, wie man „gute" Konfidenzintervalle charakterisieren kann. Wir werden auf diese Frage an dieser Stelle nicht genauer eingehen, wollen aber zumindest ein Beispiel diskutieren, welches illustriert, dass ein Konfidenzintervall im Sinne obiger Definition nicht notwendigerweise immer sinnvoll ist:

Beispiel 3.5 (Konfidenzintervall bei Gleichverteilung)
Sei X_1, X_2 eine Zufallsstichprobe vom Umfang $n = 2$ aus einer stetigen Gleichverteilung $\mathsf{U}(\theta - 0.5, \theta + 0.5)$ (vgl. Tabelle A.2) mit unbekanntem $\theta \in \mathbb{R}$. Dann sieht man leicht (vgl. Aufgabe 5), dass

$$(T_u, T_o) = \big(\min(X_1, X_2), \max(X_1, X_2)\big)$$

ein 50%-Konfidenzintervall für θ ist. Falls bei einer bestimmten Realisation (t_u, t_o) jedoch $t_o - t_u \geq 0.5$ gilt, weiß man *mit Sicherheit*, dass θ im Intervall (t_u, t_o) liegt, obwohl das Konfidenzniveau nur 50% beträgt. Dieses Beispiel illustriert, dass Konfidenzintervalle im Sinne obiger Definition nicht auf die beobachteten Daten bedingen, sondern ausschließlich auf frequentistischen Eigenschaften der zwei Zufallsvariablen T_u und T_o basieren. Dies kann offensichtlich zu absurden Ergebnissen führen. ∎

Zur Konstruktion von Konfidenzintervallen ist der Begriff des Pivot wichtig.

Definition 3.7 (Pivot)
Ein *Pivot* ist eine Funktion der Daten (aufgefasst als Zufallsvariable) und des wahren Parameters, dessen Verteilung *nicht* vom wahren (aber unbekannten) Parameterwert θ abhängt. Man nennt diese Verteilung dann die *pivotale Verteilung*. Ein *approximatives Pivot* ist eine Funktion der Daten und des Parameters, dessen Verteilung zumindest asymptotisch nicht vom wahren Parameterwert θ abhängt. ◆

Durch Pivots können Konfidenzintervalle konstruiert werden, die Gültigkeit für alle Werte von θ besitzen.

Beispiel 3.6 (Exponentialverteilung)
Sei $X_1, \ldots, X_n$ eine Zufallsstichprobe aus einer Exponentialverteilung $\text{Exp}(\lambda)$, d.h. $F(x) = \mathsf{P}(X_i \leq x) = 1 - \exp(-\lambda x)$. Hier ist λ der unbekannte Parameter. Dann gilt für λX_i offensichtlich

$$\mathsf{P}(\lambda X_i \leq x) = \mathsf{P}\left(X_i \leq \frac{x}{\lambda}\right) = 1 - \exp(-x).$$

Das bedeutet $\lambda X_i \sim \text{Exp}(1) = \text{G}(1,1)$, egal, welchen Wert λ hat. Somit gilt wegen der Additionseigenschaft der Gammaverteilung (vgl. Tabelle A.2), dass

$$Z = \lambda \sum_{i=1}^{n} X_i \sim \text{G}(n,1)$$

ein Pivot für λ ist, da die Verteilung von Z nicht von λ abhängt.

Wir wollen nun exemplarisch die $n = 47$ nicht-zensierten Überlebenszeiten aus Beispiel 1.2.8 betrachten. Wie nehmen an, dass diese Überlebenszeiten exponentialverteilt mit unbekannten Parameter λ sind. Die mittlere Überlebenszeit betrug $\bar{x} = 1130.8$ Tage, somit ist $\sum_{i=1}^{n} x_i = 53146$. Die 2.5%- und 97.5%-Quantile der $\text{G}(47, 1)$-Verteilung sind $q_{0.025} = 34.53$ und $q_{0.975} = 61.36$, d.h.

$$\mathsf{P}\left(34.53 \leq \lambda \sum_{i=1}^{n} X_i \leq 61.36\right) = 0.95.$$

Mit der Umformung

$$q_{0.025} \leq \lambda \sum_{i=1}^{n} X_i \leq q_{0.975} \iff \frac{q_{0.025}}{\sum_{i=1}^{n} X_i} \leq \lambda \leq \frac{q_{0.975}}{\sum_{i=1}^{n} X_i}$$

erhält man das 95%-Konfidenzintervall $[6.5 \cdot 10^{-4}, 1.15 \cdot 10^{-3}]$ für λ, das sich durch Invertierung der Grenzen in das 95%-Konfidenzintervall $[866.2, 1539]$ für die erwartete Überlebenszeit $\mathsf{E}(X_i) = 1/\lambda$ transformieren lässt.

Man beachte aber, dass die Annahme einer Exponentialverteilung hier möglicherweise unrealistisch ist, denn insbesondere müsste dann $E(X_i) = \sqrt{\text{Var}(X_i)}$ erfüllt sein. Ebenso ist die ausschließliche Berücksichtung von unzensierten Beobachtungen irreführend, da dadurch die erwartete Überlebenszeit eines typischen Patienten unterschätzt wird. Man vergleiche hierzu Beispiel 2.7, in dem wir die zensierten Beobachtungen berücksichtigt haben. ∎

In der Praxis gibt es neben dem interessierenden Parameter θ häufig auch sogenannte *Nuisance-Parameter* φ. Dies sind zusätzliche Parameter, an denen man eigentlich kein Interesse hat, die man aber in der Analyse berücksichtigen muss. Dann darf die Verteilung eines Pivots weder von θ noch von φ abhängen, das Pivot selbst darf wiederum nicht von φ abhängen.

Beispiel 3.7 (Exakte Konfidenzintervalle bei Normalverteilung)
Sei $X_1, \ldots, X_n$ eine Zufallsstichprobe aus einer Normalverteilung $N(\mu, \sigma^2)$, wobei sowohl Mittelwert μ als auch Varianz σ^2 unbekannt seien. Zunächst sei μ der interessierende Parameter und σ^2 der Nuisance-Parameter. Dann ist die *t-Teststatistik*

$$T = \sqrt{n} \, \frac{\bar{X} - \mu}{S} \sim t(n-1) \tag{3.4}$$

ein Pivot für μ, da die Verteilung von T unabhängig von μ und σ^2 ist und T nicht von σ^2 abhängt. Da man weiß, dass T einer Standard-t-Verteilung (vgl. Anhang A.3) mit $n-1$ Freiheitsgraden folgt, gilt somit

$$P\left(t_{\frac{\alpha}{2}}(n-1) \le T \le t_{1-\frac{\alpha}{2}}(n-1)\right) = 1 - \alpha,$$

wobei $t_\alpha(k)$ das α-Quantil der Standard-t-Verteilung mit k Freiheitsgraden bezeichnet. Somit ist (unter Beachtung von $t_{\frac{\alpha}{2}}(n-1) = -t_{1-\frac{\alpha}{2}}(n-1)$, was aus der Symmetrie der Dichtefunktion der Standard-t-Verteilung um Null folgt)

$$\left[\bar{X} \pm \frac{S}{\sqrt{n}} \cdot t_{1-\frac{\alpha}{2}}(n-1)\right]$$

ein $(1-\alpha)$-Konfidenzintervall für μ. Interessiert man sich stattdessen für σ^2, so ist

$$\frac{n-1}{\sigma^2}S^2 \sim \chi_{n-1}^2$$

ein Pivot für σ^2 mit einer χ^2-Verteilung mit $n-1$ Freiheitsgraden als pivotaler Verteilung. Daraus lassen sich analog Konfidenzintervalle für σ^2 konstruieren:

$$1 - \alpha = P\left(\chi_{\frac{\alpha}{2}}^2(n-1) \le \frac{n-1}{\sigma^2}S^2 \le \chi_{1-\frac{\alpha}{2}}^2(n-1)\right)$$

$$= P\left((\chi_{\frac{\alpha}{2}}^2(n-1))^{-1} \ge \frac{\sigma^2}{(n-1)S^2} \ge (\chi_{1-\frac{\alpha}{2}}^2(n-1))^{-1}\right)$$

$$= P\left((n-1)S^2/\chi_{1-\frac{\alpha}{2}}^2(n-1) \le \sigma^2 \le (n-1)S^2/\chi_{\frac{\alpha}{2}}^2(n-1)\right).$$

∎

Die Konstruktion von exakten Pivots bzw. exakten Konfidenzintervallen gelingt allerdings eher selten. Weitaus einfacher ist die Konstruktion von approximativen Pivots, aus denen dann approximative Konfidenzintervalle hergeleitet werden können.

Besonders beliebt ist folgendes Pivot.

Satz 3.1
Sei T eine konsistente Schätzung des Parameters θ, mit zugehörigem Standardfehler se(T). Dann besitzt das approximative Pivot

$$Z(\theta) = \frac{T - \theta}{\text{se}(T)}$$

unter Regularitätsvoraussetzungen eine asymptotische Standardnormalverteilung. Somit ergibt sich

$$\left[T \pm z_{1-\frac{\alpha}{2}} \, \text{se}(T)\right] \tag{3.5}$$

als approximatives $(1-\alpha)$-Konfidenzintervall für θ, wobei $z_{1-\frac{\alpha}{2}}$ das $(1-\alpha/2)$-Quantil der Standardnormalverteilung bezeichnet.

Beweis: Da der Schätzer T konsistent für θ ist, ist er zumindest asymptotisch erwartungstreu, d. h. $\mathsf{E}(T) \to \theta$ für $n \to \infty$. Nach dem Zentralen Grenzwertsatz (vgl. Anhang A.2.4) gilt somit

$$\frac{T - \theta}{\sqrt{\text{Var}(T)}} \overset{a}{\sim} \text{N}(0, 1),$$

d. h. $T - \theta \overset{a}{\sim} \text{N}\left(0, \text{Var}(T)\right)$. Weiterhin ist der Standardfehler se(T) per Definition konsistent für $\sqrt{\text{Var}(T)}$ und deshalb

$$\frac{\sqrt{\text{Var}(T)}}{\text{se}(T)} \overset{P}{\longrightarrow} 1.$$

Mit Slutsky's Theorem (vgl. Anhang A.2.2) folgt

$$\frac{\sqrt{\text{Var}(T)}}{\text{se}(T)} \cdot \frac{T - \theta}{\sqrt{\text{Var}(T)}} = \frac{T - \theta}{\text{se}(T)} \overset{a}{\sim} \text{N}(0, 1).$$

$\square$

Beispiel 3.8 (Fortsetzung von Beispiel 3.6)
Die Stichprobenvarianz der Überlebenszeiten ist $s^2 = (874.4)^2$, sodass sich nach (3.5) das approximative Konfidenzintervall für die erwartete Überlebenszeit $\mathsf{E}(X_i)$ zu

$$\left[\bar{x} \pm 1.96 \cdot \frac{874.4}{\sqrt{47}}\right] = [1130.8 \pm 250] = [880.8, 1380.8]$$

ergibt. Das Konfidenzintervall ist nun etwas schmäler als unter Annahme einer Exponentialverteilung, vergleiche Beispiel 3.6. Dies kann man dadurch erklären, dass bei exponentialverteilten Überlebenszeiten $\sqrt{\mathrm{Var}(X)} = \mathsf{E}(X)$ gelten müsste, was wegen $s = 874.4 < \bar{x} = 1130.8$ nicht unbedingt plausibel ist. Die kleinere empirische Standardabweichung der Überlebenszeiten wird bei dem Konfidenzintervall (3.5) berücksichtigt, was zu einem schmäleren Intervall führt. ∎

Beispiel 3.9 (Konfidenzintervall für einen Anteil)
Wir betrachten nun das einführende Beispiel 1.2.1 und wollen ein Konfidenzintervall für die unbekannte Wahrscheinlichkeit π konstruieren. Als statistisches Modell kann man eine Binomialverteilung für die Anzahl X der Erfolge annehmen, d. h. $X \sim \mathrm{Bin}(n, \pi)$, n sei hierbei die (bekannte) Anzahl der Versuche. Als Schätzer für π verwendet man häufig $\hat{\pi} = X/n$, was Varianz

$$\mathrm{Var}(\hat{\pi}) = \frac{\pi(1 - \pi)}{n}$$

besitzt, vergleiche Beispiel 2.9. Ein Standardfehler von $\hat{\pi}$ ist somit

$$\mathrm{se}(\hat{\pi}) = \sqrt{\hat{\pi}(1 - \hat{\pi})/n},$$

da $\hat{\pi}$ konsistent für π, und somit auch $\hat{\pi}(1 - \hat{\pi})/n$ ein konsistenter Schätzer der Varianz $\pi(1 - \pi)/n$ von $\hat{\pi}$ ist. Damit gelingt die Konstruktion eines approximativen $(1 - \alpha)$-Konfidenzintervalls für π:

$$\left[\hat{\pi} \pm z_{1 - \frac{\alpha}{2}} \sqrt{\frac{\hat{\pi}(1 - \hat{\pi})}{n}} \right]. \tag{3.6}$$

Dieses Konfidenzintervall für π wird häufig als Wald-Intervall bezeichnet. ∎

Es sei abschließend erwähnt, dass es möglicherweise mehrere (approximative) Pivots für einen Parameter gibt. Dies ist beispielsweise bei der Anteilsschätzung der Fall, hier wird ein weiteres approximatives Pivot in Beispiel 3.19 diskutiert. Dann benötigt man Kriterien, um sich zwischen solchen zu entscheiden. Ein solches könnte beispielsweise sein, wie nahe die tatsächliche Überdeckungswahrscheinlichkeit des zugehörigen Konfidenzintervalls der nominalen Überdeckungswahrscheinlichkeit $1 - \alpha$ (in Abhängigkeit vom wahren Parameterwert θ) kommt. Zusätzlich könnte man die Breite des Konfidenzintervalls als Kriterium verwenden, wobei kürzere Intervalle als besser betrachtet werden. Einem solchen empirischen Vergleich von verschiedenen Konfidenzintervallen für einen Anteil werden wir in Abschnitt 3.7.1 begegnen.

3.2.3 Der Zusammenhang mit Signifikanztests

Signifikanztests (auch *Hypothesentests* genannt) sind Verfahren, mit denen bestimmte Vermutungen über einen Parameter einer Verteilung untersucht werden können. Solche Vermutungen werden formal in einer sogenannten *Nullhypothese* festgehalten, die

man gerne mit H_0 bezeichnet. Beispielsweise könnte die Gültigkeit der Nullhypothe-
se $H_0 : \theta = \theta_0$ im Vergleich zur *Alternativhypothese* (kurz Alternative) $H_1 : \theta \neq \theta_0$ von
Interesse sein. Einen Signifikanztest für diese Frsagestellung nennt man *zweiseitig*, da
die Alternative Parameterwerte sowohl kleiner als auch größer θ_0 beinhaltet.

Bei vorliegender Zufallsstichprobe $X_1, \ldots, X_n$ ist die Aufgabe eines Signifikanztests,
die Nullhypothese H_0 beizubehalten oder zu verwerfen. Dabei können zwei Arten von
Fehlern gemacht werden. Einerseits der *Fehler 1. Art*, bei dem H_0 verworfen wird, obwohl H_0 wahr ist; andererseits den *Fehler 2. Art*, bei dem H_0 beibehalten wird, obwohl
H_1 wahr ist. Bei wiederholter Anwendung des Tests unter identischen Bedingungen ist
es sinnvoll, die relative Häufigkeit des Auftretens dieser Fehler als Wahrscheinlichkeit
zu interpretieren. Die Wahrscheinlichkeit für den Fehler 1. Art nennt man das *Signifi-*
kanzniveau eines Tests und bezeichnet dieses gerne mit α. Ein Signifikanztest lässt sich
so konstruieren, dass er ein vorgegebenes Signifikanzniveau α einhält. Typische Werte
sind $\alpha = 0.1, 0.05$ oder 0.01.

Üblicherweise verwendet man zur Testentscheidung eine *Teststatistik T*, die unter
der Nullhypothese (zumindest asymptotisch) einer bekannten Verteilung folgt. Hier
bietet sich die Verwendung eines Pivots an, wobei man den wahren Parameter gleich
θ_0 setzt. Viele Pivots folgen (asymptotisch) einer Standardnormalverteilung, in diesem
Fall wird die Nullhypothese des zweiseitigen Tests abgelehnt, wenn $|T|$ größer als der
sogenannte *kritische Wert* $z_{1-\frac{\alpha}{2}}$ ist. Dieses Vorgehen stellt sicher, dass der Fehler
1. Art (zumindest asymptotisch) gleich α ist. Beispielsweise ist zum Signifikanzniveau
$\alpha = 0.05$ der kritische Wert gleich $z_{1-\frac{\alpha}{2}} = 1.96$.

Interessant ist nun, dass die Testentscheidung bei einem zweiseitigen Test $H_0 : \theta = \theta_0$
zum Signifikanzniveau α direkt über das zugehörige $(1 - \alpha)$-Konfidenzintervall gefällt
werden kann. In der Tat ist ein $(1 - \alpha)$-Konfidenzintervall für θ gerade der Annahme-
bereich des zugehörigen zweiseitigen Signifikanztests. Liegt also θ_0 in diesem $(1 - \alpha)$-
Konfidenzintervall, so wird H_0 zum Signifikanzniveau α nicht verworfen, liegt es jedoch
außerhalb, so wird H_0 abgelehnt. Man spricht in diesem Zusammenhang von der *Dua-*
lität von Tests und Konfidenzintervallen.

Alternativ dazu lassen sich statistische Testentscheidungen auch über sogenannte
p-Werte durchführen. Grob gesagt gibt der p-Wert die Wahrscheinlichkeit an, unter
Annahme der Nullhypothese die beobachteten Daten oder (in Richtung der Alternative) noch extremere Werte der Teststatistik zu erhalten. Die Nullhypothese wird somit
genau dann abgelehnt, wenn der p-Wert kleiner als α ist.

Das starke Likelihood-Prinzip (vgl. Abschnitt 2.5.2) wird von vielen frequentistischen Ansätzen verletzt. Dies trifft insbesondere auf p-Werte zu, da hier der Zufalls-
mechanismus, der der Datenerzeugung zugrundeliegt, eine zentrale Rolle spielt und
man nicht ausschließlich auf die beobachteten Daten bedingt. Bayesianische Verfahren gehorchen dagegen im Allgemeinen dem (starken) Likelihood-Prinzip. Es gibt aber
auch Bayesianische Verfahren wie beispielsweise die Bestimmung von nichtinformativen Priori-Verteilungen, die das starke Likelihood-Prinzip verletzen.

3.2.4   Die Delta-Regel

Sei $\hat{\theta}$ ein konsistenter Schätzer von θ mit zugehörigem Standardfehler se($\hat{\theta}$). Die Delta-Regel (vgl. Anhang A.2.5) ermöglicht unter gewissen Regularitätsbedingungen an die Funktion h die Berechnung eines Standardfehlers von $h(\hat{\theta})$.

Die Delta-Regel

Der Standardfehler von $h(\hat{\theta})$ ergibt sich durch Multiplikation des Standardfehlers von $\hat{\theta}$ mit dem Absolutbetrag der an $\hat{\theta}$ ausgewerteten Ableitung h' von h:

$$\text{se}(h(\hat{\theta})) = \text{se}(\hat{\theta}) \cdot |h'(\hat{\theta})|. \tag{3.7}$$

Somit lassen sich an Stelle eines approximativen Konfidenzintervalls der Form

$$\left[\hat{\theta} \pm \text{se}(\hat{\theta}) \cdot z_{1-\frac{\alpha}{2}}\right] \tag{3.8}$$

für θ auch für beliebige (üblicherweise streng monoton wachsende) Funktionen h approximative Konfidenzintervalle der Form

$$[L, U] = \left[h(\hat{\theta}) \pm \text{se}(h(\hat{\theta})) \cdot z_{1-\frac{\alpha}{2}}\right]$$

für $h(\theta)$ angeben. Durch Anwendung der inversen Funktion h^{-1} ist dann wiederum $[h^{-1}(L), h^{-1}(U)]$ ein approximatives $(1-\alpha)$-Konfidenzintervall für θ. Bei nicht-linearen Funktionen h werden die Grenzen jedoch im Allgemeinen nicht gleich den Grenzen des ursprünglichen Konfidenzintervalls (3.8) sein. Meist sind die Grenzen $h^{-1}(L)$ und $h^{-1}(U)$ auch nicht mehr symmetrisch um $\hat{\theta}$.

Welche der vielen möglichen Transformationen h soll man nun wählen? Manchmal lässt sich h dadurch motivieren, dass man fordert, dass Konfidenzintervalle keine unmöglichen Werte beinhalten dürfen.

Beispiel 3.10 (Fortsetzung von Beispiel 3.9)
Sei $X \sim \text{Bin}(n, \pi)$ mit $n = 100, X = 2$, d. h. $\hat{\pi} = 0.02$ und se($\hat{\pi}$) $= \sqrt{\hat{\pi}(1 - \hat{\pi})/n} = 0.014$. Dann enthält das approximative 95%-Wald-Konfidenzintervall (3.6) für π

$$[0.02 \pm 1.96 \cdot 0.014] = [-0.007, 0.047]$$

negative und damit unmögliche Werte. Strenggenommen ist auch die Null unmöglich, da ja zwei Erfolge beobachtet wurden und die Erfolgswahrscheinlichkeit somit echt größer Null sein muss.

Alternativ kann man beispielsweise die Logit-Transformation

$$\varphi = h(\pi) = \text{logit}(\pi) = \log\left(\frac{\pi}{1 - \pi}\right)$$

anwenden, die eine Wahrscheinlichkeit π auf die reelle Achse $\mathbb{R}$ transformiert. Zunächst gilt wegen der Invarianz des Maximum-Likelihood-Schätzers

$$\hat{\varphi}_{ML} = \text{logit}(\hat{\pi}_{ML}) = \log\left(\frac{\hat{\pi}_{ML}}{1-\hat{\pi}_{ML}}\right) = \log\left(\frac{x}{n-x}\right).$$

Der Standardfehler von $\hat{\varphi}_{ML}$ ergibt sich mit der Delta-Regel:

$$\text{se}(\hat{\varphi}_{ML}) = \text{se}(\hat{\pi}_{ML}) \cdot |h'(\hat{\pi}_{ML})|,$$

$$\text{wobei} \quad h'(\pi) = \frac{1-\pi}{\pi} \cdot \frac{1-\pi+\pi}{(1-\pi)^2} = \frac{1}{\pi(1-\pi)},$$

also

$$\begin{aligned}
\text{se}(\hat{\varphi}_{ML}) &= \sqrt{\frac{\hat{\pi}_{ML}(1-\hat{\pi}_{ML})}{n}} \cdot \frac{1}{\hat{\pi}_{ML}(1-\hat{\pi}_{ML})} \\
&= \frac{1}{\sqrt{n \cdot \hat{\pi}_{ML}(1-\hat{\pi}_{ML})}} = \sqrt{\frac{n}{x(n-x)}} \\
&= \sqrt{\frac{1}{x} + \frac{1}{n-x}}.
\end{aligned}$$

Für obige Daten ergibt sich $\text{se}(\hat{\varphi}_{ML}) \approx 0.714$, somit ist

$$[\text{logit}(0.02) \pm 1.96 \cdot 0.714] = [-5.29, -2.49]$$

ein approximatives 95%-Konfidenzintervall für $\varphi = \text{logit}(\pi)$. Rücktransformation mit der inversen Logit-Funktion $h^{-1}(\cdot) = \exp(\cdot)/(1 + \exp(\cdot))$ liefert das Intervall $[0.005, 0.076]$. Dieses enthält per Konstruktion nur positive Werte und erscheint somit in gewisser Weise sinnvoller. Man beachte jedoch, dass für $x = 0$ (und auch für $x = n$) kein Konfidenzintervall für $\text{logit}(\pi)$ berechnet werden kann, da $\text{logit}(0) = -\infty$ (und $\text{logit}(1) = \infty$). Es sei gleichzeitig bemerkt, dass in beiden Fällen auch das ursprüngliche Konfidenzintervall (3.6) versagt, da sich hier (unabhängig vom Stichprobenumfang n) der Standardfehler $\text{se}(\hat{\pi}) = 0$ ergibt, ein absurdes Resultat. Ein alternatives Verfahren, das auch in diesen Grenzfällen ein vernünftiges Konfidenzintervall liefert, wird in Beispiel 3.19 vorgestellt. ∎

Ein anderer Ansatz zur Konstruktion von Konfidenzintervallen ist es, eine Transformation h so zu wählen, dass $\text{Var}(h(T))$ approximativ konstant ist, d. h. nicht bzw. nur wenig von θ abhängt. Diesen werden wir Abschnitt 3.5 genauer diskutieren.

3.3   Die erwartete Fisher-Information und die Score-Statistik

In diesem Abschnitt werden wir frequentistische Eigenschaften der Score-Funktion und der Fisher-Information studieren. Wir werden die Score-Statistik kennenlernen, die die Berechnung von Konfidenzintervallen und Signifikanztests ermöglicht.

3.3.1   Die erwartete Fisher-Information

Die Fisher-Information $I(\theta)$ eines Parameters θ, die negative zweite Ableitung der Log-Likelihood (vgl. Abschnitt 2.2), hängt in vielen Fällen nicht nur von θ, sondern auch von den Daten x ab. Um sich von dieser Abhängigkeit zu lösen, betrachtet man die *erwartete Fisher-Information*, also den Erwartungswert der Fisher-Information $I(\theta)$,

$$J(\theta) = \mathsf{E}(I(\theta)),$$

wenn man $I(\theta)$ als Funktion der Zufallsvariablen X ansieht.

Definition 3.8 (Erwartete Fisher-Information)
Der Erwartungswert der beobachteten Fisher-Information $I(\theta)$, betrachtet als Funktion des zugrundeliegenden Zufallsvariable X, heißt *erwartete Fisher-Information*.   ◆

Beispiel 3.11 (Binomialverteilung)
Bei einer binomialverteilten Zufallsvariable $X \sim \mathrm{Bin}(n, \pi)$ ist nach Beispiel 2.9 die Fisher-Information von π gleich

$$I(\pi) = \frac{x}{\pi^2} + \frac{n-x}{(1-\pi)^2}.$$

Die erwartete Fisher-Information ist somit

$$
\begin{aligned}
J(\pi) &= \mathsf{E}\{I(\pi)\} \\
&= \mathsf{E}\left(\frac{X}{\pi^2}\right) + \mathsf{E}\left(\frac{n-X}{(1-\pi)^2}\right) \\
&= \frac{\mathsf{E}(X)}{\pi^2} + \frac{n - \mathsf{E}(X)}{(1-\pi)^2} \\
&= \frac{n\pi}{\pi^2} + \frac{n - n\pi}{(1-\pi)^2} \\
&= \frac{n}{\pi} + \frac{n}{1-\pi} = \frac{n}{\pi(1-\pi)}.
\end{aligned}
$$

Man beachte, dass sich hier die beobachtete von der erwarteten Fisher-Information nur durch das Ersetzen von π durch den ML-Schätzer $\hat{\pi}_{ML}$ unterscheidet, vgl. Beispiel 2.9.   ∎

3.3.2 Erwartungswert und Varianz der Score-Funktion

Wir interessieren uns nun für frequentistische Eigenschaften der Score-Funktion, insbesondere für deren Erwartungswert und Varianz. Wie wir gleich sehen werden, spielt die erwartete Fisher-Information hier eine zentrale Rolle. Zunächst wollen wir diese Rolle exemplarisch am Beispiel der Binomialverteilung studieren.

Beispiel 3.12 (Binomialverteilung)
Bei einer binomialverteilten Zufallsvariable $X \sim \text{Bin}(n, \pi)$ ist nach Beispiel 2.1 die Score-Funktion von π gleich

$$S(\pi) = \frac{d\,l(\pi)}{d\,\pi} = \frac{x}{\pi} - \frac{n-x}{1-\pi}.$$

Wir ersetzen nun x durch X und wollen Erwartungswert und Varianz der Score-Funktion, betrachtet als Funktion der Zufallsvariable $X \sim \text{Bin}(n, \pi)$, berechnen. Wegen $\text{E}(X) = n\pi$ und $\text{Var}(X) = n\pi(1-\pi)$ ergibt sich

$$\text{E}(S(\pi)) = \frac{n\pi}{\pi} - \frac{n-n\pi}{1-\pi} = n - n = 0$$

und

$$\begin{aligned}
\text{Var}(S(\pi)) &= \text{Var}\left(\frac{X}{\pi} - \frac{n-X}{1-\pi}\right) \\
&= \text{Var}\left\{X\left(\frac{1}{\pi} + \frac{1}{1-\pi}\right) - \frac{n}{1-\pi}\right\} \\
&= \text{Var}\left(\frac{X}{\pi(1-\pi)}\right) = \frac{n\pi(1-\pi)}{\pi^2(1-\pi)^2} = \frac{n}{\pi(1-\pi)}.
\end{aligned}$$

Der Erwartungswert der Score-Funktion ist somit gleich Null, die Varianz gleich der erwarteten Fisher-Information:

$$\text{Var}(S(\pi)) = J(\pi) = \text{E}(I(\pi)).$$

∎

Die Ergebnisse aus dem vorangegangenen Beispiel gelten unter Regularitätsbedingungen für beliebige Score-Funktionen:

Satz 3.2
Unter Regularitätsbedingungen, die die Vertauschung von Differentiation und Integration im Beweis ermöglichen, gilt:

$$\text{E}(S(\theta)) = 0,$$
$$\text{Var}(S(\theta)) = J(\theta).$$

Beweis: Ohne Beschränkung der Allgemeinheit nehmen wir an, dass $L(\theta) = f(x;\theta)$, d. h. auch multiplikative Proportionalitätskonstanten in $f(x;\theta)$, die wir häufig der Einfachheit halber ignorieren, wurden in der Likelihoodfunktion $L(\theta)$ berücksichtigt. Zunächst zeigen wir die erste Aussage:

$$
\begin{aligned}
\mathsf{E}(S(\theta)) &= \int S(\theta) f(x;\theta)\, dx \\
&= \int \left\{ \frac{d}{d\theta} \log L(\theta) \right\} f(x;\theta)\, dx \\
&= \int \frac{\frac{d}{d\theta} L(\theta)}{L(\theta)} f(x;\theta)\, dx, &&\text{nach Kettenregel,} \\
&= \int \frac{d}{d\theta} L(\theta)\, dx, &&\text{wegen } L(\theta) = f(x;\theta), \\
&= \frac{d}{d\theta} \int L(\theta)\, dx, &&\text{nach Regularitätsbedingungen,} \\
&= \frac{d}{d\theta} 1 = 0.
\end{aligned}
$$

Da $\mathsf{E}(S(\theta)) = 0$ gilt, ist $\mathrm{Var}(S(\theta)) = \mathsf{E}\{S(\theta)^2\}$. Für die zweite Aussage bleibt also zu zeigen, dass $J(\theta) = \mathsf{E}\{S(\theta)^2\}$ gilt:

$$
\begin{aligned}
J(\theta) &= \mathsf{E}\left(-\frac{d^2}{d\theta^2} \log L(\theta) \right) \\
&= \mathsf{E}\left(-\frac{d}{d\theta} \frac{\frac{d}{d\theta} L(\theta)}{L(\theta)} \right), &&\text{nach Kettenregel,} \\
&= \mathsf{E}\left\{ -\frac{\frac{d^2}{d\theta^2} L(\theta) \cdot L(\theta) - \left(\frac{d}{d\theta} L(\theta)\right)^2}{\left(L(\theta)\right)^2} \right\}, &&\text{nach Quotientenregel,} \\
&= -\mathsf{E}\left(\frac{\frac{d^2}{d\theta^2} L(\theta)}{L(\theta)} \right) + \mathsf{E}\left\{ \frac{\left(\frac{d}{d\theta} L(\theta)\right)^2}{\left(L(\theta)\right)^2} \right\} \\
&= -\int \frac{\frac{d^2}{d\theta^2} L(\theta)}{L(\theta)} f(x;\theta)\, dx + \int \frac{\left(\frac{d}{d\theta} L(\theta)\right)^2}{\left(L(\theta)\right)^2} f(x;\theta)\, dx,
\end{aligned}
$$

mit $f(x;\theta) = L(\theta)$, Vertauschbarkeit und Kettenregel somit

$$
\begin{aligned}
&= -\frac{d^2}{d\theta^2} \underbrace{\int L(\theta)\, dx}_{=1} + \underbrace{\int \left(\frac{d}{d\theta} \log L(\theta)\right)^2 f(x;\theta)\, dx}_{=(S(\theta))^2} \\
&= \mathsf{E}\{S(\theta)^2\}.
\end{aligned}
$$

$\square$

Nach Satz 3.2 ist die Score-Funktion, ausgewertet am wahren Parameterwert θ, im Mittel gleich Null. Das legt die Vermutung nahe, dass der Wert, für den die Score-Funktion gleich Null ist (also der Maximum-Likelihood-Schätzer) im Mittel gleich dem wahren Parameterwert ist, der Maximum-Likelihood-Schätzer also erwartungstreu ist. Dieser Schluss ist im Allgemeinen nicht richtig, aber zumindest asymptotisch, was Satz 3.9 zeigen wird.

Die Varianz der Score-Funktion ist nach Satz 3.2 gleich der erwarteten Fisher-Information. Wie kann man dieses Resultat interpretieren? Die erwartete Fisher-Information ist die mittlere (negative) Krümmung der Log-Likelihoodfunktion. Ist also die Log-Likelihoodfunktion stark gekrümmt, so ist die Information bezüglich θ groß und die Score-Funktion wird erheblich variieren. Ist die Log-Likelihoodfunktion nur wenig gekrümmt, so wird die Score-Funktion wenig Varianz, also wenig Information über θ, besitzen.

3.3.3 Eigenschaften der erwarteten Fisher-Information

In diesem Abschnitt wollen wir Eigenschaften der erwarteten Fisher-Information studieren, bevor wir eine Aussage über die asymptotische Verteilung der Score-Funktion bei Zufallsstichproben machen.

Satz 3.3
Sei $X_1, \ldots, X_n$ eine Zufallsstichprobe aus einer Verteilung mit Dichte- und Wahrscheinlichkeitsfunktion $f(x; \theta)$. Sei $J_1(\theta)$ die erwartete Fisher-Information einer Beobachtung $X_i \sim f(x; \theta)$. Dann gilt für die erwartete Fisher-Information $J(\theta)$ der gesamten Stichprobe $X_1, \ldots, X_n$

$$J(\theta) = n \cdot J_1(\theta).$$

Diese Eigenschaft folgt direkt aus der Additivität der Log-Likelihoodfunktion, vgl. (2.1).

Beispiel 3.13 (Normalverteilung)
Wir betrachten eine Zufallsstichprobe $X_1, \ldots, X_n$ aus einer Normalverteilung $N(\mu, \sigma^2)$, wobei wir uns zunächst für den Erwartungswert μ interessieren und die Varianz σ^2 als bekannt ansehen. Zur Berechnung der erwarteten Fisher-Information $J(\mu)$ genügt es mit Satz 3.3, zunächst die erwartete Fisher-Information $J_1(\mu)$ einer Beobachtung X_i zu betrachten. Die entsprechende Score-Funktion von μ lautet

$$S_1(\mu) = \frac{1}{\sigma^2}(x_i - \mu),$$

woraus sich die Fisher-Information

$$I_1(\mu) = \frac{1}{\sigma^2}$$

ergibt. Da $I_1(\mu)$ gar nicht von μ abhängt, ist somit die erwartete Fisher-Information gleich der beobachteten, d. h.

$$J_1(\mu) = \frac{1}{\sigma^2}.$$

Somit ist die erwartete Fisher-Information der gesamten Stichprobe $X_1, \ldots, X_n$ gleich $J(\mu) = nJ_1(\mu) = n/\sigma^2$.

Wenn man sich hingegen für die erwartete Fisher-Information der Varianz σ^2 interessiert und den Erwartungswert μ als bekannt ansieht, so ergibt sich über die Score-Funktion

$$S_1(\sigma^2) = -\frac{1}{2\sigma^2} + \frac{1}{2\sigma^4}(x_i - \mu)^2$$

zunächst die Fisher-Information

$$I_1(\sigma^2) = \frac{1}{\sigma^6}(x_i - \mu)^2 - \frac{1}{2\sigma^4}.$$

Unter Beachtung von $\mathsf{E}((X_i - \mu)^2) = \mathrm{Var}(X_i) = \sigma^2$ ergibt sich schließlich die erwartete Fisher-Information von σ^2 zu

$$J_1(\sigma^2) = \frac{1}{\sigma^4} - \frac{1}{2\sigma^4} = \frac{1}{2\sigma^4}.$$

Die erwartete Fisher-Information der gesamten Stichprobe $X_1, \ldots, X_n$ ist somit $J(\sigma^2) = n/(2\sigma^4)$.   ∎

Wichtig ist folgender Satz, der zeigt, dass Satz 2.1 auch für die erwartete Fisher-Information etabliert werden kann.

Satz 3.4 (Erwartete Fisher-Information einer Transformation)
Sei $J(\theta)$ die erwartete Fisher-Information eines skalaren Parameters θ und $\varphi = h(\theta)$ eine eineindeutige Transformation von θ. Dann gilt für die erwartete Fisher-Information $\tilde{J}(\varphi)$ von φ:

$$\tilde{J}(\varphi) = J(\theta) \left| \frac{d\, h^{-1}(\varphi)}{d\, \varphi} \right|^2 = J(\theta) \left| \frac{d\, h(\theta)}{d\, \theta} \right|^{-2}.$$

Beweis: Zunächst gilt mit (2.3)

$$\tilde{S}(\varphi) = S(\theta) \cdot \frac{d\, h^{-1}(\varphi)}{d\, \varphi}$$

und somit mit Satz 3.2

$$\tilde{J}(\varphi) = \mathrm{Var}\big(\tilde{S}(\varphi)\big)$$

$$= \mathrm{Var}(S(\theta)) \cdot \left| \frac{d\, h^{-1}(\varphi)}{d\, \varphi} \right|^2$$

$$= J(\theta) \cdot \left| \frac{d\, h^{-1}(\varphi)}{d\, \varphi} \right|^2.$$

Alternativ kann man auch den Erwartungswert von Gleichung (2.4) betrachten, was unter Beachtung von $\mathsf{E}(S(\theta)) = 0$ (vgl. wieder Satz 3.2) zum gleichen Ergebnis führt. Wiederum ist die Umformung (2.5) möglich, was die zweite Gleichung erlaubt. □

Beispiel 3.14 (Fortsetzung von Beispiel 3.13)
Die erwartete Fisher-Information der Varianz σ^2 ist gleich $n/(2\sigma^4)$. Mit Satz 3.4 für $\theta = \sigma^2$ und $h(\theta) = \sqrt{\theta}$ folgt also

$$\tilde{J}(\sigma) = J(\sigma^2) \cdot |2\sigma|^2 = \frac{n}{2\sigma^4} \cdot 4\sigma^2 = \frac{2n}{\sigma^2}.$$

∎

Lage- oder Skalenparameter haben in der Statistik eine besondere Bedeutung. Zunächst wollen wir solche Parameter definieren.

Definition 3.9 (Lage- und Skalenparameter)
Sei X eine Zufallsvariable mit Dichte- bzw. Wahrscheinlichkeitsfunktion $f(x; \theta)$, die von einem Parameter θ abhänge. Falls sich durch Addition einer Konstanten $c \in \mathbb{R}$ die Dichtefunktion von $Y = X + c$ in der Form $f(y; \theta + c)$ schreiben lässt, so nennt man θ einen *Lageparameter*. Falls sich durch Multiplikation mit einer Konstanten $c \in \mathbb{R}_+$ die Dichtefunktion von $Y = cX$ in der Form $f(y; c\theta)$ schreiben lässt, so nennt man θ einen *Skalenparameter*. ◆

Beispiel 3.15 (Normalverteilung)
Wir betrachten exemplarisch die Normalverteilung $X \sim N(\mu, \sigma^2)$ mit Dichtefunktion

$$f(x) = \frac{1}{\sqrt{2\pi\sigma^2}} \exp\left(-\frac{1}{2}\frac{(x - \mu)^2}{\sigma^2}\right).$$

Zunächst betrachten wir $f(x) = f(x; \mu)$ in Abhängigkeit des Erwartungswertes μ. Offensichtlich ist μ ein Lageparameter, da sich die Dichte von $Y = X + c$ mit dem Transformationssatz für Dichten (vgl. Anhang A.1.9) zu

$$f(y) = \frac{1}{\sqrt{2\pi\sigma^2}} \exp\left(-\frac{1}{2}\frac{((y - c) - \mu))^2}{\sigma^2}\right)$$

$$= \frac{1}{\sqrt{2\pi\sigma^2}} \exp\left(-\frac{1}{2}\frac{(y - (\mu + c))^2}{\sigma^2}\right)$$

ergibt.

Betrachtet man hingegen (der Einfachheit halber für $\mu = 0$) $f(x) = f(x; \sigma)$ in Abhängigkeit der Standardabweichung σ, so ist die Dichte von $Y = cX$ gleich

$$f(y) = \frac{1}{\sqrt{2\pi\sigma^2}} \exp\left(-\frac{1}{2}\frac{(y/c)^2}{\sigma^2}\right)\frac{1}{c}$$

$$= \frac{1}{\sqrt{2\pi(c\sigma)^2}} \exp\left(-\frac{1}{2}\frac{y^2}{(c\sigma)^2}\right).$$

Somit ist σ ein Skalenparameter. ∎

Bei Lage- und Skalenparametern hat die erwartete Fisher-Information eine spezielle Form.

Satz 3.5 (Erwartete Fisher-Information von Lage- und Skalenparametern)
1. *Die erwartete Fisher-Information $J(\theta)$ eines Lageparameters hängt nicht von θ ab, ist also für alle θ gleich einer Konstanten.*
2. *Für die erwartete Fisher-Information $J(\theta)$ eines Skalenparameters gilt:*

$$J(\theta) \propto \theta^{-2}.$$

Beispiel 3.16 (Normalverteilung)
Sei $X_1, \ldots, X_n$ eine Zufallsstichprobe aus einer Normalverteilung $N(\mu, \sigma^2)$. Die erwartete Fisher-Information des Lageparameters μ ist (vgl. Beispiel 3.13) $J(\mu) = n/\sigma^2$ und somit in der Tat unabhängig von μ. In Beispiel 3.14 wurde weiterhin gezeigt, dass $J(\sigma) = 2n/\sigma^2$, somit ist in Einklang mir Satz 3.5 die erwartete Fisher-Information des Skalenparameters σ proportional zu σ^{-2}.   ∎

3.3.4 Die Verteilung der Score-Funktion

Aus Satz 3.2 kennen wir bereits Erwartungswert und Varianz der Score-Funktion. Auch eine Aussage über die gesamte Verteilung der Score-Funktion lässt sich zumindest asymptotisch machen:

Satz 3.6
Sei $X_1, \ldots, X_n \sim f(x; \theta)$ eine Zufallsstichprobe. Dann gilt

$$\frac{S(\theta)}{\sqrt{J(\theta)}} \overset{a}{\sim} N(0, 1) \tag{3.9}$$

$$bzw. \quad S(\theta) \overset{a}{\sim} N(0, J(\theta)). \tag{3.10}$$

Beweis: Sei

$$Y_i := \frac{d}{d\theta} \log f(X_i; \theta)$$

und somit $S(\theta) = \sum_{i=1}^{n} Y_i$. Von Y_i wissen wir bereits, dass $E(Y_i) = 0$ und

$$\mathrm{Var}(Y_i) = J_1(\theta) = E\big(I_1(\theta)\big) = E\left(-\frac{d^2}{d\theta^2} \log f(x; \theta)\right)$$

gilt. Somit ist $\mathsf{E}(S(\theta)) = 0$ und mit Satz 3.3 $\mathrm{Var}(S(\theta)) = n \cdot J_1(\theta) = J(\theta)$. Unter den üblichen Regularitätsbedingungen folgt mit dem Zentralen Grenzwertsatz (vgl. Anhang A.2.4) sofort, dass

$$\sqrt{n}(\bar{Y} - 0) = \sqrt{n}\bar{Y} = \frac{1}{\sqrt{n}} \sum_{i=1}^{n} Y_i \xrightarrow{D} \mathrm{N}(0, J_1(\theta))$$

$$\Longleftrightarrow \frac{1}{\sqrt{n}\sqrt{J_1(\theta)}} \sum_{i=1}^{n} Y_i = \frac{S(\theta)}{\sqrt{J(\theta)}} \overset{a}{\sim} \mathrm{N}(0, 1),$$

$$\text{bzw.} \quad S(\theta) \overset{a}{\sim} \mathrm{N}(0, J(\theta)).$$

$\square$

Gleichung (3.9) liegt dem sogenannten *Score-Test* zum Testen der Hypothese $H_0 : \theta = \theta_0$ zugrunde. Zunächst wollen wir aber noch skizzieren, dass man in (3.9) die erwartete Fisher-Information $J(\theta)$ durch die beobachtete Fisher-Information $I(\theta)$ ersetzen kann.

Satz 3.7

Man darf in Satz 3.6 die erwartete Fisher-Information durch die beobachtete Fisher-Information ersetzen, d. h. es gilt

$$\frac{S(\theta)}{\sqrt{I(\theta)}} \overset{a}{\sim} \mathrm{N}(0, 1) \tag{3.11}$$

$$\text{bzw.} \quad S(\theta) \overset{a}{\sim} \mathrm{N}(0, I(\theta)). \tag{3.12}$$

Beweis: Wegen

$$\mathsf{E}(I(\theta)) = J(\theta) = n \cdot J_1(\theta)$$

gilt offensichtlich mit dem Gesetz der großen Zahlen (vgl. Anhang A.2.3)

$$\frac{1}{n} \sum_{i=1}^{n} -\frac{d^2}{d\theta^2} \log f(X_i; \theta) \xrightarrow{P} \mathsf{E}\left(-\frac{d^2}{d\theta^2} \log f(X_i; \theta)\right),$$

also folgt $I(\theta)/n \xrightarrow{P} J_1(\theta)$ bzw. $I(\theta) \xrightarrow{P} J(\theta)$. Da $J(\theta)$ eine Konstante ist, können wir (analog zum Beweis von Satz 3.1) die Stetigkeit der Funktion

$$g(x) = \sqrt{\frac{J(\theta)}{x}}$$

verwenden (vgl. Anhang A.2.1):

$$\sqrt{\frac{J(\theta)}{I(\theta)}} = g(I(\theta)) \xrightarrow{P} g(J(\theta)) = \sqrt{\frac{J(\theta)}{J(\theta)}} = 1.$$

Mit Slutsky's Theorem (vgl. Anhang A.2.2) folgt nun aus (3.9), dass

$$\sqrt{\frac{J(\theta)}{I(\theta)}} \cdot \frac{S(\theta)}{\sqrt{J(\theta)}} \xrightarrow{D} 1 \cdot \mathrm{N}(0,1),$$

d. h. es gilt auch

$$\frac{S(\theta)}{\sqrt{I(\theta)}} \overset{a}{\sim} \mathrm{N}(0,1)$$

bzw. kurz $S(\theta) \overset{a}{\sim} \mathrm{N}(0, I(\theta)).$

□

   Es gibt sogar noch zwei weitere Varianten der Score-Teststatistik: Man darf sowohl in (3.9) als auch in (3.11) $J(\theta)$ bzw. $I(\theta)$ durch $J(\hat{\theta}_{ML})$ bzw. $I(\hat{\theta}_{ML})$ ersetzen, was wir auf Seite 80 noch rechtfertigen werden. Allerdings muss man hierzu noch den ML-Schätzer, möglicherweise numerisch, bestimmen.
   Die asymptotische Normalverteilung der Score-Funktion kann man zur Konstruktion eines statistischen Tests, des sogenannten *Score-Tests*, verwenden. Angenommen wir wollen für die Nullhypothese einen bestimmten Parameterwert $\theta_0 \in \Theta$ auswählen, d. h. $H_0 : \theta = \theta_0$, mit zugehöriger Alternativhypothese $H_1 : \theta \neq \theta_0$. Unter Annahme der Nullhypothese ist dann sowohl $S(\theta_0)/\sqrt{J(\theta_0)}$ als auch $S(\theta_0)/\sqrt{I(\theta_0)}$ ein approximatives Pivot für θ, da die zugehörige pivotale Verteilung asymptotisch eine Standardnormalverteilung ist und somit nicht von θ abhängt.

Beispiel 3.17 (Poisson-Verteilung)
Wir betrachten nun Beispiel 1.2.6, bei dem für die 56 Regionen in Schottland beobachtete und erwartete Häufigkeiten von Lippenkrebs, x_i und e_i, $i = 1, \ldots, n = 56$, vorliegen. Seien $x_1, \ldots, x_n$ unabhängige Realisationen aus einer Poisson-Verteilung $\mathrm{Po}(e_i\lambda)$ mit bekannten Zahlen $e_i > 0$ und unbekanntem Parameter λ.
   Angenommen wir wollen $H_0 : \lambda = \lambda_0$ gegen $H_1 : \lambda \neq \lambda_0$ testen. Man zeigt leicht, dass hier

$$S(\lambda) = n\left(\frac{\bar{x}}{\lambda} - \bar{e}\right),$$

$$I(\lambda) = n\bar{x}/\lambda^2,$$

$$\hat{\lambda}_{ML} = \bar{x}/\bar{e}$$

$$\text{und } J(\lambda) = n\bar{e}/\lambda$$

gilt mit $\bar{e} = n^{-1}\sum_{i=1}^{n} e_i$. Somit ist die Teststatistik, die auf der Variante (3.9) mit der erwarteten Fisher-Information basiert, gleich

$$T_1 = \frac{S(\lambda_0)}{\sqrt{J(\lambda_0)}} = \sqrt{n} \cdot \frac{\bar{x} - \bar{e}\lambda_0}{\sqrt{\bar{e}\lambda_0}}.$$

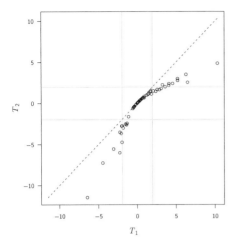

Abb. 3.1: Scatterplot der Werte der zwei Score-Teststatistiken T_1 und T_2 für die 56 Regionen aus Schottland. Die grauen Linien markieren die $(\alpha/2)$- und $(1 - \alpha/2)$-Quantile der Standardnormalverteilung ∓ 1.96.

Verwendet man hingegen die beobachtete Fisher-Information, so erhält man mit (3.11) die alternative Teststatistik

$$T_2 = \frac{S(\lambda_0)}{\sqrt{I(\lambda_0)}} = \sqrt{n} \cdot \frac{\bar{x} - \bar{e}\lambda_0}{\sqrt{\bar{x}}}.$$

Wir betrachten nun die 56 Regionen einzeln, d.h. $n = 1$, $\bar{x} = x_i$ und $\bar{e} = e_i$, und wollen für jede Region $i = 1, \ldots, n = 56$ testen, ob sich das relative Risiko signifikant von dem Referenzwert $\lambda_0 = 1$ unterscheidet. Der Wert $\lambda_0 = 1$ wird als Referenzwert genommen, da er dem relativen Gesamtrisiko $\sum x_i / \sum e_i$ in ganz Schottland entspricht (die erwarteten Fälle wurden entsprechend normiert). Abbildung 3.1 zeigt die Werte der zwei Teststatistiken T_1 und T_2.

Zu bemerken ist, dass bei zwei Ausprägungen der Wert von T_2 nicht definiert ist, da $\bar{x} = x_i = 0$ ist. T_1 liefert trotzdem sinnvolle Ergebnisse, nämlich die Werte -1.33 und -2.04, wobei natürlich zu bemerken ist, dass bei kleinem x_i die approximative Normalverteilung der Teststatistik eher fragwürdig ist. Dies ist auch an den manchmal recht deutlichen Unterschieden beider Teststatistiken zu erkennen, die ja asymptotisch äquivalent sind. In der Abbildung sieht man ferner, dass offensichtlich generell $T_2 \leq T_1$ gilt, was hier durch den spezielle Form von T_1 und T_2 bedingt ist.

Es ist auffällig, dass 24 von den 56 Regionen absolute Werte von T_1 aufweisen, die größer als der kritische Wert 1.96 sind. Diese 43% sind bedeutend mehr als die 5%, die unter der Annahme, dass in allen Regionen $\lambda = 1$ gilt, zu erwarten sind. Dieses Ergebnis deutet trotz der in einzelnen Regionen fragwürdigen Asymptotik doch stark darauf hin, dass es Unterschiede zwischen den relativen Risiken in den einzelnen Regionen gibt. Sehr ähnliche Ergebnisse liefert übrigens auch die Teststatistik T_2, wenn man die zwei Regionen mit $x = 0$ nicht berücksichtigt. ∎

Eine bemerkenswerte Eigenschaft des Score-Tests ist es, dass der Maximum-Likelihood-Schätzer $\hat{\theta}_{ML}$ *nicht* berechnet werden muss. Alternative Verfahren, insbesondere der Likelihood-Quotienten- und der Wald-Test, benötigen auch $\hat{\theta}_{ML}$. Weiterhin ist zu bemerken, dass man basierend auf den approximativen Pivots (3.9) und (3.11) auch approximative *Score-Konfidenzintervalle* für θ konstruieren kann:

$$\left\{\theta \in \Theta : \frac{|S(\theta)|}{\sqrt{J(\theta)}} \leq z_{1-\frac{\alpha}{2}}\right\} \quad \text{bzw.} \quad \left\{\theta \in \Theta : \frac{|S(\theta)|}{\sqrt{I(\theta)}} \leq z_{1-\frac{\alpha}{2}}\right\}, \tag{3.13}$$

wobei $z_{1-\frac{\alpha}{2}}$ wiederum das $(1-\alpha/2)$-Quantil der Standardnormalverteilung bezeichnet. Die Berechnung ist allerdings im Allgemeinen nicht einfach, da eben auch $J(\theta)$ bzw. $I(\theta)$ von θ abhängt. Es gibt aber in wichtigen Spezialfällen durchaus analytische Lösungen, wie folgende Beispiele zeigen:

Beispiel 3.18 (Fortsetzung von Beispiel 3.17)
Wir wollen nun im Beispiel 3.17 Konfidenzintervalle für λ basierend auf der Score-Statistik berechnen, wobei wir die Variante mit der erwarteten Fisher-Information verwenden.

Quadrieren der linken Gleichung in (3.13) bei $\theta = \lambda$ und $S(\lambda)$, $J(\lambda)$ aus Beispiel 3.17 liefert

$$\frac{[S(\lambda)]^2}{J(\lambda)} = \frac{n}{\lambda \bar{e}}(\bar{x} - \lambda\bar{e})^2 \leq z_{1-\frac{\alpha}{2}}^2.$$

Mit $q = z_{1-\frac{\alpha}{2}}$ ergeben sich die Grenzen dieses Intervalls durch Lösung der quadratischen Gleichung

$$\bar{e}^2\lambda^2 - \left(2\bar{x} + \frac{q^2}{n}\right)\bar{e}\lambda + \bar{x}^2 = 0$$

in λ. Man erhält die zwei Lösungen

$$\lambda_{1/2} = \frac{\bar{x} + q^2/(2n)}{\bar{e}} \pm \frac{q}{2\bar{e}}\sqrt{\frac{4\bar{x}}{n} + \frac{q^2}{n^2}}.$$

Man beachte, dass die untere Grenze nicht negativ sein kann und für $\bar{x} = 0$ exakt gleich Null ist. Weiterhin sind die Intervalle symmetrisch um den Punkt $(\bar{x} + q^2/(2n))/\bar{e}$, und nicht um den ML-Schätzer $\hat{\lambda}_{ML} = \bar{x}/\bar{e}$. Trotzdem liegt auch $\hat{\lambda}_{ML}$ immer in dem Score-Konfidenzintervall, wie sich leicht zeigen lässt. Für den Datensatz aus Schottland ergeben sich die in Abbildung 3.2 dargestellten 95%-Konfidenzintervalle. In Übereinstimmung mit den Testergebnissen der korrespondierenden Statistik T_1 in Beispiel 3.17 wird bei 24 Regionen $\lambda = 1$ nicht überdeckt.   ∎

Die Berechnung der Grenzen von Score-Konfidenzintervallen ist in komplexeren Beispielen nur numerisch möglich. Üblicherweise werden daher eher Wald-Konfidenzintervalle berechnet, auf die wir am Ende von Abschnitt 3.7 noch eingehen werden. Im Fall von $X \sim \text{Bin}(n, \theta = \pi)$ sind jedoch Score-Konfidenzintervalle für π, auch Wilson-Konfidenzintervalle genannt, durchaus gebräuchlich.

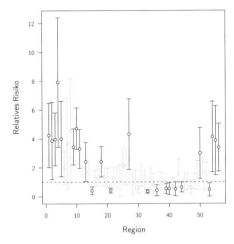

Abb. 3.2: 95%-Score-Konfidenzintervalle für die 56 Regionen in Schottland. Diejenigen Intervalle, die nicht den Wert 1 beinhalten, sind mit Schwarz, die übrigen mit Grau markiert. Als Punktschätzer ist der Punkt $(\bar{x} + q^2/(2n))/\bar{e}$ angegeben, der genau in der Mitte des Score-Konfidenzintervalls liegt.

Beispiel 3.19 (Wilson-Konfidenzintervall)

EDWIN B. WILSON (1879-1964) schlug 1927 erstmals folgendes approximatives Konfidenzintervall für π zum Niveau $1 - \alpha$ im Falle $X \sim \text{Bin}(n, \pi)$ vor:

$$\left[\frac{x + q^2/2}{n + q^2} \pm \frac{q\sqrt{n}}{n + q^2} \sqrt{\hat{\pi}(1 - \hat{\pi}) + \frac{q^2}{4n}} \right] \tag{3.14}$$

mit $q = z_{1-\frac{\alpha}{2}}$ und $\hat{\pi} = x/n$. Es basiert auf (3.13) unter Verwendung der Score-Funktion

$$S(\pi) = \frac{x}{\pi} - \frac{n - x}{1 - \pi} = \frac{x - n\pi}{\pi(1 - \pi)}$$

und der erwarteten Fisher-Information

$$J(\pi) = \frac{n}{\pi(1 - \pi)}.$$

Wegen

$$\left\{ \pi \in \Pi : \frac{|S(\pi)|}{\sqrt{J(\pi)}} \leq z_{1-\frac{\alpha}{2}} \right\} = \left\{ \pi \in \Pi : \frac{S(\pi)^2}{J(\pi)} \leq q^2 \right\}$$

sind die Grenzen des approximativen $100(1 - \alpha)\%$-Konfidenzintervalls für π durch die Lösungen der Gleichung

$$\frac{\pi(1 - \pi)}{n} \left(\frac{x - n\pi}{\pi(1 - \pi)} \right)^2 = \frac{(x - n\pi)^2}{n\pi(1 - \pi)} = q^2$$

bestimmt, die zur in π quadratischen Gleichung

$$\pi^2(n^2 + nq^2) + \pi(-2nx - nq^2) + x^2 = 0$$

umgeformt werden kann. Die zwei Lösungen dieser Gleichung lauten

$$\pi_{1/2} = \frac{2nx + nq^2 \pm \sqrt{n^2(2x + q^2)^2 - 4(n^2 + nq^2)x^2}}{2(n^2 + nq^2)}$$

$$= \frac{q^2 + 2x}{2(n + q^2)} \pm \frac{\sqrt{(q^2 + 2x)^2 - 4(1 + q^2/n)x^2}}{2(n + q^2)}$$

$$= \frac{x + q^2/2}{n + q^2} \pm \frac{q\sqrt{n}}{n + q^2} \sqrt{\frac{(q^2/2 + x)^2 - (1 + q^2/n)x^2}{q^2 n}}.$$

Der Term unter der Wurzel lässt sich vereinfachen zu

$$\frac{(q^2/2 + x)^2 - (1 + q^2/n)x^2}{q^2 n} = \frac{q^4/4 + q^2 x + x^2 - x^2 - (q^2 x^2)/n}{q^2 n}$$

$$= \frac{x - x^2/n}{n} + \frac{q^2}{4n}$$

$$= \frac{x}{n}\left(1 - \frac{x}{n}\right) + \frac{q^2}{4n}$$

$$= \hat{\pi}(1 - \hat{\pi}) + \frac{q^2}{4n},$$

was die Herleitung von (3.14) abschließt.   ∎

Eine interessante Eigenschaft des Wilson-Konfidenzintervalls ist, dass dessen Grenzen immer im Intervall $[0, 1]$ liegen. Beispielsweise ist das Wilson-Konfidenzintervall bei $x = 0$ Erfolgen gleich $[0, q^2/(q^2 + n)]$, im Fall $x = n$ ergibt sich aus Symmetriegründen das Konfidenzintervall $[n/(q^2 + n), 1]$. Das Wald-Konfidenzintervall, das in vielen Lehrbüchern propagiert wird, hat diese wünschenswerte Eigenschaft im Allgemeinen nicht. Ein ausführlicher Vergleich folgt in Abschnitt 3.7.1.

3.3.5 Invarianz von Score-Konfidenzintervallen

Score-Konfidenzintervalle, die auf der erwarteten Fisher-Information $J(\theta)$ beruhen, sind invariant bezüglich eineindeutigen Transformation des Parameters. Angenommen, $\varphi = h(\theta)$ ist eine eineindeutige Transformation von θ, dann folgt mit Satz 3.4 und Gleichung (2.3)

$$\tilde{J}(\varphi)^{-1}\tilde{S}(\varphi)^2 = \left\{J(\theta)\left|\frac{d\,h^{-1}(\varphi)}{d\varphi}\right|^2\right\}^{-1} \cdot \left\{S(\theta)\frac{d\,h^{-1}(\varphi)}{d\varphi}\right\}^2$$

$$= J(\theta)^{-1}S(\theta)^2.$$

Deshalb können Score-Intervalle für θ einfach transformiert werden und müssen nicht neu über die Score-Funktion von φ bestimmt werden, d. h.

$$\left\{h(\theta) \mid \theta \in \Theta : J(\theta)^{-\frac{1}{2}}\,|S(\theta)| \leq z_{1-\frac{\alpha}{2}}\right\} = \left\{\varphi \mid \varphi \in \tilde{\Theta} : \tilde{J}(\varphi)^{-\frac{1}{2}}\,|\tilde{S}(\varphi)| \leq z_{1-\frac{\alpha}{2}}\right\}.$$

Dies ist eine wesentliche und attraktive Eigenschaft von Score-Konfidenzintervallen. Wir wir im nächsten Abschnitt sehen werden, haben Wald-Konfidenzintervalle diese Eigenschaft nicht.

3.4 Die Verteilung des ML-Schätzers und die Wald-Statistik

In diesem Abschnitt werden wir zunächst gewisse Optimalitätseigenschaften des ML-Schätzers skizzieren, um anschließend dessen asymptotische Verteilung herzuleiten. Dies führt uns zur sogenannten Wald-Statistik, dem wohl gebräuchlichsten Verfahren zur Berechnung von Konfidenzintervallen und Signifikanztests.

3.4.1 Die Cramér-Rao-Schranke

Die Varianz eines erwartungstreuen Schätzers wird üblicherweise als Gütekriterium verwendet: je kleiner die Varianz desto besser der Schätzer. Die Cramér-Rao-Schranke gibt eine untere Schranke für die Varianz eines beliebigen erwartungstreuen Schätzers an. Falls die Varianz eines erwartungstreuen Schätzers die Cramér-Rao-Schranke annimmt, weiß man somit, dass es keinen besseren (erwartungstreuen) Schätzer geben kann. Wir nennen einen Schätzer mit dieser Eigenschaft dann *optimal*, da er minimale Varianz unter allen erwartungstreuen Schätzern besitzt.

Satz 3.8
Sei $T(X)$ eine Schätzstatistik für $g(\theta)$ basierend auf der Stichprobe X mit

$$\mathsf{E}(T(X)) = g(\theta) \quad \text{für alle } \theta \in \Theta.$$

Ferner sei $J(\theta)$ die erwartete Fisher-Information von X bzgl. θ. Unter Regularitätsvoraussetzungen (Integration und Differentiation lässt sich vertauschen) gilt dann:

$$\mathrm{Var}(T(X)) \geq \frac{[g'(\theta)]^2}{J(\theta)}. \tag{3.15}$$

Im Spezialfall $g(\theta) = \theta$ gilt somit

$$\mathrm{Var}(T(X)) \geq \frac{1}{J(\theta)}. \tag{3.16}$$

Die rechten Seiten von (3.15) und (3.16) heißen Cramér-Rao-Schranken.

Beweis: Für die Korrelation $\rho(S,T)$ zwischen beliebigen Zufallsvariablen S und T gilt:

$$[\rho(S,T)]^2 = \frac{[\mathrm{Cov}(S,T)]^2}{\mathrm{Var}(S) \cdot \mathrm{Var}(T)} \leq 1,$$

vergleiche Anhang A.1.4. Setze nun $S = S(\theta)$, also gleich der Score-Funktion. Wir wissen, dass $\mathrm{Var}(S) = J(\theta)$ ist, folglich gilt

$$\mathrm{Var}(T) \geq \frac{[\mathrm{Cov}(S, T)]^2}{J(\theta)}.$$

Es bleibt also zu zeigen, dass $\mathrm{Cov}(S, T) = g'(\theta)$ ist. Wegen $\mathsf{E}(S(\theta)) = 0$ gilt

$$\mathrm{Cov}(S(\theta), T) = \mathsf{E}(S(\theta) \cdot T) - \underbrace{\mathsf{E}(S(\theta))}_{=0} \mathsf{E}(T)$$

$$= \int S(\theta) \cdot T(x) \cdot f(x; \theta) \, dx$$

$$= \int \frac{\frac{d}{d\theta} f(x; \theta)}{f(x; \theta)} \cdot T(x) \cdot f(x; \theta) \, dx$$

$$= \frac{d}{d\theta} \int f(x; \theta) T(x) \, dx$$

$$= \frac{d}{d\theta} \mathsf{E}(T(X)) = \frac{d}{d\theta} g(\theta)$$

$$= g'(\theta).$$

$\square$

Beispiel 3.20 (Poisson-Verteilung)
Seien $X_1, \ldots, X_n$ unabhängige Zufallsvariablen aus Poisson-Verteilungen $\mathrm{Po}(e_i \lambda)$ mit bekannten Zahlen $e_i > 0$ und unbekanntem Parameter λ. Dann ist $J(\lambda) = n\bar{e}/\lambda$. Da $\hat{\lambda}_{ML} = \bar{X}/\bar{e}$ erwartungstreu für λ ist, folgt wegen $\mathrm{Var}(\hat{\lambda}_{ML}) = \mathrm{Var}(\bar{X})/\bar{e}^2 = \lambda/(n\bar{e}) = 1/J(\lambda)$, dass $\hat{\lambda}_{ML}$ *optimal* ist, d. h. minimale Varianz unter allen erwartungstreuen Schätzern besitzt.   ∎

Wie wir bald sehen werden, stellt die Cramér-Rao-Schranke sicher, dass der Maximum-Likelihood-Schätzer *asymptotisch optimal* ist, da er einerseits *asymptotisch erwartungstreu* ist, andererseits die asymptotische Varianz des Maximum-Likelihood-Schätzers gleich $1/J(\theta)$ ist. Ein Schätzer mit diesen zwei Eigenschaften heißt *effizient*.

3.4.2 Konsistenz des Maximum-Likelihood-Schätzers

Wir werden nun die frequentistischen Überlegungen auf den Maximum-Likelihood-Schätzer übertragen und zunächst dessen Konsistenz zeigen. Dazu nehmen wir an, dass der Träger der Likelihood $L(\theta) = f(x; \theta)$ *nicht* von θ abhängt und dass

$$f(x; \theta_1) \neq f(x; \theta_2) \quad \text{für } \theta_1 \neq \theta_2. \tag{3.17}$$

Ferner sei $L(\theta)$ eine stetige Funktion in θ und θ skalar.

Satz 3.9
Sei $X_1, \ldots, X_n \sim f(x; \theta_0)$ eine Zufallsstichprobe; θ_0 sei der wahre Parameterwert. Dann gibt es für $n \to \infty$ eine schwach konsistente Folge von Maximum-Likelihood-Schätzern $\hat{\theta}_n$ (die als lokales Maximum der (Log-)Likelihood definiert sind).

Beweis: Für beliebiges $\varepsilon > 0$ ist zu zeigen, dass (für $n \to \infty$) ein (möglicherweise lokales) Maximum $\hat{\theta}$ im Intervall $(\theta_0 - \varepsilon, \theta_0 + \varepsilon)$ liegt. Da $L(\theta)$ nach Voraussetzung stetig ist, ist dies der Fall, wenn wir zeigen, dass die Wahrscheinlichkeit von

$$L(\theta_0) > L(\theta_0 - \varepsilon) \tag{3.18}$$

$$\text{und} \quad L(\theta_0) > L(\theta_0 + \varepsilon) \tag{3.19}$$

für $n \to \infty$ gegen 1 geht. Betrachte zunächst (3.18), was sich zu

$$\log\left\{ \frac{L(\theta_0)}{L(\theta_0 - \varepsilon)} \right\} > 0 \quad \text{bzw.} \quad \frac{1}{n} \log\left\{ \frac{L(\theta_0)}{L(\theta_0 - \varepsilon)} \right\} > 0$$

umschreiben lässt. Nun gilt aber mit dem (schwachen) Gesetz der großen Zahlen, dass

$$\frac{1}{n} \log\left\{ \frac{L(\theta_0)}{L(\theta_0 - \varepsilon)} \right\} = \frac{1}{n} \sum_{i=1}^{n} \log\left\{ \frac{f(x_i; \theta_0)}{f(x_i; \theta_0 - \varepsilon)} \right\} \xrightarrow{P} \mathsf{E} \log\left\{ \frac{f(X; \theta_0)}{f(X; \theta_0 - \varepsilon)} \right\},$$

wobei $X \sim f(x; \theta_0)$. Die Informationsungleichung (vgl. Anhang A.1.3) stellt wegen (3.17) sicher, dass

$$\mathsf{E} \log\left\{ \frac{f(X; \theta_0)}{f(X; \theta_0 - \varepsilon)} \right\} > 0$$

ist. Gleichung (3.19) lässt sich analog zeigen. $\qquad\square$

Nur die *lokale* Maximierung der Likelihood definierte im obigen Beweis einen Maximum-Likelihood-Schätzer. Folglich ist die Eindeutigkeit des Maximum-Likelihood-Schätzers nicht durch den Satz gesichert. Will man den Maximum-Likelihood-Schätzer als *globales* Maximum definieren, wird der Beweis schwieriger und die Voraussetzungen umfangreicher.

3.4.3 Die Verteilung des Maximum-Likelihood-Schätzers

Die vielleicht wichtigste Aussage der Likelihood-Theorie betrifft die asymptotische Verteilung des ML-Schätzers. Diese wollen wir nun herleiten.

Satz 3.10
Sei $X_1, \ldots, X_n \sim f(x; \theta_0)$ eine Zufallsstichprobe und $\hat{\theta}_{ML}$ konsistent für θ_0. Dann gilt (unter Regularitätsvoraussetzungen):

$$\sqrt{n}(\hat{\theta}_{ML} - \theta_0) \xrightarrow{D} \mathrm{N}\big(0, [J_1(\theta_0)]^{-1}\big),$$

wobei $J_1(\theta)$ die erwartete Fisher-Information einer Beobachtung $X_i \sim f(x; \theta_0)$ ist. Die erwartete Fisher-Information der gesamten Zufallsstichprobe ist somit $n \cdot J_1(\theta_0) = J(\theta_0)$. Somit gilt:

$$\hat{\theta}_{ML} \overset{a}{\sim} N\big(\theta_0, [J(\theta_0)]^{-1}\big), \tag{3.20}$$

Der Satz trifft neben der asymptotischen Verteilung des ML-Schätzers zwei fundamentale Aussagen zur Güte des ML-Ansatzes:

Eigenschaften des Maximum-Likelihood-Schätzers

1. Der Maximum-Likelihood-Schätzer ist asymptotisch erwartungstreu.
2. Der Maximum-Likelihood-Schätzer nimmt für $n \to \infty$ die Cramér-Rao-Schranke an und ist somit effizient.

Beweis: Eine Taylor-Entwicklung 1. Ordnung der Score-Funktion um θ_0 ergibt

$$S(\theta) \approx S(\theta_0) - I(\theta_0)(\theta - \theta_0).$$

Für $\theta = \hat{\theta}_{ML}$ folgt mit $S(\hat{\theta}_{ML}) = 0$:

$$S(\theta_0) \approx I(\theta_0)(\hat{\theta}_{ML} - \theta_0) \quad \text{bzw.}$$

$$\sqrt{n}(\hat{\theta}_{ML} - \theta_0) \approx \sqrt{n} \cdot \frac{S(\theta_0)}{I(\theta_0)} = \left[\frac{I(\theta_0)}{n}\right]^{-1} \cdot \frac{S(\theta_0)}{\sqrt{n}}.$$

Nun gilt für den zweiten Term mit Satz 3.6

$$\frac{S(\theta_0)}{\sqrt{n}} \overset{D}{\longrightarrow} N\big(0, J_1(\theta_0)\big),$$

andererseits liefert der Beweis zu Satz 3.7 die Aussage

$$\frac{I(\theta_0)}{n} \overset{P}{\longrightarrow} J_1(\theta_0),$$

die mit dem Stetigkeitssatz (vgl. Anhang A.2.1) zu einer Konvergenzaussage für den ersten Term

$$\left[\frac{I(\theta_0)}{n}\right]^{-1} \overset{P}{\longrightarrow} [J_1(\theta_0)]^{-1}$$

umgeformt werden kann. Anwendung von Slutsky's Theorem (vgl. Anhang A.2.2) liefert schließlich:

$$\sqrt{n}(\hat{\theta}_{ML} - \theta_0) \overset{D}{\longrightarrow} [J_1(\theta_0)]^{-1} \cdot N\big(0, J_1(\theta_0)\big) = N\big(0, [J_1(\theta_0)]^{-1}\big).$$

$\square$

Wie bei der Score-Statistik kann man in (3.20) die erwartete Fisher-Information $J(\theta_0)$ durch die Fisher-Information $I(\theta_0)$ ersetzen. Weiterhin kann man wegen der Konsistenz des ML-Schätzers $\hat{\theta}_{ML}$ sowohl die beobachtete als auch die erwartete Fisher-Information nicht am wahren Wert θ_0, sondern am ML-Schätzer $\hat{\theta}_{ML}$ auswerten. Somit sind die folgenden drei Varianten von Satz 3.10 auch gültig:

$$\hat{\theta}_{ML} \overset{a}{\sim} N\big(\theta_0, [J(\hat{\theta}_{ML})]^{-1}\big),$$
$$\hat{\theta}_{ML} \overset{a}{\sim} N\big(\theta_0, [I(\theta_0)]^{-1}\big),$$
$$\hat{\theta}_{ML} \overset{a}{\sim} N\big(\theta_0, [I(\hat{\theta}_{ML})]^{-1}\big).$$

Damit folgt aber auch, dass sowohl $1/\sqrt{I(\hat{\theta}_{ML})}$ als auch $1/\sqrt{J(\hat{\theta}_{ML})}$ als Standardfehler für den ML-Schätzer $\hat{\theta}_{ML}$ verwendet werden können. Diese Resultate sind für die Praxis von nicht zu überschätzendem Wert. Verwendet man beispielsweise numerische Verfahren zur Bestimmung des ML-Schätzers, so genügt es, sich die negative Krümmung $I(\hat{\theta}_{ML})$ der Log-Likelihood am ML-Schätzer mit ausgeben zu lassen, ein Standardfehler von $\hat{\theta}_{ML}$ lässt sich dann leicht berechnen.

Standardfehler des Maximum-Likelihood-Schätzers

Die Wurzel aus der inversen beobachteten Fisher-Information ist ein Standardfehler von $\hat{\theta}_{ML}$:

$$se(\hat{\theta}_{ML}) = 1/\sqrt{I(\hat{\theta}_{ML})}.$$

3.4.4 Die Wald-Statistik

Zum Testen der Nullhypothese $H_0 : \theta = \theta_0$ liegt es nun nahe, eine der zwei Teststatistiken

$$T_3 = \sqrt{I(\hat{\theta}_{ML})}(\hat{\theta}_{ML} - \theta_0)$$
$$\text{und} \quad T_4 = \sqrt{J(\hat{\theta}_{ML})}(\hat{\theta}_{ML} - \theta_0)$$

zu verwenden, die beide unter H_0 asymptotisch standardnormalverteilt sind. Man nennt diese zwei Statistiken die *Wald-Statistiken*, die offensichtlich approximative Pivots für θ sind. Der damit verbundene statistische Test heißt *Wald-Test* und wurde von ABRAHAM WALD (1902–1950) im Jahr 1939 an der Columbia University entwickelt.

Beispiel 3.21 (Fortsetzung der Beispiele 3.17 und 3.18)

Seien $x_1, \ldots, x_n$ unabhängige Realisationen aus einer Poisson-Verteilung $\text{Po}(e_i\lambda)$ mit bekannten Zahlen $e_i > 0$ und unbekanntem Parameter λ. Wir wollen die Hypothese $H_0 : \lambda = \lambda_0$ testen. Aus Beispiel 3.17 wissen wir, dass

$$I(\lambda) = \frac{n \cdot \bar{x}}{\lambda^2}, \quad \hat{\lambda}_{ML} = \bar{x}/\bar{e} \quad \text{und} \quad J(\lambda) = \frac{n\bar{e}}{\lambda}$$

gilt. Es folgt, dass

$$J(\hat{\lambda}_{ML}) = I(\hat{\lambda}_{ML}) = \frac{n\bar{e}^2}{\bar{x}}$$

ist. Die Teststatistik des Wald-Tests lautet also

$$T_3 = \sqrt{I(\hat{\lambda}_{ML})}(\hat{\lambda}_{ML} - \lambda_0) = \sqrt{\frac{n\bar{e}^2}{\bar{x}}}(\hat{\lambda}_{ML} - \lambda_0) = \sqrt{n} \cdot \frac{\bar{x} - \bar{e}\lambda_0}{\sqrt{\bar{x}}}.$$

Die zweite Umformung zeigt, dass die Wald-Teststatistik hier gleich der Score-Teststatistik unter Verwendung der beobachteten Fisher-Information ist. ∎

Wald-Konfidenzintervalle können nun durch Invertierung der Wald-Statistik T_3 bzw. T_4 berechnet werden. Aus der Forderung

$$\left\{ \theta : \sqrt{I(\hat{\theta}_{ML})}|\theta - \hat{\theta}_{ML}| \leq z_{1-\frac{\alpha}{2}} \right\}$$

ergeben sich die Grenzen

$$\left[\hat{\theta}_{ML} \pm z_{1-\frac{\alpha}{2}} / \sqrt{I(\hat{\theta}_{ML})} \right].$$

Da üblicherweise der Term $1/\sqrt{I(\hat{\theta}_{ML})}$ als Standardfehler des ML-Schätzers verwendet und bezeichnet wird, ergibt sich die Formel für das Konfidenzintervall zu

$$\left[\hat{\theta}_{ML} \pm z_{1-\frac{\alpha}{2}} \, \text{se}(\hat{\theta}_{ML}) \right],$$

die in allgemeiner Form schon in (3.5) eingeführt wurde.

Beispiel 3.22 (Fortsetzung von Beispiel 2.6)

Die Likelihoodfunktion von q hatte die Form einer binomialen Log-Likelihoodfunktion mit $2x_1 + x_2$ Erfolgen und $x_2 + 2x_3$ Misserfolgen bei Erfolgswahrscheinlichkeit q und $2n$ Versuchen (n war der Stichprobenumfang). Als Maximum-Likelihood-Schätzer von q ergab sich somit sofort

$$\hat{q}_{ML} = \frac{2x_1 + x_2}{2x_1 + 2x_2 + 2x_3} = \frac{2x_1 + x_2}{2n} = \frac{x_1 + \frac{1}{2}x_2}{n}.$$

Analog sieht man, dass

$$\text{se}(\hat{q}_{ML}) = \sqrt{\hat{q}_{ML}(1 - \hat{q}_{ML})/(2n)}$$

der zugehörige Standardfehler ist. Im Datenbeispiel aus Beispiel 2.6 ergibt sich mit $\hat{q}_{ML} = 0.570$ und $n = 747$

$$\text{se}(\hat{q}_{ML}) \approx 0.013\,,$$

aus dem sich das 95%-Wald-Konfidenzintervall $[0.545, 0.595]$ leicht berechnen lässt. ∎

Wald-Konfidenzintervalle sind nicht invariant bezüglich eineindeutigen Transformationen der Parameter. Vielmehr gilt wegen der Delta-Regel, siehe Abschnitt 3.2.4, dass

$$\text{se}\big(g(\hat{\theta}_{ML})\big) = \text{se}(\hat{\theta}_{ML}) \cdot |g'(\hat{\theta}_{ML})|.$$

Ein Wald-Konfidenzintervall für $g(\theta)$ hat somit die Form

$$\left[g(\hat{\theta}_{ML}) \pm z_{1-\frac{\alpha}{2}} \ \text{se}\big(g(\hat{\theta}_{ML})\big) \right].$$

Das mit g^{-1} rücktransformierte Intervall ist somit bei nichtlinearen Transformationen im Allgemeinen nicht identisch gleich dem Wald-Konfidenzintervall mit den Grenzen $\hat{\theta}_{ML} \pm z_{1-\frac{\alpha}{2}} \, \text{se}(\hat{\theta}_{ML})$.

3.5 Varianzstabilisierende Transformationen

Ein anderer Ansatz zur Konstruktion von Wald-Konfidenzintervallen ist es, zunächst eine Transformation $\varphi = h(\theta)$ des Parameters θ so zu wählen, dass die erwartete Fisher-Information $\tilde{J}(\varphi)$ nicht von θ abhängt. Mit Satz 3.10 ist dann die Varianz des ML-Schätzers $\hat{\varphi}_{ML}$ von φ asymptotisch eine Konstante, also unabhängig von φ.

Eine solche Transformation erübrigt sich, wenn bereits die erwartete Fisher-Information $J(\theta)$ nicht von θ abhängt. Dies ist beispielsweise immer bei Lageparametern der Fall, siehe Satz 3.5. Hängt die Fisher-Information aber von θ ab, muss man zunächst eine Transformation $h(\theta)$ von θ suchen, sodass $\tilde{J}(\varphi)$ nicht von φ abhängt. Eine solche Transformation nennt man *varianzstabilisierend*, da mit (3.20) folgt, dass die Varianz von $\hat{\varphi}_{ML}$ asymptotisch nicht von φ abhängt. Der folgende Satz kann zur Konstruktion von varianzstabilisierenden Transformationen verwendet werden.

Satz 3.11
Sei $X_1, \ldots, X_n$ eine Zufallsstichprobe aus einer Verteilung mit Wahrscheinlichkeits- bzw. Dichtefunktion $f(x; \theta)$ und zugehöriger erwarteter Fisher-Information $J(\theta)$. Dann ist

$$\varphi = h(\theta) \propto \int^{\theta} J(u)^{\frac{1}{2}} \, du \tag{3.21}$$

eine varianzstabilisierende Transformation *von θ, da* $\tilde{J}(\varphi)$ *nicht von* φ *abhängt. Das Zeichen* $\propto$ *steht für „proportional zu" in dem Sinne, dass es eine Konstante* $C > 0$ *gibt, die nicht von θ abhängt, sodass* $h(\theta)$ *für alle θ gleich der rechten Seite mal C ist. Weiterhin bezeichnet* $\int^{\theta} f(u)\, du$ *den Wert der Stammfunktion von f an der Stelle θ.*

Beweis: Zunächst gilt offensichtlich

$$\frac{d\,h(\theta)}{d\,\theta} \propto J(\theta)^{\frac{1}{2}},$$

mit Satz 3.4 folgt sofort

$$\tilde{J}(\varphi) \propto J(\theta) \left| \frac{d\,h(\theta)}{d\,\theta} \right|^{-2} = J(\theta)J(\theta)^{-1} = 1.$$

□

Beispiel 3.23 (Fortsetzung von Beispiel 3.18)

Sei $X_1, \ldots, X_n$ eine Zufallsstichprobe aus einer Poisson-Verteilung $\text{Po}(e_i\lambda)$. Die erwartete Fisher-Information lautet $J(\lambda) = (n\bar{e})/\lambda \propto \lambda^{-1}$, vgl. Beispiel 3.17. Somit ist

$$\int^{\lambda} J(u)^{1/2}\, du \propto \int^{\lambda} u^{-1/2}\, du = 2\sqrt{\lambda}.$$

Der Faktor 2 kann ignoriert werden, somit ergibt sich die Wurzelfunktion $\varphi = h(\lambda) = \sqrt{\lambda}$ als varianzstabilisierende Transformation bei Poisson-verteilten Beobachtungen. Der ML-Schätzer von λ ist $\hat{\lambda}_{ML} = \bar{x}/\bar{e}$, wegen der Invarianzeigenschaft des ML-Schätzers folgt sogleich $\hat{\varphi}_{ML} = \sqrt{\bar{x}/\bar{e}}$.

Wir wissen, dass die erwartete Fisher-Information $\tilde{J}(\varphi)$ nicht von φ abhängt, aber wie lautet die exakte Form? Diese können wir leicht mit Satz 3.4 ausrechnen:

$$\tilde{J}(\varphi) = J(\lambda) \left| \frac{d\,h(\lambda)}{d\,\lambda} \right|^{-2} = \frac{n\bar{e}}{\lambda} \left| \frac{1}{2}\lambda^{-\frac{1}{2}} \right|^{-2} = 4n\bar{e}.$$

Somit ist die asymptotische Varianz von $\hat{\varphi}_{ML}$ gleich $1/(4n\bar{e})$.

Das hergeleitete Konfidenzintervall basierend auf der varianzstabilisierenden Quadratwurzel-Transformation können wir nun auf die Daten zum Lippenkrebs in Schottland aus Beispiel 1.2.6 anwenden und mit dem Wald-Konfidenzintervall vergleichen. Dazu betrachten wir wieder jede der 56 Regionen einzeln, beispielsweise sind in einer bestimmten Region in Schottland innerhalb von fünf Jahren $x = 11$ Lippenkrebsfälle bei $e = 3.04$ erwarteten Fällen beobachtet, d.h. $\hat{\lambda}_{ML} = x/e = 3.62$ und $\text{se}(\hat{\lambda}_{ML}) = \sqrt{\hat{\lambda}_{ML}/e} = 1.09$. Üblicherweise würden wir ein approximatives 95%-Wald-Konfidenzintervall für λ nach dem Schema

$$[3.62 \pm 1.96 \cdot 1.09] = [1.48, 5.76]$$

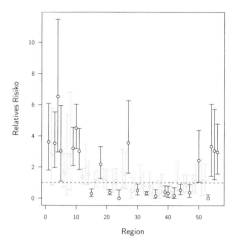

Abb. 3.3: Approximative 95%-Konfidenzintervalle für die 56 Regionen in Schottland, die über die varianzstabilisierende Transformation errechnet wurden. Diejenigen Intervalle, die nicht den Wert 1 beinhalten, sind mit Schwarz, die übrigen mit Grau markiert. Als Punktschätzer ist jeweils der ML-Schätzer x_i/e_i angegeben.

berechnen. Alternativ dazu können wir nun ein approximatives 95%-Konfidenzintervall für $\sqrt{\lambda}$ konstruieren:

$$\left[\sqrt{3.62} \pm 1.96 \cdot \sqrt{1/(4 \cdot 3.04)}\right] = [1.34, 2.46],$$

was durch Rücktransformation mit der Quadratfunktion das 95%-Konfidenzintervall $[1.80, 6.07]$ für λ ergibt. Im Vergleich mit dem ersten Intervall ist es etwas nach rechts verschoben und nicht mehr symmetrisch um $\hat{\lambda}_{ML} = 3.62$.

Für alle 56 Regionen ergeben sich die in Abbildung 3.3 dargestellten approximativen Konfidenzintervalle. Mit 25 Intervallen, die die Eins nicht überdecken, ergibt sich ein signifikantes Ergebnis mehr im Vergleich zu den Score-Konfidenzintervallen aus Beispiel 3.18. Ansonsten ergibt sich ein sehr ähnliches Bild wie in Abbildung 3.2.

∎

Beispiel 3.24 (Anteilsschätzung)

Nun wollen wir die varianzstabilisierende Funktion bei der Anteilsschätzung herleiten. Zunächst ist $\hat{\pi}_{ML} = \bar{X} = X/n$ der ML-Schätzer von π mit erwarteter Fisher-Information

$$J(\pi) = \frac{n}{\pi(1-\pi)} \propto [\pi(1-\pi)]^{-1},$$

somit müssen wir $\int^{\pi}(u(1-u))^{-\frac{1}{2}}\, du$ berechnen. Mit der Substitution

$$u = \sin^2(p) \iff p = \arcsin(\sqrt{u})$$

folgt $1 - u = \cos^2(p)$ und $du = 2\sin(p)\cos(p)dp$ und somit

$$\int^{\pi} [u(1-u)]^{-\frac{1}{2}} \, du = \int\limits_{\arcsin(\sqrt{\pi})}^{\arcsin(\sqrt{\pi})} \frac{2\sin(p)\cos(p)}{|\sin(p)\cos(p)|} \, dp$$

$$\propto \int 2 \, dp$$

$$= 2\arcsin(\sqrt{\pi}).$$

Daher ist $h(\pi) = \arcsin(\sqrt{\pi})$ eine varianzstabilisierende Transformation mit approximativer Varianz $1/(4n)$, wie sich leicht ausrechnen lässt. Wie gewünscht ist die approximative Varianz unabhängig von π.

Sei beispielsweise wieder $n = 100$ und $x = 2$, d.h. $\hat{\pi} = 0.02$ und $h(\hat{\pi}) = \arcsin(\sqrt{\hat{\pi}}) = 0.142$. Dann ergibt sich das approximative 95%-Konfidenzintervall für $h(\pi) = \arcsin(\sqrt{\pi})$ zu

$$[0.142 \pm 1.96 \cdot 1/\sqrt{400}] = [0.044, 0.24].$$

Rücktransformation (mit $h^{-1}(\cdot) = \sin(\cdot)^2$) liefert schließlich das approximative 95%-Intervall $[0.0019, 0.0565]$ für π. Es sollte angemerkt werden, dass die Anwendung der Rücktransformation voraussetzt, dass die Grenzen des Konfidenzintervalls für $h(\pi)$ im Intervall $[0, 1.5708]$ liegen. Dies kann in Extremfällen, beispielsweise für $x = 0$, nicht erfüllt sein. ∎

Für einen späteren Abschnitt wollen wir abschließend noch Skalenparameter θ betrachten. Mit Satz 3.5 gilt $J(\theta) \propto \theta^{-2}$, somit ist

$$\int^{\theta} J(u)^{1/2} \, du = \int^{\theta} u^{-1} \, du = \log(\theta).$$

Daher ist die varianzstabilisierende Funktion eines Skalenparameters gleich der Logarithmus-Transformation.

Beispiel 3.25 (Fisher's z-Transformation)
Wir greifen hier etwas vorweg, und betrachten eine Problemstellung mit mehr als einem Parameter. Sei eine Zufallsstichprobe aus einer bivariaten Normalverteilung (zur multivariaten Normalverteilung siehe Tabelle A.3 im Anhang) mit Mittelwert $(\mu_1, \mu_2)^T$ und Kovarianzmatrix

$$\mathbf{\Sigma} = \sigma^2 \begin{pmatrix} \sigma_1^2 & \sigma_1\sigma_2\rho \\ \sigma_1\sigma_2\rho & \sigma_2^2 \end{pmatrix}$$

gegeben. Insgesamt gibt es also fünf unbekannten Parameter: die Mittelwerte μ_1 und μ_2, die Varianzen σ_1^2 und σ_2^2 sowie die *Korrelation* $\rho \in (-1, 1)$. Der *empirische Korrelationskoeffizient*

$$r = \frac{\sum_{i=1}^n (X_i - \bar{X})(Y_i - \bar{Y})}{\sqrt{\sum_{i=1}^n (X_i - \bar{X})^2 \sum_{i=1}^n (Y_i - \bar{Y})^2}},$$

ist der ML-Schätzer der Korrelation ρ. Die varianzstabilisierende Transformation

$$z = \tanh^{-1}(r) = 0.5 \log\left(\frac{1+r}{1-r}\right)$$

wurde von R. A. Fisher entwickelt und ist als *Fisher's z-Transformation* bekannt. Sie transformiert den empirischen Korrelationskoeffizienten in eine approximativ normalverteilte Größe z mit von der wahren Korrelation unabhängigen approximativen Varianz $1/n$ (genauer $1/(n-3)$). Somit lassen sich Konfidenzintervalle für $\tanh^{-1}(\rho)$ konstruieren und unter Verwendung der inversen Fisher-Transformation

$$r = \tanh(z) = \frac{\exp(2z) - 1}{\exp(2z) + 1}$$

zu Konfidenzintervallen für die Korrelation ρ zurückrechnen. Interessanterweise stellt diese Transformation auch sicher, dass die Grenzen des Konfidenzintervalls innerhalb des Intervalls $(-1, 1)$ liegen, das Konfidenzintervall also nur sinnvolle Werte für eine Korrelation beinhaltet. ∎

3.6 Die Likelihood-Quotienten-Statistik

Eine Taylor-Entwicklung 2. Ordnung von $l(\theta)$ an $\hat{\theta}_{ML}$ liefert (vgl. (2.12))

$$l(\theta) \approx l(\hat{\theta}_{ML}) - \frac{1}{2} \cdot I(\hat{\theta}_{ML})(\theta - \hat{\theta}_{ML})^2,$$

woraus

$$2\big(l(\hat{\theta}_{ML}) - l(\theta)\big) = 2\log\frac{L(\hat{\theta}_{ML})}{L(\theta)} \approx I(\hat{\theta}_{ML})(\theta - \hat{\theta}_{ML})^2$$

folgt. Man nennt

$$W = 2\log\frac{L(\hat{\theta}_{ML})}{L(\theta)} = -2\,\tilde{l}(\theta) \tag{3.22}$$

die *Likelihood-Quotienten-Statistik* („likelihood-ratio-statistic"). Wegen

$$\hat{\theta}_{ML} \stackrel{a}{\sim} N\big(\theta, [I(\hat{\theta}_{ML})]^{-1}\big)$$

gilt offensichtlich

$$I(\hat{\theta}_{ML})(\theta - \hat{\theta}_{ML})^2 \stackrel{a}{\sim} \chi^2(1),$$

und somit

$$W \stackrel{a}{\sim} \chi^2(1).$$

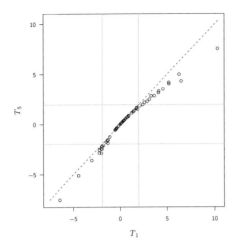

Abb. 3.4: Scatterplot der Score-Teststatistik T_1 gegen die mit Vorzeichen versehene Likelihood-Quotienten-Teststatistik T_5 für die 56 Regionen aus Schottland

Der *Likelihood-Quotienten-Test* zum Testen der Hypothese $H_0 : \theta = \theta_0$ verwendet die Likelihood-Quotienten-Statistik (3.22), wobei θ durch θ_0 ersetzt wird. Alternativ (und äquivalent) dazu kann auch die „mit Vorzeichen versehene" Likelihood-Quotienten-Statistik („signed likelihood-ratio-statistic")

$$T_5 = \text{sign}(\hat{\theta}_{ML} - \theta_0) \cdot \sqrt{2 \log \frac{L(\hat{\theta}_{ML})}{L(\theta_0)}}$$

mit Ablehnungsbereich $|T_5| > z_{1-\frac{\alpha}{2}}$ verwendet werden. Man beachte hierbei, dass

$$\left(z_{1-\frac{\alpha}{2}}\right)^2 = \chi^2_{1-\alpha}(1)$$

ist, da sich die $\chi^2_{1-\alpha}(1)$-Verteilung ja als quadrierte Standardnormalverteilung ergibt.

Beispiel 3.26 (Fortsetzung der Beispiele 3.17 und 3.18)

Schließlich wollen wir auch die Likelihood-Quotienten-Teststatistik für die Daten zum Lippenkrebs in Schottland berechnen. Mit der Log-Likelihood

$$l(\lambda) = n(\bar{x} \log \lambda - \bar{e}\lambda)$$

ergibt sich

$$W = \begin{cases} 2n \left\{ \bar{x}\left(\log(\bar{x}) - \log(\bar{e}\lambda_0) - 1\right) + \bar{e}\lambda_0 \right\} & \text{für } \bar{x} > 0 \\ 2n\bar{e}\lambda_0 & \text{für } \bar{x} = 0, \end{cases}$$

woraus sich durch einfache Umformung die mit Vorzeichen versehene Likelihood-Quotienten-Teststatistik ergibt, vgl. Abbildung 3.4. Die mit Vorzeichen versehene Likelihood-Quotienten-Teststatistik T_5 ist bei positiven Werten anscheinend konservativer als der Score-Test. Bei negativen Werten scheint sie eher weniger konservativ zu sein, da $T_5 \leq T_1$ gilt. Insgesamt sind von den 1 Regionen sogar 25 der absoluten Werte

Tab. 3.1: Kalibrierung der (Log-)Likelihood. Beispielsweise entspricht der Schwellenwert d = 0.147 für die relative Likelihood eines skalaren Parameters einem approximativen Konfidenzniveau von 95%.

α	c	d
10%	-1.35	0.259
5%	-1.92	0.147
1%	-3.32	0.036
0.1%	-5.41	0.004

größer als der kritische Wert 1.96, im Vergleich zu 24 Werten bei der Verwendung von T_1. Somit sind auch unter Verwendung der Likelihood-Quotienten-Statistik bedeutend mehr Tests signifikant als die 5%, die unter der Annahme, dass in allen Regionen $\lambda = 1$ gilt, zu erwarten sind. ∎

Likelihood-Konfidenzintervalle erhält man durch Invertierung der Likelihood-Quotienten-Statistik, d.h. bei beobachteten ML-Schätzer $\hat{\theta}_{ML}$ wählt man all die Parameterwerte θ aus, für die $W = 2\log(L(\hat{\theta}_{ML})/L(\theta)) \leq \chi^2_{1-\alpha}(1)$ gilt. Nur Ausnahmefällen (z.B. bei multimodalen Likelihoodfunktionen) wird diese Menge kein Intervall sein.

Likelihood-Konfidenzintervalle

Die Menge
$$\left\{\theta : \tilde{l}(\theta) \geq -\tfrac{1}{2}\chi^2_{1-\alpha}(1) =: c\right\} \tag{3.23}$$

bzw.

$$\left\{\theta : \tilde{L}(\theta) \geq \exp\left(-\tfrac{1}{2}\chi^2_{1-\alpha}(1)\right) =: d\right\} \tag{3.24}$$

bildet ein approximatives $(1-\alpha)$-Konfidenzintervall für θ.

Man beachte, dass die zentrale Größe hier die relative Log-Likelihood $\tilde{l}(\theta)$ bzw. relative Likelihood $\tilde{L}(\theta)$ ist, vgl. auch Definition 2.4. Wir sind nun mit Hilfe der Quantile der $\chi^2(1)$-Verteilung in der Lage, die Skala der relativen (Log-)Likelihood für skalares θ zu kalibrieren, siehe Tabelle 3.1. Als Faustregel kann man sich merken, dass alle Parameterwerte θ mit einer relativen Likelihood von 0.15 (genauer 0.147) oder größer innerhalb des 95%-Likelihood-Konfidenzintervalls liegen.

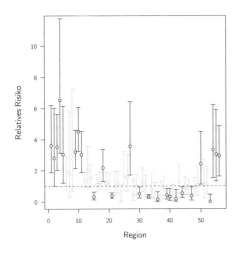

Abb. 3.5: 95%-Likelihood-Konfidenzintervalle für die 56 Regionen in Schottland. Diejenigen Intervalle, die nicht den Wert 1 beinhalten, sind mit Schwarz, die übrigen mit Grau markiert. Als Punktschätzer ist der ML-Schätzer $\hat{\lambda}_{ML}$ mit einem Kreis markiert.

Die Berechnung der Grenzen eines Likelihood-Konfidenzintervalls benötigt in den meisten Fällen numerische Methoden wie das Bisektionsverfahren (siehe Anhang C.1.1) zur Bestimmung der zwei Nullstellen der Gleichung

$$\tilde{l}(\theta) - c = 0.$$

mit $c = -\chi^2_{1-\alpha}(1)/2$. Wir illustrieren dies nun wieder am Beispiel der Poisson-Verteilung.

Beispiel 3.27 (Poisson-Verteilung)
Wir wollen nun zum Vergleich mit den Beispielen 3.18 und 3.23 95%-Likelihood-Konfidenzintervalle für λ basierend auf der Likelihood-Quotienten-Statistik berechnen. Für den Datensatz aus Schottland ergeben sich die in Abbildung 3.5 dargestellten Intervalle. Die Intervallgrenzen wurden dabei numerisch mit der Funktion `uniroot()` berechnet.

Im Vergleich mit Abbildung 3.2 der entsprechenden Score-Konfidenzintervalle und Abbildung 3.3 der varianzstabilisierten Wald-Konfidenzintervalle fällt auf, dass wiederum 25 Konfidenzintervalle den Referenzwert $\lambda_0 = 1$ nicht beinhalten, das relative Risiko in diesen Regionen somit signifikant unterschiedlich vom Referenzwert ist. Dies entspricht dem Ergebnis aus Beispiel 3.23 und ist eine Region mehr als in Beispiel 3.18. Wegen der Dualität von Tests und Konfidenzintervallen deckt sich dies natürlich auch mit der Likelihood-Quotienten-Teststatistik aus Beispiel 3.26. Ansonsten sind die Konfidenzintervalle in den drei Abbildungen sehr ähnlich. ∎

Interessant ist, dass Wald-Konfidenzintervalle als approximative Likelihood-Intervalle interpretiert werden können. In der Tat, ersetzt man in (3.23) die relative Log-Likelihoodfunktion $\tilde{l}(\theta)$ durch ihre quadratische Approximation (2.12),

$$\tilde{l}(\theta) \approx -\frac{1}{2} I(\hat{\theta}_{ML})(\theta - \hat{\theta}_{ML})^2,$$

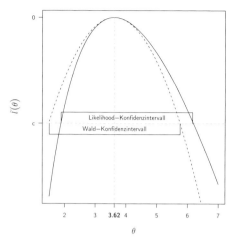

Abb. 3.6: Vergleich des Likelihood-Konfidenzintervalls für λ mit dem entsprechenden Wald-Konfidenzintervall für $X \sim \mathrm{Po}(e\lambda)$ mit bekanntem $e = 3.04$ und Beobachtung $x = 11$

so erhält man

$$\left\{ \theta : I(\hat{\theta}_{ML})(\theta - \hat{\theta}_{ML})^2 \leq \chi^2_{1-\alpha}(1) \right\},$$

was wiederum dem Wald-Konfidenzintervall

$$\left\{ \theta : \sqrt{I(\hat{\theta}_{ML})}|\theta - \hat{\theta}_{ML}| \leq z_{1-\frac{\alpha}{2}} \right\}$$

entspricht. Abbildung 3.6 verdeutlicht dies exemplarisch für $X \sim \mathrm{Po}(e\lambda)$ mit bekanntem $e = 3.04$ und Beobachtung $x = 11$. Da bei Likelihood-Konfidenzintervallen diese zusätzliche Approximation vermieden wird, ist intuitiv einleuchtend, dass das Likelihood-Konfidenzintervall bessere Eigenschaften haben muss. In der Tat kann dies auch theoretisch untermauert werden. Insbesondere haben Likelihood-Intervalle, in Analogie zum Maximum-Likelihood-Schätzer, die wichtige Invarianzeigenschaft bezüglich eineindeutigen Transformationen.

Satz 3.12
Likelihood-Konfidenzintervalle sind invariant bezüglich eineindeutigen Transformationen des betrachteten Parameters.

Diese Aussage wurde schon in Abschnitt 2.1.3 gezeigt.

3.7 Konstruktion von Konfidenzintervallen

Wir haben nun drei approximative Pivots kennengelernt, um Konfidenzintervalle bzw. die zugehörigen Signifikanztests zu konstruieren. Diese beruhen auf folgenden asymptotischen Verteilungen:

Wichtige approximative Pivots der Likelihood-Inferenz

$$S(\theta) \overset{a}{\sim} \mathrm{N}(0, J(\theta)) \qquad (3.25)$$

$$\hat{\theta}_{ML} \overset{a}{\sim} \mathrm{N}\left(\theta, [J(\theta)]^{-1}\right) \qquad (3.26)$$

$$2 \log \frac{L(\hat{\theta}_{ML})}{L(\theta)} \overset{a}{\sim} \chi^2(1) \qquad (3.27)$$

Die Verteilungsaussagen (3.25) und (3.26) gelten weiterhin auch dann, wenn wir $J(\theta)$ durch $J(\hat{\theta}_{ML})$, $I(\theta)$ oder $I(\hat{\theta}_{ML})$ ersetzen. Die Vielzahl von möglichen Statistiken, die alle asymptotisch äquivalent sind, sich im Endlichen aber durchaus unterscheiden können, ist verwirrend. Folgende Eigenschaften sollten daher zusätzlich erwähnt werden:

1. Der Score-Test hat gewisse Optimalitätseigenschaften („locally most powerful") und benötigt weder die Berechnung des Maximum-Likelihood-Schätzers noch der beobachteten Fisher-Information.

2. Bezüglich der verschiedenen Formen der Fisher-Information ist im Allgemeinen $I(\hat{\theta}_{ML})$ den anderen Varianten vorzuziehen. Man beachte jedoch, dass in einfachen Modellen aus der sogenannten Exponentialfamilie $I(\hat{\theta}_{ML}) = J(\hat{\theta}_{ML})$ gilt, vgl. Aufgabe 12.

Die Score-Statistik findet nur in Spezialfällen wie bei den Wilson-Konfidenzintervallen (vgl. Beispiel 3.19) Verwendung, deutlich beliebter sind *Wald-Konfidenzintervalle* der Form

$$\left[\hat{\theta}_{ML} \pm z_{1-\frac{\alpha}{2}} \, \mathrm{se}(\hat{\theta}_{ML})\right],$$

wobei $\mathrm{se}(\hat{\theta}_{ML}) = [I(\hat{\theta}_{ML})]^{-\frac{1}{2}}$ bzw. $[J(\hat{\theta}_{ML})]^{-\frac{1}{2}}$ ist. Wald-Intervalle enthalten aber möglicherweise sinnlose Parameterwerte, Likelihood-Intervalle jedoch nicht. Ebenso können Score-Intervalle unter Verwendung der erwarteten Fisher-Information keine sinnlosen Werte enthalten. Erstaunlicherweise sind in der Praxis trotzdem meist Wald-Konfidenzintervalle zu finden. Als Gründe hierfür sind zu nennen, dass

1. für große Stichprobenumfänge die verschiedenen Konfidenzintervalle sehr ähnlich werden und

2. die numerische Bestimmung von Likelihood-Intervallen deutlich aufwändiger ist als die von Wald-Intervallen. Gleiches gilt im Allgemeinen auch für Score-Intervalle. Für Wald-Intervalle sind hingegen mit der Berechnung des Maximum-Likelihood-Schätzers und der Krümmung an selbigem bereits alle nötigen Größen bekannt.

Im nun folgenden Abschnitt werden wir Eigenschaften von verschiedenen Konfidenzintervallen am Beispiel der Anteilsschätzung empirisch studieren.

3.7.1 Fallstudie: Konfidenzintervalle für Anteile

Wir betrachten das Binomialexperiment $X \sim \text{Bin}(n, \pi)$ und wollen Konfidenzintervalle für π (bei bekanntem n) berechnen.

1. Da $\hat{\pi}_{ML} = x/n$ und

$$\text{se}(\hat{\pi}_{ML}) = [I(\hat{\pi}_{ML})]^{-\frac{1}{2}} = \left[\frac{n}{\hat{\pi}_{ML}(1 - \hat{\pi}_{ML})} \right]^{-\frac{1}{2}} = \sqrt{\frac{\hat{\pi}_{ML}(1 - \hat{\pi}_{ML})}{n}},$$

lässt sich das Wald-Konfidenzintervall zum Niveau $1 - \alpha$ einfach berechnen:

$$[\hat{\pi}_{ML} \pm q \cdot \text{se}(\hat{\pi}_{ML})],$$

wobei $q = z_{1 - \frac{\alpha}{2}}$ das $(1 - \alpha/2)$-Quantil der Standardnormalverteilung bezeichnet. In Extremfällen können die Grenzen dieses Intervalls außerhalb des Parameterbereiches $[0, 1]$ liegen.

2. Beim Wald-Konfidenzintervall für $\varphi = \text{logit}(\pi)$ tritt dieses Problem nicht auf. Zunächst gilt wegen der Invarianz des Maximum-Likelihood-Schätzers

$$\hat{\varphi}_{ML} = \text{logit}(\hat{\pi}_{ML}) = \log \left(\frac{\hat{\pi}_{ML}}{1 - \hat{\pi}_{ML}} \right) = \log \left(\frac{x}{n - x} \right).$$

Der Standardfehler von $\hat{\varphi}_{ML}$ ergibt sich (vgl. Beispiel 3.10) mit der Delta-Regel zu

$$\text{se}(\hat{\varphi}_{ML}) = \sqrt{\frac{1}{x} + \frac{1}{n - x}}.$$

Die Grenzen des Wald-Konfidenzintervalls für $\varphi = \text{logit}(\pi)$,

$$\hat{\varphi}_{ML} \pm q \cdot \text{se}(\hat{\varphi}_{ML}),$$

lassen sich mit der inversen Logitfunktion

$$\pi = g^{-1}(\varphi) = \frac{\exp(\varphi)}{1 + \exp(\varphi)} = \frac{1}{1 + \exp(-\varphi)}$$

zurücktransformieren. Probleme bereiten hier die Grenzfälle $x = 0$ und $x = n$, da dann weder $\hat{\varphi}_{ML}$ noch $\text{se}(\hat{\varphi}_{ML})$ endlich sind. In diesen Fällen ist es naheliegend, das Konfidenzintervall für π gleich $[0, 1]$ zu setzen.

3. Schließlich kann man ein Wald-Konfidenzintervall für die (in Beispiel 3.24 hergeleitete) varianzstabilisierte Parametertransformation $\arcsin(\sqrt{\pi})$ berechnen. Die approximative Varianz ergibt sich zu $1/(4n)$, sodass das Konfidenzintervall zum Niveau $1 - \alpha$

$$\left[\arcsin(\sqrt{\hat{\pi}_{ML}}) \pm q \cdot (4n)^{-\frac{1}{2}} \right]$$

lautet. Das Intervall kann mit der Umkehrfunktion $\sin^2(\cdot)$ zurücktransformiert werden, jedoch nur für Argumente, für die die Sinusfunktion eineindeutig ist. Zumindest in den Extremfällen $x \in \{0, n\}$ sind deswegen Konventionen nötig, beispielsweise legt man die untere Grenze auf 0 bzw. die obere Grenze auf 1 fest.

4. In Beispiel 3.19 wurde das Wilson-Konfidenzintervall für π hergeleitet:

$$\left[\frac{x + q^2/2}{n + q^2} \pm \frac{q\sqrt{n}}{n + q^2} \sqrt{\hat{\pi}_{ML}(1 - \hat{\pi}_{ML}) + \frac{q^2}{4n}} \, \right]$$

Es ist ebenfalls nicht um $\hat{\pi}_{ML}$ zentriert, sondern um den Wert

$$\tilde{\pi} = \frac{x + q^2/2}{n + q^2},$$

der als Anteil in der Stichprobe nach Addition von jeweils $q^2/2$ Erfolgen und Misserfolgen (bei $\alpha = 0.05$ also von ungefähr zwei Erfolgen und Misserfolgen) interpretiert werden kann.

5. Mit numerischen Methoden (vgl. Anhang C) lassen sich die Grenzen des Likelihood-Konfidenzintervalls

$$\left\{ \theta : \tilde{l}(\theta) \geq c \right\}$$

mit $c = -\chi^2_{1-\alpha}(1)/2$ berechnen.

6. Das „exakte" *Clopper-Pearson Konfidenzintervall* (Clopper und Pearson 1934) ist für $x \notin \{0, n\}$ als

$$\left[b_{\alpha/2}(x, n - x + 1), b_{1-\alpha/2}(x + 1, n - x) \right]$$

definiert, wobei $b_q(\alpha, \beta)$ das q-Quantil der Beta-Verteilung mit Parametern α und β bezeichnet. Für $x = 0$ wird die untere Grenze auf 0 und für $x = 1$ die obere Grenze auf 1 gesetzt.

In Tabelle 3.2 sind die verschiedenen 95%-Konfidenzintervalle für ausgewählte Stichprobenumfänge n und Anzahl Erfolge x angegeben. Man erkennt doch recht deutliche Unterschiede zwischen den Grenzen der verschiedenen Intervalle, erst für $n = 100$ und $x = 50$ sind die Ergebnisse recht ähnlich.

Wie lauten nun die tatsächlichen Überdeckungswahrscheinlichkeiten der fünf Intervalltypen? Setzen wir z. B. $n = 50$ fest, so gibt es, in Abhängigkeit von $x \in \mathcal{T} = \{0, 1, \ldots, 50\}$, genau 51 mögliche Konfidenzintervalle $KI_{1-\alpha}(x)$ zum Niveau $1 - \alpha$. In Abhängigkeit von dem wahren π kann man $P(X = x; \pi)$ für alle $x \in \mathcal{T}$ berechnen und jeweils überprüfen, ob π vom resultierenden Konfidenzintervall überdeckt wird. Die Überdeckungswahrscheinlichkeit ist dann

$$P\big(\pi \in KI_{1-\alpha}; n, \pi\big) = \sum_{x \in \mathcal{T}} P(X = x; \pi) I_{\{\pi \in KI_{1-\alpha}(x)\}}.$$

Tab. 3.2: Vergleich der verschiedenen Konfidenzintervalle beim 95%-Niveau für verschiedene Stichprobenumfänge n und Anzahl Erfolge x

n	x	1) Wald für π	2) Wald für $\text{logit}(\pi)$	3) Wald für $\arcsin(\sqrt{\pi})$
10	0	[0.000 , 0.000]	[0.000 , 1.000]	[0.000 , 0.093]
10	1	[-0.086 , 0.286]	[0.014 , 0.467]	[0.000 , 0.349]
10	5	[0.190 , 0.810]	[0.225 , 0.775]	[0.210 , 0.790]
100	0	[0.000 , 0.000]	[0.000 , 1.000]	[0.000 , 0.010]
100	10	[0.041 , 0.159]	[0.055 , 0.176]	[0.049 , 0.166]
100	50	[0.402 , 0.598]	[0.403 , 0.597]	[0.403 , 0.597]

a) verschiedene Wald-Konfidenzintervalle

n	x	4) Wilson	5) Likelihood	6) Clopper-Pearson
10	0	[0.000 , 0.278]	[0.000 , 0.175]	[0.000 , 0.308]
10	1	[0.018 , 0.404]	[0.006 , 0.372]	[0.003 , 0.445]
10	5	[0.237 , 0.763]	[0.218 , 0.782]	[0.187 , 0.813]
100	0	[0.000 , 0.037]	[0.000 , 0.019]	[0.000 , 0.036]
100	10	[0.055 , 0.174]	[0.051 , 0.169]	[0.049 , 0.176]
100	50	[0.404 , 0.596]	[0.403 , 0.597]	[0.398 , 0.602]

b) Score- und Likelihood-Intervalle sowie Clopper-Pearson-Intervall

Idealerweise sollte unabhängig von n und für alle π immer $\mathrm{P}\big(\pi \in KI_{1-\alpha}; n, \pi\big) = 1 - \alpha$ und damit $KI_{1-\alpha}$ ein exaktes Konfidenzintervall sein. Da die Binomialverteilung eine diskrete Verteilung ist, können aber nur approximative Konfidenzintervalle konstruiert werden, deren Überdeckungsverhalten sich jedoch stark von Typ zu Typ unterscheidet. In Abbildung 3.7 wird dies deutlich. Neben den exakten Überdeckungswahrscheinlichkeiten für bestimmte Werte von π sind auch lokal geglättete Überdeckungswahrscheinlichkeiten eingezeichnet, die einen besseren Eindruck von der lokalen Überdeckungswahrscheinlichkeit vermitteln. Diese konnten unter Verwendung einer bestimmten Glättungsfunktion analytisch exakt berechnet werden, vergleiche Bayarri und Berger (2004). An den Rändern des Parameterraums sind jedoch gewisse Konvention nötig, wir fixieren hier die geglättete Überdeckungswahrscheinlichkeit in den Bereichen $[0.0, 0.05]$ und $[0.95, 1.0]$.

Man sieht, dass das Wald-Konfidenzintervall für π am schlechtesten abschneidet: Es besitzt fast immer eine kleinere Überdeckungswahrscheinlichkeit („coverage") als das nominale Konfidenzniveau und unterschreitet dieses in den Randbereichen des Parameterraums deutlich. Das Wald-Konfidenzintervall für $\arcsin(\sqrt{\pi})$ verhält sich nur

a) Wald für π. In den Extremfällen sind die Konfidenzintervalle $\{0\}$ bzw. $\{1\}$.

b) Wald für $\mathrm{logit}(\pi)$. Bei $X = 0$ oder $X = n$ ist das Konfidenzintervall $(0, 1)$.

c) Wald für $\arcsin(\sqrt{\pi})$

d) Wilson

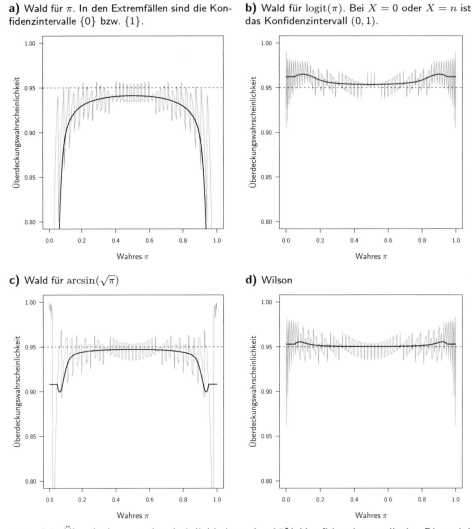

Abb. 3.7: Überdeckungswahrscheinlichkeiten der 95%-Konfidenzintervalle im Binomialexperiment mit $n = 50$. Neben den exakten Werten (grau) für $\pi \in \{0.001, 0.002, \ldots, 0.999\}$ sind auch lokal gemittelte Überdeckungswahrscheinlichkeiten (schwarz) eingezeichnet. Im Fall der Beobachtungen $X = 0$ oder $X = \mathrm{n}$ sind (außer bei Wilson) Konventionen über das Konfidenzintervall nötig.

wenig besser. Ein Grund für das bessere Abschneiden des Wald-Konfidenzintervalls für $\mathrm{logit}(\pi)$ mit Rücktransformation ist, dass $l(\varphi)$ im Allgemeinen besser quadratisch approximiert werden kann als $l(\pi)$, da $\varphi \in \mathbb{R}$, aber $\pi \in (0, 1)$. Noch besser schneidet das Wilson-Konfidenzintervall ab, beim Likelihood-Typ nehmen die Abweichungen vom nominalen Konfidenzniveau $1 - \alpha$ im Randbereich $\pi \in (0, 0.1) \cup (0.9, 0.1)$ dage-

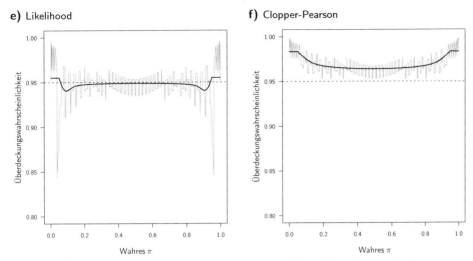

Abb. 3.7: Überdeckungswahrscheinlichkeiten der 95%-Konfidenzintervalle (Fortsetzung)

gen leicht zu. Interessant ist das Verhalten des „exakten" Clopper-Pearson-Intervalls: Es wird deutlich, dass dieses Konfidenzintervall alles andere als „exakt" ist, da die tatsächliche Überdeckungswahrscheinlichkeit immer deutlich größer als das nominale Konfidenzniveau von 95% ist. Möglicherweise existieren Anwendungen, bei denen man ein solches konservatives Konfidenzintervall wünscht; im Normalfall wird man wohl eher ein Verfahren bevorzugen, dass im lokalen Mittel das nominale Niveau einhält. Clopper-Pearson-Intervalle besitzen also keineswegs exakte Überdeckungswahrscheinlichkeiten, obgleich dieser Irrglaube durch die irreführende Terminologie in der Praxis immer noch weit verbreitet zu sein scheint.

In Abbildung 3.8 werden die Breiten der Konfidenzintervalle verglichen, die die Präzision der Intervallschätzung bestimmen. Die Breite eines Konfidenzintervalls kann als weiteres Gütekriterium angesehen werden. In Abbildung 3.8 wird deutlich, dass das konservative Clopper-Pearson-Intervall außer für $x < 4$ die größte Breite hat. Weiterhin können grob zwei Bereiche unterschieden werden. Für $x > 10$ schneidet das Wilson-Intervall am besten ab, das Wald-Intervall dagegen am zweitschlechtesten. Für $x \leq 10$ haben Wald- und Likelihood-Intervalle die kleinste Breite, die zumindest beim Wald-Intervall mit zu niedrigen Überdeckungswahrscheinlichkeiten einhergeht. Am schlechtesten schneidet hier neben dem Clopper-Pearson-Intervall das Wald-Konfidenzintervall für $\text{logit}(\pi)$ ab.

Zusammenfassend identifiziert dieser empirische Vergleich, der übrigens für andere Werte von n qualitativ ähnliche Ergebnisse liefert, das Wilson-Intervall als das beste. Das Likelihood-Intervall ist fast genauso gut, dessen Berechnung ist aber aufwändiger, da iterative Verfahren verwendet werden müssen. Alle Wald-Intervalle schneiden schlechter ab, besonders schlecht das viel propagierte Wald-Intervall für π. Clopper-

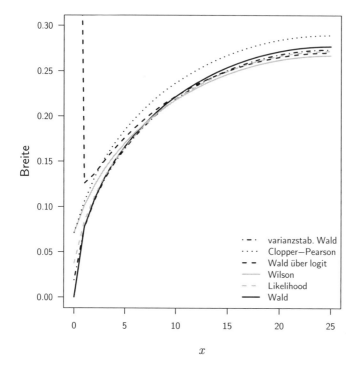

Abb. 3.8: Breiten der 95%-Konfidenzintervalle für π bei $n = 50$ im Binomialexperiment, abhängig von der Beobachtung $X = x$. Die Werte sind symmetrisch um $x = 25.5$. Die Breite des Konfidenzintervalls vom Typ Wald über die Logit-Transformation beträgt 1 bei $x = 0$ und $x = 1$.

Pearson-Intervalle stellen einen Spezialfall dar, da per Konstruktion die empirischen Überdeckungswahrscheinlichkeiten das nominale Niveau niemals unterschreiten. Sie sind daher recht konservativ und für $x \geq 5$ auch die breitesten Intervalle.

Aufgaben

1. Skizzieren Sie, warum der ML-Schätzer

$$\hat{N}_{ML} = \left\lfloor \frac{M \cdot n}{x} \right\rfloor$$

im Rückfangexperiment (vgl. Beispiel 2.2) nicht erwartungstreu sein kann. Zeigen Sie, dass der alternative Schätzer

$$\hat{N} = \frac{(M+1) \cdot (n+1)}{(x+1)} - 1$$

erwartungstreu ist, wenn $N \leq M + n$.

2. Sei $X_1, \dots, X_n$ eine Zufallsstichprobe aus einer Verteilung mit Erwartungswert μ und Varianz $\sigma^2 > 0$. Zeigen Sie, dass dann gilt:

$$\mathsf{E}(\bar{X}) = \mu \quad \text{und} \quad \mathrm{Var}(\bar{X}) = \frac{\sigma^2}{n}.$$

3. Sei $X_1, \ldots, X_n$ eine Zufallsstichprobe aus einer Normalverteilung mit Erwartungswert μ und Varianz $\sigma^2 > 0$. Zeigen Sie, dass der Schätzer

$$\hat\sigma = \sqrt{\frac{n-1}{2}\frac{\Gamma(\frac{n-1}{2})}{\Gamma(\frac{n}{2})}}\,S$$

erwartungstreu für σ ist, wobei S die Wurzel aus der Stichprobenvarianz S^2 in (3.1) ist.

4. Zeigen Sie, dass sich die Stichprobenvarianz S^2 zu

$$S^2 = \frac{1}{2n(n-1)}\sum_{i,j=1}^{n}(X_i - X_j)^2$$

umformen lässt. Verwenden Sie diese Umformung, um

$$\mathrm{Var}(S^2) = \frac{1}{n}\left(\mu_4 - \left(\frac{n-3}{n-1}\right)\sigma^4\right)$$

zu zeigen, wobei $\mu_4 = \mathsf{E}\left\{\left(X - E(X)\right)^4\right\}$ das 4. zentrale Moment von X bezeichnet.

5. Zeigen Sie, dass das in Beispiel 3.5 definierte Konfidenzintervall tatsächlich Überdeckungswahrscheinlichkeit 50% für alle Werte $\theta \in \Theta$ besitzt.

6. Berechnen Sie für $r = 0.7$ und $n = 20$ ein approximatives 95%-Konfidenzintervall für die wahre Korrelation ρ unter Verwendung von Fisher's z-Transformation.

7. Bestimmen Sie allgemeingültige Formeln für die Score-Konfidenzintervalle bei Poisson-Verteilung basierend auf der beobachteten Fisher-Information, vgl. Beispiel 3.18.

8. Eine Grundgesamtheit besitze den Mittelwert μ und die Varianz σ^2. Die Stichprobenvariablen $X_1, \ldots, X_5$ seien unabhängige Ziehungen aus dieser Grundgesamtheit. Folgende Schätzfunktionen für μ werden betrachtet:

$$T_1 = \frac{1}{5}(X_1 + X_2 + X_3 + X_4 + X_5),$$
$$T_2 = \frac{1}{3}(X_1 + X_2 + X_3),$$
$$T_3 = \frac{1}{8}(X_1 + X_2 + X_3 + X_4) + \frac{1}{2}X_5,$$
$$T_4 = X_1 + X_2$$
$$\text{und}\quad T_5 = X_1.$$

a) Welche der Schätzfunktionen sind erwartungstreu für μ?

b) Berechnen Sie den MSE für jede Schätzfunktion.

9. Bei der Abfüllung von Mineralwasser in 1 l-Flaschen soll der Sollwert von 1 l eingehalten werden. Für die verwendete Abfüllanlage gilt nach Herstellerangaben, dass die Abfüllungen normalverteilt sind mit $\mu = 1000$ ml und $\sigma^2 = 100$ ml^2. Zur Überprüfung der Abfüllmenge werden zu bestimmten Zeitpunkten Stichproben vom Umfang $n = 10$ erhoben. Dabei ergab sich beim letzten Zeitpunkt eine durchschnittliche Abfüllmenge von 1020 ml.

   a) Befindet sich der Abfüllprozess nicht mehr unter statistischer Kontrolle ($\alpha = 0.01$)? Wie lässt sich diese Frage als statistisches Testproblem erfassen?

   b) Was sagt der Fehler 1. Art hier aus?

10. Gegeben sei eine Zufallsstichprobe $X_1, \ldots, X_n$ eines Exp(λ)-verteilten Untersuchungsmerkmals ($\lambda > 0$).

   a) Bestimmen Sie die Score-Funktion von λ und lösen Sie die Score-Gleichung.

   b) Bestimmen Sie die beobachtete Fisher-Information, den Standardfehler und ein 95%-Wald-Intervall für $\hat{\lambda}_{ML}$.

   c) Bestimmen Sie die erwartete Fisher-Information $J(\lambda)$.

   d) Bestimmen Sie den ML-Schätzer für $\psi = \log \lambda$ und geben Sie das 95%-Wald-Intervall für $\hat{\psi}_{ML}$ an. Vergleichen Sie die Wald-Intervalle für $\hat{\psi}_{ML}$ und $\hat{\lambda}_{ML}$.

   e) Bestimmen Sie die Cramér-Rao-Schranke für erwartungstreue Schätzer von λ.

   f) Konstruieren Sie einen unverzerrten Schätzer mit minimaler Varianz für λ und berechnen Sie dessen Varianz.

11. Eine andere Parametrisierung der Exponentialverteilung ist

$$f_X(x) = \frac{1}{\theta} \exp\left\{-\frac{x}{\theta}\right\} I_{\{x \geq 0\}}, \quad \theta > 0.$$

Sei $X_1, \ldots, X_n$ eine Zufallsstichprobe mit Parameter θ exponentialverteilter Zufallsvariablen. Die Hypothese $H_0 : \theta = \theta_0$ ist gegen $H_1 : \theta \neq \theta_0$ zu testen.

   a) Bestimmen Sie die Teststatistik für beide Varianten des Score-Tests, d.h. T_1 und T_2.

   b) Eine Stichprobe der Größe $n = 100$ hat $\bar{x} = 0.26142$. Bestimmen Sie für T_1 und T_2, ob $H_0 : \theta_0 = 0.25$ bei einem Test zum Signifikanzniveau 0.05 akzeptiert wird.

12. Ein Zufallsvektor $\boldsymbol{X}$ bzw. seine Verteilung gehört zu einer p-parametrigen *Exponentialfamilie*, wenn die (stetige oder diskrete) logarithmierte Dichte von der Form

$$\log f(\boldsymbol{x} \mid \boldsymbol{\tau}) = \sum_{i=1}^{p} \eta_i(\boldsymbol{\tau}) T_i(\boldsymbol{x}) - A(\boldsymbol{\tau}) + c(\boldsymbol{x}) \tag{3.28}$$

ist. Dabei ist $\boldsymbol{\tau}$ der Parametervektor und T_i, η_i, A und c sind reellwertige Funktionen. Es wird angenommen, dass keine lineare Abhängigkeiten zwischen den η_i's existieren; ebenso für die T_i's. Wir bezeichnen dann $\theta_1 = \eta_1(\tau_1), \ldots, \theta_p = \eta_p(\tau_p)$ als *kanonische Parameter*, sodass mit $\boldsymbol{\theta} = (\theta_1, \ldots, \theta_p)'$ und $\boldsymbol{T}(\boldsymbol{x}) = (T_1(\boldsymbol{x}), \ldots, T_p(\boldsymbol{x}))'$ die Log-Dichte auf sogenannter *kanonischer Form* folgendes Aussehen hat:

$$\log f(\boldsymbol{x} \mid \boldsymbol{\theta}) = \boldsymbol{\theta}' \boldsymbol{T}(\boldsymbol{x}) - A(\boldsymbol{\theta}) + c(\boldsymbol{x}). \qquad (3.29)$$

Interessant an Exponentialfamilien ist, dass viele der bekannten Verteilungen, z. B. Poisson, Geometrisch, Binomial, Normal, Gamma zu den Exponentialfamilien gehören. Daher lohnt es sich, die Theorie generell für Exponentialfamilien zu formulieren, damit viele Verteilungen auf einmal behandelt werden können. Zum Beispiel ist ein nützliches Resultat für die einparametrige Exponentialfamilie in kanonischer Form, dass $E(T(X)) = A'(\theta)$ und $\text{Var}(T(X)) = A''(\theta)$ gilt.

a) Zeigen Sie, dass die Poisson-Verteilung mit Parameter λ auf die Form (3.28) bzw. (3.29) gebracht werden kann. Berechnen Sie den Erwartungswert und die Varianz der Verteilung.

b) Bearbeiten Sie Aufgabe a) für die Exponentialverteilung.

c) Zeigen Sie, dass die Normalverteilung mit Parameter μ und bekanntem $\sigma^2 = \sigma_0^2$ auf die Form (3.28) bzw. (3.29) gebracht werden kann.

d) Zeigen Sie für die einparametrige Exponentialfamilie, dass $T(x)$ suffizient für θ ist.

13. Zeigen Sie, dass für die einparametrige Exponentialfamilie $I(\hat{\tau}_{ML}) = J(\hat{\tau}_{ML})$ gilt. Zeigen Sie auch, dass falls θ ein kanonischer Parameter ist, $I(\theta) = J(\theta)$ gilt.

14. Angenommen $X_1, \ldots, X_n$ ist eine Zufallsstichprobe aus einer einparametrigen Exponentialfamilie mit kanonischem Parameter θ. Bestimmen Sie einen Ausdruck für $l(\theta)$.

15. Alle Taxis in einer Großstadt seien von $1, \ldots, N$ durchnummeriert. Ein Besucher sieht an einem Taxistand n Taxis, die eine zufällige Auswahl aller Taxis darstellen. Deren Nummern seien $X_1, \ldots, X_n$ mit $X_i \in \{1, \ldots, N\}$. Sei weiterhin $Y = \max(X_1, \ldots, X_n)$.

a) Zeigen Sie, dass Y suffizient für N ist und leiten Sie die Likelihoodfunktion $L(N)$ her.

b) Zeigen Sie, dass

$$\hat{N} = \frac{n+1}{n}Y - 1$$

ein erwartungstreuer Schätzer von N ist.

c) Bestimmen Sie auch den ML-Schätzer von N und vergleichen Sie diesen mit dem erwartungstreuen Schätzer.

16. Seien $X_1, \ldots, X_n$ eine Zufallsstichprobe aus einer geometrischen Verteilung mit Träger $\mathcal{T} = \{1, 2, \ldots\}$.

a) Bestimmen Sie die Log-Likelihoodfunktion $l(\pi)$ und den ML-Schätzer $\hat{\pi}_{ML}$.

b) Berechnen Sie ein 95%-Wald-Konfidenzintervall für π bei Daten $x = (4, 20, 10)$.

c) Betrachtet wird der Parameter $\phi = \text{logit}(\pi) = \log(\pi/(1-\pi))$. Berechnen Sie $\hat{\phi}_{ML}$ für die Daten aus 16b) und ein 95%-Wald-Konfidenzintervall für ϕ. Transformieren Sie dieses Intervall auf die π-Skala zurück.

d) Erstellen Sie in R einen Plot der relativen Log-Likelihoodfunktion $\tilde{l}(\pi)$ und deren quadratischer Approximation. Bestimmen Sie numerisch ein 95%-Likelihood-Konfidenzintervall für π. Benutzen Sie hierzu die `uniroot` Funktion.

Literaturhinweise

Die hier diskutierten Methoden finden sich in vielen Büchern zur statistischen Inferenz, beispielsweise in Casella und Berger (2001), Pawitan (2001), Davison (2003), Cox (2005) oder Young und Smith (2005). Die verschieden Methoden zur Berechnung von Konfidenzintervallen für Anteile sind ausführlich in Brown et al. (2001) und Connor und Imrey (2005) diskutiert.

4 Likelihood-Inferenz bei vektoriellem Parameter

In vielen praktischen Problemen sind mehrere Parameter unbekannt. In diesem Abschnitt werden wir die bisher für eindimensionale Likelihoodfunktionen besprochenen Konzepte auf mehrdimensionale Likelihoodfunktionen erweitern. Zur besseren Unterscheidung werden Vektoren und Matrizen fett geschrieben, beispielsweise bezeichnet $\boldsymbol{\theta}$ den unbekannten Parametervektor.

4.1 Score-Vektor und Fisher-Informationsmatrix

Wir starten mit zwei klassischen Beispielen.

Beispiel 4.1 (Normalverteilung)
Das Normalverteilungsmodell hat zwei Parameter, den Erwartungswert μ und die Varianz σ^2, die im Allgemeinem beide unbekannt sind. Sei $X_1, \ldots, X_n$ eine Zufallsstichprobe aus einer $N(\mu, \sigma^2)$-Verteilung und der Parametervektor $\boldsymbol{\theta} = (\mu, \sigma^2)^T$ unbekannt. Die Log-Likelihood

$$l(\boldsymbol{\theta}) = l(\mu, \sigma^2) = -\frac{n}{2}\log(\sigma^2) - \frac{1}{2\sigma^2}\sum_{i=1}^{n}(x_i - \mu)^2$$

$$= -\frac{n}{2}\log(\sigma^2) - \frac{1}{2\sigma^2}\left((n-1)s^2 + n(\bar{x} - \mu)^2\right)$$

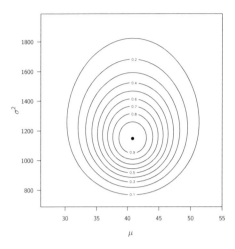

Abb. 4.1: Konturplot der relativen Likelihood-funktion bei Normalverteilung

ist somit eine Funktion von μ und σ^2, wobei in der zweiten Gleichung die Daten $x_1, \ldots, x_n$ in Form der suffizienten Statistiken $\bar{x}$ und s^2 eingehen, vergleiche Beispiel 2.16.

Wir betrachten exemplarisch die Gruppe der übergewichtigen Patienten ohne Fischzusatz zu ihrer Diät aus Beispiel 1.2.7, hier ist $\bar{x} = 40.8$, $s^2 = 1171.7$ und $n = 50$. Die zugehörige relative Likelihoodfunktion ist in Abbildung 4.1 dargestellt. ∎

Beispiel 4.2 (Multinomialverteilung)

Sei $\boldsymbol{X} \sim \mathrm{M}_k(n, \boldsymbol{\pi})$ und $\boldsymbol{\theta} = \boldsymbol{\pi} = (\pi_1, \ldots, \pi_k)^T$. Die Log-Likelihoodfunktion

$$l(\boldsymbol{\theta}) = l(\boldsymbol{\pi}) = l(\pi_1, \ldots, \pi_k) = \sum_{i=1}^{k} x_i \log(\pi_i)$$

hängt somit von den k unbekannten Wahrscheinlichkeiten $\pi_1, \ldots, \pi_k$ ab. Da sich diese zu Eins addieren, hat man tatsächlich nur $k-1$ freie Parameter. Beim Errechnen des Maximum-Likelihood-Schätzers muss die Restriktion $\sum_{i=1}^{k} \pi_i = 1$ mittels der Lagrange-Methode berücksichtigt werden (vgl. Fortsetzung in Beispiel 4.4).

Betrachten wir exemplarisch die in Beispiel 1.2.4 erwähnten Häufigkeiten der drei Genotypen AA, Aa und aa: $x_1 = 233, x_2 = 385$ und $x_3 = 129$. Die relative Log-Likelihood der zugehörigen Trinomialverteilung ($k = 3$) in Abhängigkeit der Parameter π_1 und π_2 (π_3 ergibt sich über $\pi_3 = 1 - \pi_1 - \pi_2$) ist in Abbildung 4.2 dargestellt. ∎

Definition 4.1 (Score-Vektor)

Bei vektoriellem $\boldsymbol{\theta} = (\theta_1, \ldots, \theta_p)^T$ nennt man den Vektor mit den partiellen Ableitungen

$$\boldsymbol{S}(\boldsymbol{\theta}) = \frac{\partial}{\partial \boldsymbol{\theta}} l(\boldsymbol{\theta}) = \left(\frac{\partial}{\partial \theta_1} l(\boldsymbol{\theta}), \ldots, \frac{\partial}{\partial \theta_p} l(\boldsymbol{\theta}) \right)^T$$

Score-Vektor oder auch einfach *Score-Funktion*. ◆

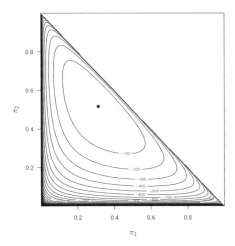

Abb. 4.2: Konturplot der relativen Log-Likelihoodfunktion bei Trinomialverteilung

Definition 4.2 (Score-Gleichungen)
Man nennt das Gleichungssystem

$$S(\boldsymbol{\theta}) = \mathbf{0}$$

die *Score-Gleichungen*. ◆

Im Allgemeinen ergibt sich der *Maximum-Likelihood-Schätzer* $\hat{\boldsymbol{\theta}}_{ML}$ als Lösung der Score-Gleichungen.

Definition 4.3 (Fisher-Informationsmatrix)
Die (symmetrische) *Fisher-Informationsmatrix* $\boldsymbol{I}(\boldsymbol{\theta})$ ist eine $(p \times p)$-Matrix mit den Einträgen

$$-\frac{\partial^2}{\partial\,\theta_i\,\partial\,\theta_j} l(\boldsymbol{\theta}), \quad 1 \leq i,j \leq p.$$

Die *beobachtete Fisher-Informationsmatrix* ist $\boldsymbol{I}(\hat{\boldsymbol{\theta}}_{ML})$. ◆

Beispiel 4.3 (Normalverteilung)
Die partiellen Ableitungen der Log-Likelihood lauten

$$\frac{\partial\,l(\boldsymbol{\theta})}{\partial\,\mu} = \frac{1}{\sigma^2} \sum_{i=1}^{n} (x_i - \mu)$$

und $$\frac{\partial\,l(\boldsymbol{\theta})}{\partial\,\sigma^2} = -\frac{n}{2\sigma^2} + \frac{1}{2\sigma^4} \sum_{i=1}^{n} (x_i - \mu)^2.$$

Somit ergibt sich der Score-Vektor zu

$$S(\boldsymbol{\theta}) = \begin{pmatrix} \frac{1}{\sigma^2} \sum_{i=1}^{n}(x_i - \mu) \\ \frac{1}{2\sigma^2} \left\{ \frac{1}{\sigma^2} \sum_{i=1}^{n}(x_i - \mu)^2 - n \right\} \end{pmatrix}.$$

Die Maximum-Likelihood-Schätzer erhalten wir über die Score-Gleichungen, die sich vereinfachen lassen zu

$$\sum_{i=1}^{n}(x_i - \mu) = 0 \quad \text{und} \quad \frac{1}{\sigma^2}\sum_{i=1}^{n}(x_i - \mu)^2 = n,$$

woraus

$$\hat{\mu}_{ML} = \bar{x} \quad \text{und} \quad \hat{\sigma}^2_{ML} = \frac{1}{n}\sum_{i=1}^{n}(x_i - \bar{x})^2$$

folgt. Man beachte, dass der Maximum-Likelihood-Schätzer von σ^2 nicht erwartungstreu ist, er unterschätzt die Varianz im Mittel leicht. Die Fisher-Information $I(\boldsymbol{\theta})$, die Matrix mit den negativen zweiten partiellen Ableitungen, ergibt sich zu

$$
\begin{aligned}
I(\boldsymbol{\theta}) &= \begin{pmatrix} -\frac{\partial^2 l(\boldsymbol{\theta})}{\partial\,\mu^2} & -\frac{\partial^2\, l(\boldsymbol{\theta})}{\partial\mu\,\partial\sigma^2} \\ -\frac{\partial^2\, l(\boldsymbol{\theta})}{\partial\sigma^2\,\partial\mu} & -\frac{\partial^2 l(\boldsymbol{\theta})}{\partial\,(\sigma^2)^2} \end{pmatrix} \\[2mm]
&= \begin{pmatrix} \frac{n}{\sigma^2} & \frac{1}{\sigma^4}\sum_{i=1}^{n}(x_i - \mu) \\ \frac{1}{\sigma^4}\sum_{i=1}^{n}(x_i - \mu) & \frac{1}{\sigma^6}\sum_{i=1}^{n}(x_i - \mu)^2 - \frac{n}{2\sigma^4} \end{pmatrix}.
\end{aligned}
\tag{4.1}
$$

Die beobachtete Fisher-Information vereinfacht sich nach Ersetzen von μ und σ^2 durch $\hat{\mu}_{ML}$ und $\hat{\sigma}^2_{ML}$ zu

$$I(\hat{\boldsymbol{\theta}}_{ML}) = \begin{pmatrix} \frac{n}{\hat{\sigma}^2_{ML}} & 0 \\ 0 & \frac{n}{2\hat{\sigma}^4_{ML}} \end{pmatrix},$$

ist also eine Diagonalmatrix.   ∎

Beispiel 4.4 (Multinomialverteilung)
Die Maximierung der Log-Likelihood

$$l(\boldsymbol{\pi}) = \sum_{i=1}^{k} x_i \log(\pi_i)$$

unter der Nebenbedingung $g(\boldsymbol{\pi}) = \sum_{i=1}^{k}(\pi_i) - 1 = 0$ gelingt mit Hilfe der Lagrange-Methode (vgl. Anhang B.8):

$$\frac{\partial}{\partial\,\boldsymbol{\pi}} l(\boldsymbol{\pi}) = \lambda \cdot \frac{\partial}{\partial\,\boldsymbol{\pi}} g(\boldsymbol{\pi})$$

$$\left(\frac{x_1}{\pi_1}, \ldots, \frac{x_k}{\pi_k}\right)^T = \lambda \cdot (1, \ldots, 1)^T$$

Die Anzahl der Versuche war n, deshalb gilt

$$n = \sum_{i=1}^{k} x_i = \sum_{i=1}^{k} \lambda\pi_i = \lambda\sum_{i=1}^{k} \pi_i = \lambda,$$

und somit

$$\hat{\boldsymbol{\pi}}_{ML} = (\hat{\pi}_i)_{1 \le i \le k}$$

mit $\hat{\pi}_i = x_i/n$. Die ML-Schätzungen der einzelnen Wahrscheinlichkeiten sind also einfach die entsprechenden relativen Häufigkeiten.

Alternativ kann man die lineare Abhängigkeit der Parameter vermeiden, indem man explizit $\pi_k = 1 - \sum_{i=1}^{k-1} \pi_i$ in die Wahrscheinlichkeitsfunktion der Multinomialverteilung einsetzt. Die resultierende Log-Likelihood des „gekürzten" Parametervektors $\tilde{\boldsymbol{\pi}}$,

$$l(\tilde{\boldsymbol{\pi}}) = \sum_{i=1}^{k-1} x_i \log(\pi_i) + x_k \log\left(1 - \sum_{i=1}^{k-1} \pi_i\right),$$

führt dann wie gewohnt durch Ableiten nach den einzelnen Komponenten $\pi_1, \ldots, \pi_{k-1}$, die nun durch $\sum_{i=1}^{k-1} \pi_i < 1$ beschränkt sind, zum Score-Vektor

$$\boldsymbol{S}(\tilde{\boldsymbol{\pi}}) = \left(\frac{x_1}{\pi_1} - \frac{x_k}{1 - \sum_{i=1}^{k-1} \pi_i}, \ldots, \frac{x_{k-1}}{\pi_{k-1}} - \frac{x_k}{1 - \sum_{i=1}^{k-1} \pi_i}\right)^T.$$

Das Lösen der Score-Gleichungen würde dann wiederum das komponentenweise arithmetische Mittel als den ML-Schätzer liefern.

Die Fisher-Informationsmatrix hat ebenfalls die Dimension $k-1$, man erhält

$$\boldsymbol{I}(\tilde{\boldsymbol{\pi}}) = -\frac{\partial \boldsymbol{S}(\tilde{\boldsymbol{\pi}})}{\partial \tilde{\boldsymbol{\pi}}^T} = \mathrm{diag}\left\{\frac{x_i}{\pi_i^2}\right\} + \frac{x_k}{(1 - \sum_{i=1}^{k-1} \pi_i)^2} \cdot \mathbf{1}\mathbf{1}^T, \tag{4.2}$$

wobei $\mathbf{1}$ ein Vektor mit $k-1$ Einsen ist und $\mathbf{1}\mathbf{1}^T$ somit eine quadratische Einser-Matrix ist.

Ersetzt man nun in (4.2) $\tilde{\boldsymbol{\pi}}$ durch $\hat{\tilde{\boldsymbol{\pi}}}_{ML}$, so erhält man die beobachtete Fisher-Informationsmatrix

$$\boldsymbol{I}(\hat{\tilde{\boldsymbol{\pi}}}_{ML}) = n\left\{\mathrm{diag}(\hat{\tilde{\boldsymbol{\pi}}}_{ML})^{-1} + \left(1 - \sum_{i=1}^{k-1} \hat{\pi}_i\right)^{-1} \mathbf{1}\mathbf{1}^T\right\}.$$

Mit einer nützlichen Formel zur Matrixinvertierung (vgl. Anhang B.3) gelangt man schließlich zur inversen beobachteten Fisher-Informationsmatrix

$$\boldsymbol{I}(\hat{\tilde{\boldsymbol{\pi}}}_{ML})^{-1} = n^{-1}\left(\mathrm{diag}(\hat{\tilde{\boldsymbol{\pi}}}_{ML}) - \hat{\tilde{\boldsymbol{\pi}}}_{ML}\hat{\tilde{\boldsymbol{\pi}}}_{ML}^T\right). \tag{4.3}$$

∎

Abschließend bleibt zu bemerken, dass man eine quadratische Approximation der Log-Likelihood durch eine mehrdimensionale Taylorentwicklung erhalten kann. Sei dazu $\boldsymbol{\theta} = (\theta_1, \ldots, \theta_p)^T$ der wahre p-dimensionale Parametervektor. Durch Anwendung von Gleichung (B.5) erhält man die quadratische Approximation

$$\tilde{l}(\boldsymbol{\theta}) \approx -\frac{1}{2}(\boldsymbol{\theta} - \hat{\boldsymbol{\theta}}_{ML})^T \boldsymbol{I}(\hat{\boldsymbol{\theta}}_{ML})(\boldsymbol{\theta} - \hat{\boldsymbol{\theta}}_{ML}) \tag{4.4}$$

der relativen Log-Likelihood. Man benötigt somit nur der ML-Schätzer $\hat{\boldsymbol{\theta}}_{ML}$ und die zugehörige beobachtete Fisher-Informationsmatrix $\boldsymbol{I}(\hat{\boldsymbol{\theta}}_{ML})$. Man vergleiche hierzu die Approximation der relativen Log-Likelihood

$$\tilde{l}(\theta) \approx -\frac{1}{2} I(\hat{\theta}_{ML})(\theta - \hat{\theta}_{ML})^2$$

aus Abschnitt 2.4 im skalaren Fall. Wie in Kapitel 3 werden wir die Gültigkeit der quadratischen Approximation bei vielen der nun folgenden Ausführungen voraussetzen.

4.2 Standardfehler und Wald-Konfidenzintervalle

Eine zum eindimensionalen Fall der Wald-Statistik $(\hat{\theta}_{ML} - \theta)/\mathrm{se}(\hat{\theta}_{ML}) \overset{a}{\sim} N(0,1)$ analoge Form kann auch im mehrdimensionalen Fall etabliert werden. Hierfür bezeichnen wir die i-te Komponente des ML-Schätzers $\hat{\boldsymbol{\theta}}_{ML}$ mit $\hat{\theta}_i$. Dann gilt

$$\frac{\hat{\theta}_i - \theta_i}{\mathrm{se}(\hat{\theta}_i)} \overset{a}{\sim} N(0,1), \quad i = 1, \ldots, p,$$

wobei der Standardfehler $\mathrm{se}(\hat{\theta}_i)$ gleich der Wurzel aus dem i-ten Diagonalelement der inversen beobachteten Fisher-Information ist.

Standardfehler des Maximum-Likelihood-Schätzers

Die Wurzel aus dem i-ten Diagonalelement der inversen beobachteten Fisher-Informationsmatrix ist ein Standardfehler der i-ten Komponente $\hat{\theta}_i$ des ML-Schätzers $\hat{\boldsymbol{\theta}}_{ML}$:

$$\mathrm{se}(\hat{\theta}_i) = \sqrt{\left[\boldsymbol{I}(\hat{\boldsymbol{\theta}}_{ML})^{-1} \right]_{ii}}.$$

Dies erlaubt die Berechnung von Wald-Konfidenzintervallen für die einzelnen Komponenten von $\boldsymbol{\theta}$:

$$\left[\hat{\theta}_i \pm z_{1-\frac{\alpha}{2}} \, \mathrm{se}(\hat{\theta}_i) \right]. \tag{4.5}$$

Eine theoretische Rechtfertigung dieses Vorgehens wird sowohl Satz 4.1 als auch Gleichung (4.11) liefern.

Beispiel 4.5 (Normalverteilung)
In Beispiel 4.3 haben wir festgestellt, dass die beobachtete Fisher-Informationsmatrix bei normalverteilten Beobachtungen eine Diagonalmatrix ist. Die zugehörige Inverse ergibt sich daher einfach durch Invertierung der Diagonalelemente:

$$\boldsymbol{I}(\hat{\boldsymbol{\theta}}_{ML})^{-1} = \begin{pmatrix} \frac{\hat{\sigma}_{ML}^2}{n} & 0 \\ 0 & \frac{2\hat{\sigma}_{ML}^4}{n} \end{pmatrix},$$

d. h. die Standardfehler lauten $\mathrm{se}(\hat{\mu}_{ML}) = \hat{\sigma}_{ML}/\sqrt{n}$ und $\mathrm{se}(\hat{\sigma}_{ML}^2) = \hat{\sigma}_{ML}^2\sqrt{2/n}$. Somit ergeben sich die $(1 - \alpha)$-Wald-Konfidenzintervalle

$$\left[\bar{x} \pm z_{1-\frac{\alpha}{2}}\frac{\hat{\sigma}_{ML}}{\sqrt{n}}\right]$$

$$\text{und} \quad \left[\hat{\sigma}_{ML}^2 \pm z_{1-\frac{\alpha}{2}}\sqrt{\frac{2}{n}}\hat{\sigma}_{ML}^2\right]$$

für μ bzw. σ^2. Man beachte, dass das Wald-Konfidenzintervall für μ (wie auch das für σ^2) nur asymptotisch (für $n \to \infty$) gültig ist. In der Tat wissen wir, dass

$$\left[\bar{x} \pm t_{1-\frac{\alpha}{2}}(n-1) \cdot \sqrt{\frac{s^2}{n}}\right]$$

mit $s^2 = \sum_{i=1}^{n}(x_i - \bar{x})^2/(n-1)$ ein exaktes $(1-\alpha)$-Konfidenzintervall für μ ist, vgl. Beispiel 3.7. Dieses exakte Konfidenzintervall ist etwas breiter, da einerseits $t_{1-\frac{\alpha}{2}}(n-1) > z_{1-\frac{\alpha}{2}}$, andererseits $s^2 > \hat{\sigma}_{ML}^2$. Asymptotisch sind beide jedoch identisch, da für $n \to \infty$ sowohl $(\hat{\sigma}_{ML}^2 - s^2) \to 0$ als auch $t_{1-\frac{\alpha}{2}}(n-1) \to z_{1-\frac{\alpha}{2}}$.

Die untere Grenze des Konfidenzintervalls für σ^2 ist gleich $\hat{\sigma}_{ML}^2\left(1 - z_{1-\frac{\alpha}{2}}\sqrt{2/n}\right)$. Diese ist möglicherweise negativ (beispielsweise für $\alpha = 5\%$ und $n = 5$) und kann somit unmögliche Werte enthalten. Wie in Kapitel 3 bereits angesprochen sind Wald-Konfidenzintervalle für kleine Stichprobenumfänge n also möglicherweise problematisch. Besser ist die Verwendung eines Profil-Likelihood-Intervalls, das im folgenden Abschnitt eingeführt wird.   ∎

Beispiel 4.6 (Fortsetzung von Beispiel 2.6)
Unter Annahme einer Trinomialverteilung ergeben sich die Maximum-Likelihood-Schätzer der Häufigkeiten der verschiedenen Genotypen in der Population zu

$$\hat{\pi}_1 = \frac{233}{747} \approx 0.312, \quad \hat{\pi}_2 = \frac{385}{747} \approx 0.515 \quad \text{und} \quad \hat{\pi}_3 = \frac{129}{747} \approx 0.173. \quad (4.6)$$

Sie unterscheiden sich leicht von den Maximum-Likelihood-Schätzern unter Annahme des Hardy-Weinberg-Gleichgewichts,

$$\hat{\pi}_1 \approx 0.324, \quad \hat{\pi}_2 = 0.490 \quad \text{und} \quad \hat{\pi}_3 = 0.185,$$

vgl. Beispiel 2.6. Bei Vorliegen einer Multinomialverteilung liest man aus Gleichung (4.3) leicht die Standardfehler der Maximum-Likelihood-Schätzer ab:

$$\mathrm{se}(\hat{\pi}_i) = \sqrt{\frac{\hat{\pi}_i(1-\hat{\pi}_i)}{n}}.$$

Man erhält also die gleiche Formel wie bei der Binomialverteilung. Im Beispiel ergeben sich die Werte se($\hat{\pi}_i$) = 0.017, 0.018 und 0.014 für $i = 1, 2, 3$. Da die Maximum-
Likelihood-Schätzer unter Annahme des Hardy-Weinberg-Gleichgewichts jeweils nicht
weiter als zwei Standardfehler von den Maximum-Likelihood-Schätzern im multinomialen Modell liegen, erscheint heuristisch gesehen das Hardy-Weinberg-Modell nicht
unplausibel. Wir werden im Abschnitt 7.1 rigorosere Verfahren zur Modellwahl kennenlernen.   ∎

4.3   Die Profil-Likelihood

Häufig möchte man statt einer mehrdimensionalen Likelihoodfunktion von $\boldsymbol{\theta}$ eindimensionale Likelihoodfunktionen der zugehörigen Komponenten θ_i studieren. Hier steht
man vor dem Problem, die übrigen *Nuisance-Parameter* θ_j ($j \neq i$) aus der gemeinsamen Likelihood entfernen zu müssen. Man verwendet hierfür meist die Profil-Likelihood
(„Profile Likelihood").

Wir definieren die Profil-Likelihood im Folgenden für beliebige Dimensionen des
interessierenden Parameters $\boldsymbol{\theta}$ und des Nuisance-Parameters $\boldsymbol{\eta}$.

Definition 4.4 (Profil-Likelihood)
Sei $\boldsymbol{\theta}$ der interessierende Parameter und $\boldsymbol{\eta}$ der Nuisance-Parameter. Sei $L(\boldsymbol{\theta}, \boldsymbol{\eta})$ die
zugehörige Likelihoodfunktion. Man nennt

$$L_p(\boldsymbol{\theta}) = \max_{\boldsymbol{\eta}} L(\boldsymbol{\theta}, \boldsymbol{\eta}) = L\big(\boldsymbol{\theta}, \hat{\boldsymbol{\eta}}_{ML}(\boldsymbol{\theta})\big)$$

die *Profil-Likelihood* von $\boldsymbol{\theta}$. Sie ergibt sich also (für festes $\boldsymbol{\theta}$) durch Maximierung der
gemeinsamen Likelihoodfunktion $L(\boldsymbol{\theta}, \boldsymbol{\eta})$ bzgl. der Nuisance-Parameter $\boldsymbol{\eta}$.   ◆

Die Profil-Likelihood kann in vielen Fällen nur numerisch bestimmt werden. Will man
dies vermeiden, so liegt es nahe, in der gemeinsamen Likelihood $L(\boldsymbol{\theta}, \boldsymbol{\eta})$ einfach den
ML-Schätzer von $\boldsymbol{\eta}$ einzusetzen. Dies führt zur sogenannten *geschätzten Likelihood*
(„estimated likelihood").

Definition 4.5 (Geschätzte Likelihood)
Sei $(\hat{\boldsymbol{\theta}}_{ML}, \hat{\boldsymbol{\eta}}_{ML})$ der ML-Schätzer von $(\boldsymbol{\theta}, \boldsymbol{\eta})$ basierend auf der gemeinsamen Likelihoodfunktion $L(\boldsymbol{\theta}, \boldsymbol{\eta})$. Man nennt

$$L_g(\boldsymbol{\theta}) = L(\boldsymbol{\theta}, \hat{\boldsymbol{\eta}}_{ML})$$

die *geschätzte Likelihood* von $\boldsymbol{\theta}$.   ◆

Die geschätzte Likelihood hat im Allgemeinen schlechtere statistische Eigenschaften
als die Profil-Likelihood. Der Grund ist die der geschätzten Likelihood zugrundelie-
gende Annahme, dass $\boldsymbol{\eta}$ gleich $\hat{\boldsymbol{\eta}}_{ML}$ ist, da dies die Unsicherheit in der Schätzung des
Nuisance-Parameters $\boldsymbol{\eta}$ ignoriert.

Aus der Profil-Likelihood L_p ergibt sich durch Logarithmierung die Profil-Log-Likelihood l_p. In Analogie zu Definition 2.4 lässt sich auch eine relative Profil-Likelihood $\tilde{L}_p$ bzw. relative Profil-Log-Likelihood $\tilde{l}_p$ definieren. Analoge Definitionen sind für die geschätzte Likelihood möglich.

Falls θ skalar ist, können *Profil-Likelihood-Konfidenzintervalle* nun mit den bekannten Schwellenwerten $d = 0.147, d = 0.036$ für $\alpha = 5\%$ bzw. $\alpha = 1\%$ aus der relativen Profil-Likelihood bestimmt werden, vergleiche Tabelle 3.1. In Analogie zu Gleichung (3.24) ist die Menge

$$\left\{\theta : \tilde{L}_p(\theta) \geq \exp\left(-\tfrac{1}{2}\chi^2_{1-\alpha}(1)\right) =: d\right\}$$

ein approximatives Konfidenzintervall für θ zum Konfidenzniveau $1 - \alpha$. Wie in Gleichung (3.23) kann dieses Intervall natürlich auch über die relative Profil-Log-Likelihood $\tilde{l}_p(\theta)$ bestimmt werden. Eine theoretische Rechtfertigung dieses Vorgehens werden wir in Abschnitt 4.5 kennenlernen.

Beispiel 4.7 (Normalverteilung)
Sei $X_1, \ldots, X_n$ eine Zufallsstichprobe aus einer $N(\mu, \sigma^2)$-Verteilung und seien beide Parameter unbekannt. Für festes μ ist der Maximum-Likelihood-Schätzer von σ^2 gleich

$$\hat{\sigma}^2_{ML}(\mu) = \frac{1}{n}\sum_{i=1}^{n}(x_i - \mu)^2.$$

Setzt man diesen in die gemeinsame Likelihood von μ und σ^2

$$L(\mu, \sigma^2) = (\sigma^2)^{-\frac{n}{2}}\exp\left\{-\frac{1}{2\sigma^2}\sum_{i=1}^{n}(x_i - \mu)^2\right\} \tag{4.7}$$

ein, so ergibt sich (wenn multiplikative Konstanten ignoriert werden) die Profil-Likelihood von μ:

$$
\begin{aligned}
L_p(\mu) &= L\left(\mu, \hat{\sigma}^2_{ML}(\mu)\right) = \left\{\hat{\sigma}^2_{ML}(\mu)\right\}^{-\frac{n}{2}} \\
&= \left\{\frac{1}{n}\sum_{i=1}^{n}(x_i - \mu)^2\right\}^{-\frac{n}{2}} \\
&= \left\{(\bar{x} - \mu)^2 + \frac{1}{n}\sum_{i=1}^{n}(x_i - \bar{x})^2\right\}^{-\frac{n}{2}}.
\end{aligned}
$$

Die geschätzte Likelihood von μ ist

$$L_g(\mu) = L(\mu, \hat{\sigma}^2_{ML}) = (\hat{\sigma}^2_{ML})^{-\frac{n}{2}}\exp\left\{-\frac{1}{2\hat{\sigma}^2_{ML}}\sum_{i=1}^{n}(x_i - \mu)^2\right\}$$

mit $\hat{\sigma}^2_{ML} = \sum_{i=1}^{n}(x_i - \bar{x})^2/n$.

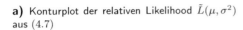

a) Konturplot der relativen Likelihood $\tilde{L}(\mu, \sigma^2)$ aus (4.7)

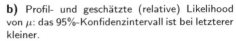

b) Profil- und geschätzte (relative) Likelihood von μ: das 95%-Konfidenzintervall ist bei letzterer kleiner.

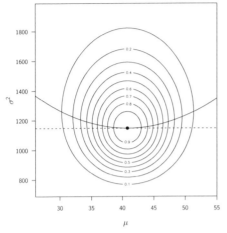

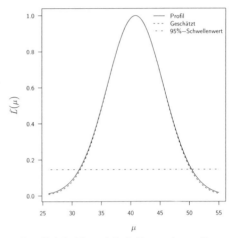

Abb. 4.3: Vergleich der geschätzten mit der Profil-Likelihood bei Normalverteilung am Beispiel der Daten der übergewichtigen Patienten mit unbelassener Kost aus der Fischstudie

Beide Likelihoodfunktionen sind (für die bereits in Beispiel 4.1 betrachtete Subgruppe des Fischdatensatzes) normiert in Abbildung 4.3b) dargestellt. Die geschätzte Likelihoodfunktion ist etwas enger als die Profil-Likelihood, da sie den Nuisance-Parameter einfach fixiert. Dies sieht man auch schön in Abbildung 4.3a), bei der die Schnittlinien durch die gemeinsame relative Likelihoodfunktion aufgetragen sind. Der geschätzten Likelihood entspricht die horizontale Gerade $\sigma^2 = \hat{\sigma}^2_{ML}$, wohingegen die Profil-Likelihood sich durch Maximierung der gemeinsamen Likelihood bzgl. dem Nuisance-Parameter ergibt. In Abbildung 4.3a) sind die Werte der Profil-Likelihood durch die durchgezogene Linie markiert.

Die horizontale Linie bei $c = 0.147$ ermöglicht die Berechnung eines 95%-Profil-Likelihood-Intervalls für μ, das sich hier zu $[31.22, 50.38]$ ergibt. Zum Vergleich dazu ergibt sich das exakte Konfidenzintervall für μ aus Beispiel 3.7 zu $[31.31, 50.29]$.

Analog ergibt sich die Profil-Likelihood von σ^2 mit $\hat{\mu}_{ML}(\sigma^2) = \bar{x}$ zu

$$L_p(\sigma^2) = (\sigma^2)^{-\frac{n}{2}} \exp\left\{ -\frac{1}{2\sigma^2} \sum_{i=1}^{n} (x_i - \bar{x})^2 \right\}.$$

Da $\hat{\mu}_{ML}(\sigma^2) = \bar{x}$ nicht von σ^2 abhängt, ist hier die Profil-Likelihood gleich der geschätzten Likelihood $L(\hat{\mu}_{ML}, \sigma^2)$.   ∎

Man kann nun Wald-Intervalle vom Typ (4.5) durch eine quadratische Approximation der Profil-Log-Likelihood motivieren. Dazu benötigen wir die Krümmung der Profil-Log-Likelihood an ihrem Maximum. Wir formulieren den folgenden Satz gleich für beliebige Dimensionen des interessierenden Parameters $\boldsymbol{\theta}$ und des Nuisance-Parameters $\boldsymbol{\eta}$.

Satz 4.1 (Krümmung der Profil-Likelihood)
Sei $(\boldsymbol{\theta}, \boldsymbol{\eta})$ (mit $\dim(\boldsymbol{\theta}) = p$ und $\dim(\boldsymbol{\eta}) = q$) der unbekannte Parametervektor mit der Likelihood $L(\boldsymbol{\theta}, \boldsymbol{\eta})$ und der beobachteten Fisher-Information

$$\boldsymbol{I}(\hat{\boldsymbol{\theta}}_{ML}, \hat{\boldsymbol{\eta}}_{ML}) = \begin{pmatrix} \boldsymbol{I}_{11} & \boldsymbol{I}_{12} \\ \boldsymbol{I}_{21} & \boldsymbol{I}_{22} \end{pmatrix},$$

einer symmetrischen $(p+q) \times (p+q)$-Matrix ($\boldsymbol{I}_{11}$: $p \times p$, $\boldsymbol{I}_{12}$: $p \times q$, $\boldsymbol{I}_{21}$: $q \times p$, $\boldsymbol{I}_{22}$: $q \times q$). Die Inverse von $\boldsymbol{I}(\hat{\boldsymbol{\theta}}_{ML}, \hat{\boldsymbol{\eta}}_{ML})$ sei analog partitioniert:

$$\left[\boldsymbol{I}(\hat{\boldsymbol{\theta}}_{ML}, \hat{\boldsymbol{\eta}}_{ML}) \right]^{-1} = \begin{pmatrix} \boldsymbol{I}^{11} & \boldsymbol{I}^{12} \\ \boldsymbol{I}^{21} & \boldsymbol{I}^{22} \end{pmatrix}.$$

Dann ist die negative Krümmung der Profil-Likelihood von $\boldsymbol{\theta}$ am Maximum $\hat{\boldsymbol{\theta}}_{ML}$ gleich $\left[\boldsymbol{I}^{11} \right]^{-1}$.

Der Beweis wird in Satz 4.3 nachgereicht. Wendet man die Formel zur Invertierung von Blockmatrizen (vgl. Anhang B.2) an, ergibt sich wegen der Symmetrie der Fisher-Informationsmatrix

$$\left[\boldsymbol{I}^{11} \right]^{-1} = \boldsymbol{I}_{11} - \boldsymbol{I}_{12} \left[\boldsymbol{I}_{22} \right]^{-1} \boldsymbol{I}_{21} = \boldsymbol{I}_{11} - \underbrace{\boldsymbol{I}_{12} \left[\boldsymbol{I}_{22} \right]^{-1} \boldsymbol{I}_{12}^{T}}_{\geq 0}, \tag{4.8}$$

also $\quad \left[\boldsymbol{I}^{11} \right]^{-1} \leq \boldsymbol{I}_{11}$,

wobei sich diese Ungleichung auf alle Komponenten der zwei Matrizen bezieht.

Die Fisher-Information der geschätzten Likelihood am Maximum ist $\boldsymbol{I}_{11}$. Obige Ungleichung besagt, dass die beobachtete Fisher-Information der Profil-Likelihood $\left[\boldsymbol{I}^{11} \right]^{-1}$ kleiner oder gleich der beobachteten Fisher-Information der geschätzten Likelihood $\boldsymbol{I}_{11}$ ist, da für die Unsicherheit bei der Schätzung der Nuisance-Parameter $\boldsymbol{\eta}$ adjustiert wird. Falls $\boldsymbol{I}_{12} = \boldsymbol{I}_{21} = \boldsymbol{0}$ ist, spricht man von *orthogonalen Parametern*. Dann folgt aus (4.8)

$$\left[\boldsymbol{I}^{11} \right]^{-1} = \boldsymbol{I}_{11},$$

d.h. die beobachtete Fisher-Information der Profil-Likelihood und der geschätzten Likelihood sind identisch. Dies ist beispielsweise bei der Normalverteilung der Fall.

Mit diesem Ergebnis können relative Profil-Log-Likelihoodfunktionen $\tilde{l}_p(\theta_i)$ von skalaren Parametern θ_i quadratisch approximiert werden durch

$$\log \tilde{l}_p(\theta_i) \approx -\frac{1}{2} \cdot \left[\boldsymbol{I}^{ii} \right]^{-1} (\theta_i - \hat{\theta}_i)^2,$$

Tab. 4.1: Erkrankungshäufigkeiten von Präeklampsie in einer randomisierten, kontrollierten klinischen Studie in den Behandlungsgruppen mit Diuretika und Schein-präparat

		Behandlungsgruppe	
		Diuretika	Kontrolle
Präeklampsie	ja	6	2
	nein	102	101
		$n_1 = 108$	$n_2 = 103$

wobei $\boldsymbol{I}^{ii}$ gleich dem i-ten Diagonalelement aus $[\boldsymbol{I}(\hat{\boldsymbol{\theta}}_{ML})]^{-1}$ ist. Dieses Ergebnis entspricht somit genau unserer Definition der Wald-Konfidenzintervalle in Abschnitt 4.2, die also auf einer quadratischen Approximation der Profil-Log-Likelihood beruhen.

Beispiel 4.8 (Inferenz für die relative Chance)
Seien

$$X_1 \sim \text{Bin}(n_1, \pi_1) \quad \text{und} \quad X_2 \sim \text{Bin}(n_2, \pi_2)$$

unabhängige Zufallsvariablen. Zur Untersuchung der Nullhypothese $H_0 : \pi_1 = \pi_2$ betrachtet man gerne die *relative Chance* („Odds Ratio")

$$\theta = \frac{\pi_1/(1-\pi_1)}{\pi_2/(1-\pi_2)}$$

oder die *logarithmierte relative Chance* („Log Odds Ratio") $\psi = \log(\theta)$, und testet dann $H_0 : \theta = 1$ bzw. $H_0 : \psi = 0$. Da

$$\psi = \log(\theta) = \log\left(\frac{\pi_1}{1-\pi_1}\right) - \log\left(\frac{\pi_2}{1-\pi_2}\right),$$

gilt wegen $\hat{\pi}_i = x_i/n_i, i = 1, 2$ offensichtlich mit der Invarianzeigenschaft

$$\hat{\psi}_{ML} = \log\left(\frac{x_1}{n_1-x_1}\right) - \log\left(\frac{x_2}{n_2-x_2}\right) = \log\frac{x_1/(n_1-x_1)}{x_2/(n_2-x_2)}. \tag{4.9}$$

Seien beispielsweise die Daten aus der mit Tervila bezeichneten Studie aus Tabelle 1.1 gegeben. Tabelle 4.1 fasst die Daten nochmals zusammen. Dann ergibt sich

$$\hat{\psi}_{ML} = \log\frac{6/102}{2/101} \approx 1.089.$$

Sei nun $\phi_i = \log(\pi_i/(1-\pi_i))$, $i = 1, 2$. Aus Beispiel 2.10 wissen wir, dass die zugehörige beobachtete Fisher-Information gleich

$$I(\hat{\phi}_i) = \frac{x_i(n_i - x_i)}{n_i}$$

ist. Mit Rechenregeln aus der Analysis kann man folgern, dass die beobachtete Fisher-Information von $\hat{\psi}_{ML}$ gleich

$$I(\hat{\psi}_{ML}) = \left(I(\hat{\phi}_1)^{-1} + I(\hat{\phi}_2)^{-1}\right)^{-1}$$

$$= \left(\frac{n_1}{x_1(n_1 - x_1)} + \frac{n_2}{x_2(n_2 - x_2)}\right)^{-1}$$

$$= \left(\frac{1}{x_1} + \frac{1}{n_1 - x_1} + \frac{1}{x_2} + \frac{1}{n_2 - x_2}\right)^{-1}$$

ist. Somit ist der Standardfehler von $\hat{\psi}_{ML}$ gleich

$$\text{se}(\hat{\psi}_{ML}) = \sqrt{\frac{1}{x_1} + \frac{1}{n_1 - x_1} + \frac{1}{x_2} + \frac{1}{n_2 - x_2}}.$$

Im Beispiel ergibt sich

$$\text{se}(\hat{\psi}_{ML}) = \sqrt{\frac{1}{6} + \frac{1}{102} + \frac{1}{2} + \frac{1}{101}} \approx 0.828,$$

folglich ergibt sich ein 95%-Wald-Konfidenzintervall für ψ zu

$$[\hat{\psi}_{ML} \pm 1.96 \cdot \text{se}(\hat{\psi}_{ML})] = [1.089 \pm 1.96 \cdot 0.828] = [-0.54, 2.71].$$

Da $\psi = 0$ im 95%-Konfidenzintervall liegt, kann die Nullhypothese von gleichen Log-Odds $\phi_1 = \phi_2$ und somit gleichen Wahrscheinlichkeiten $\pi_1 = \pi_2$ in den beiden Behandlungsgruppen zum 5%-Niveau nicht abgelehnt werden.

Die Berechnung der Profil-Likelihood für ψ ist schwieriger. Die ursprüngliche Likelihood

$$L(\pi_1, \pi_2) = \pi_1^{x_1}(1 - \pi_1)^{n_1 - x_1}\pi_2^{x_2}(1 - \pi_2)^{n_2 - x_2}$$

wird zunächst mit den Transformationen

$$\psi = \log\frac{\pi_1/(1 - \pi_1)}{\pi_2/(1 - \pi_2)} \quad \text{und} \quad \eta = \log\frac{\pi_2}{1 - \pi_2}$$

reparametrisiert. Man hätte hier auch einen anderen Parameter als die logarithmierte Chance η verwenden können, da die Invarianz der Likelihood sicher stellt, dass sich die Profil-Likelihood von ψ nicht ändert. Mit den Umkehrabbildungen

$$\pi_1 = \frac{\exp(\eta + \psi)}{1 + \exp(\eta + \psi)} \quad \text{und} \quad \pi_2 = \frac{\exp(\eta)}{1 + \exp(\eta)}$$

erhält man somit die Likelihood

$$L(\psi, \eta) = \{\exp(\eta + \psi)\}^{x_1}\{1 + \exp(\eta + \psi)\}^{-n_1} \cdot \{\exp(\eta)\}^{x_2}\{1 + \exp(\eta)\}^{-n_2}$$

$$= \exp\big(\eta(x_1 + x_2)\big)\exp(\psi x_1)\{1 + \exp(\eta + \psi)\}^{-n_1}\{1 + \exp(\eta)\}^{-n_2},$$

b) Relative Profil-Log-Likelihood $\tilde{l}_p(\psi)$ mit quadratischer Approximation und Schwellenwert für ein 95%-Konfidenzintervall

a) Gemeinsame relative Log-Likelihood $\tilde{l}(\psi, \eta)$

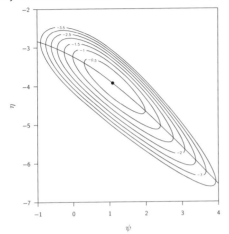

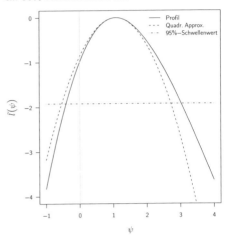

Abb. 4.4: Log-Likelihoodfunktionen bei gegebenen Daten aus Tabelle 4.1

die in Abbildung 4.4a) dargestellt ist.

Die Berechnung der Profil-Likelihood $L_p(\psi) = \max_\eta L(\psi, \eta)$ ist aber nur noch numerisch möglich. Man erhält das 95%-Profil-Likelihood-Konfidenzintervall $[-0.41, 3.02]$, das im Vergleich zum Wald-Intervall nach rechts verschoben ist, aber immer noch die Null überdeckt, siehe Abbildung 4.4b). Der entsprechende Test würde die Nullhypothese also zum 5%-Signifikanzniveau ebenfalls nicht ablehnen. ∎

Beispiel 4.9 (Fortsetzung von Beispiel 2.3)
Wir gehen zurück zum Weibull-Modell für die Überlebenszeiten aus Beispiel 2.3, wobei wir nun auch die zensierten Daten berücksichtigen wollen, vgl. Abschnitt 2.1.4. Die Daten liegen in der Form $(\text{time}_i, \text{d}_i)$ im Datensatz `placebo` vor. Maximum-Likelihood-Schätzer und beobachtete Fisher-Information kann man nun z. B. mit folgendem R-Programm berechnen (Funktionen wie `dweibull()`, `pweibull()` sind im Anhang A.3 erläutert):

```
> weibullLik <- function(mualpha, log = TRUE) {
+     mu <- mualpha[1]
+     alpha <- mualpha[2]
+     loglik <- with(placebo, sum(d * dweibull(time, alpha, mu,
+         log = TRUE) + (1 - d) * pweibull(time, alpha, mu, lower.tail = FALSE
+         log.p = TRUE)))
+     if (log)
+         return(loglik)
+     else return(exp(loglik))
```

```
+ }
> start <- c(1000, 1)
> result <- optim(start, weibullLik, control = list(fnscale = -1),
+       hessian = TRUE)
> (ml <- result$par)

[1] 3078.9660333     0.9756013

> (observedFisher <- -result$hessian)

            [,1]           [,2]
[1,] 4.732215e-06   0.006522242
[2,] 6.522242e-03  76.139214528

> (observedFisherInv <- solve(observedFisher))

            [,1]           [,2]
[1,] 239606.70688 -20.52520517
[2,]    -20.52521   0.01489207

> (se <- sqrt(diag(observedFisherInv)))

[1] 489.4963809   0.1220331
```

Unter Annahme einer Weibull-Verteilung $Wb(\mu, \alpha)$ erhalten wir also (numerisch) die Maximum-Likelihood-Schätzer $\hat{\mu}_{ML} = 3078.966$ und $\hat{\alpha}_{ML} = 0.976$ mit beobachteter Fisher-Information

$$\boldsymbol{I}(\hat{\mu}_{ML}, \hat{\alpha}_{ML}) = \begin{pmatrix} 4.73 \cdot 10^{-6} & 6.52 \cdot 10^{-3} \\ 6.52 \cdot 10^{-3} & 7.61 \cdot 10^{1} \end{pmatrix}$$

und zugehöriger Inverser

$$\boldsymbol{I}(\hat{\mu}_{ML}, \hat{\alpha}_{ML})^{-1} = \begin{pmatrix} 2.4 \cdot 10^{5} & -2.05 \cdot 10^{1} \\ -2.05 \cdot 10^{1} & 1.49 \cdot 10^{-2} \end{pmatrix}.$$

Somit ist $se(\hat{\mu}_{ML}) = \sqrt{2.4 \cdot 10^{5}} = 489.5$ und $se(\hat{\alpha}_{ML}) = \sqrt{1.49 \cdot 10^{-2}} = 0.122$.
   Insbesondere ergibt sich das 95%-Wald-Konfidenzintervall für α

$$[0.976 \pm 1.96 \cdot 0.122] = [0.736, 1.215];$$

der Fall $\alpha = 1$, der der Exponentialverteilung entspricht, liegt also im 95%-Konfidenzintervall. Der Test auf $H_0 : \alpha = 1$ würde also zum 95%-Niveau die Nullhypothese nicht ablehnen.

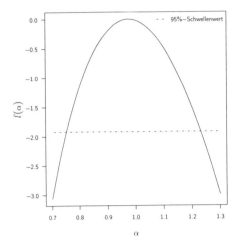

Abb. 4.5: Relative Profil-Log-Likelihood für α

Die relative Profil-Log-Likelihood für α kann ebenfalls nur numerisch bestimmt werden, sie ist in Abbildung 4.5 dargestellt. Das 95%-Profil-Likelihoodintervall ergibt sich mit dem bekannten Schwellenwert -1.92 (vgl. Tabelle 3.1) zu $[0.753, 1.231]$ und ist im Vergleich zum Wald-Intervall ein wenig nach rechts verschoben.

Nimmt man stattdessen eine Gammaverteilung an, so ergibt sich (in der Parametrisierung, die Abbildung 2.5 zugrundeliegt) $\hat{\mu}_{ML} = 3093.8$ und $\hat{\phi}_{ML} = 3196.9$ mit der beobachteten Fisher-Information

$$I(\hat{\mu}_{ML}, \hat{\phi}_{ML}) = \begin{pmatrix} 1.4 \cdot 10^{-5} & -6.9 \cdot 10^{-6} \\ -6.9 \cdot 10^{-6} & 4.6 \cdot 10^{-6} \end{pmatrix}$$

und Standardfehlern $\mathrm{se}(\hat{\mu}_{ML}) = 517.5$ sowie $\mathrm{se}(\hat{\phi}_{ML}) = 903.7$. Was hätte man in der ursprünglichen Parametrisierung α, β mit $\alpha = \mu/\phi$ und $\beta = 1/\phi$ erhalten? Die Invarianz des Maximum-Likelihood-Schätzers liefert sofort

$$\hat{\alpha}_{ML} = \frac{\hat{\mu}_{ML}}{\hat{\phi}_{ML}} = 0.968 \quad \text{und} \quad \hat{\beta}_{ML} = \frac{1}{\hat{\phi}_{ML}} = 3.1 \cdot 10^{-4}.$$

In Beispiel 4.13 werden wir die multivariate Delta-Regel zur Berechnung der Standardfehler von $\hat{\alpha}_{ML}$ und $\hat{\beta}_{ML}$ verwenden, ohne die Log-Likelihood bzgl. α und β direkt maximieren zu müssen. ∎

Beispiel 4.10 (Fortsetzung von Beispiel 2.11)
Ein allgemeineres Modell als die Binomial-Verteilung stellt die *Beta-Binomial-Verteilung* dar, die Variation der Erfolgswahrscheinlichkeit π in der Population zulässt. Wir nehmen also nun an, dass die Zahl der positiven Testergebnisse im Patientenkollektiv X_i, $i = 1, \ldots, n = 196$, eine Zufallsstichprobe aus einer BeB(N, α, β)-Verteilung ist.

Die Wahrscheinlichkeit für k positive Tests aus insgesamt $N = 6$ beim i-ten Patienten beträgt somit ($B(\cdot, \cdot)$ sei die Betafunktion)

$$P(X_i = k) = \binom{N}{k} \frac{B(\alpha + k, \beta + N - k)}{B(\alpha, \beta)}$$

für $k = 0, \ldots, N$ und $\alpha, \beta > 0$, vgl. Tabelle A.1. Wieder müssen wir die Verteilung „stutzen", sodass sich die Log-Likelihood von α, β über (2.6) zu

$$l(\alpha, \beta) = \sum_{k=1}^{N} Z_k \log \left(\frac{B(\alpha + k, \beta + N - k)}{B(\alpha, \beta)} \right) - n \log \left(1 - \frac{B(\alpha, \beta + N)}{B(\alpha, \beta)} \right)$$

ergibt. Die Parameter α und β sind allerdings schwer zu interpretieren, sodass oft die Reparametrisierung

$$\mu = \frac{\alpha}{\alpha + \beta} \quad \text{und} \quad \rho = \frac{1}{\alpha + \beta + 1}$$

verwendet wird, in der $N\mu$ den Erwartungswert von X_i und ρ die Korrelation zwischen den binären Beobachtungen eines Patienten angibt. Dies wird klar, wenn man sich die Konstruktion der Beta-Binomial-Verteilung vergegenwärtigt, die ja als Randverteilung von X_i definiert ist, wenn $X_i \,|\, \pi \sim \text{Bin}(N, \pi)$ und $\pi \sim \text{Be}(\alpha, \beta)$. Wir können X_i somit als Summe von binären, abhängigen Zufallsvariablen $X_{ij} \in \{0, 1\}$, $j = 1, \ldots, N$ auffassen, d. h.

$$X_i = X_{i1} + \cdots + X_{iN}.$$

Über den Satz vom iterierten Erwartungswert (vgl. Anhang A.1.7) lassen sich Kovarianz und Korrelation zwischen X_{ij} und X_{ik} ($j \neq k$) berechnen, siehe auch Anhang A.1.4:

$$E(X_{ij}) = E\big(E(X_{ij} \,|\, \pi)\big) = E(\pi) = \frac{\alpha}{\alpha + \beta},$$

$$\text{Var}(X_{ij}) = E(X_{ij}^2) - \big(E(X_{ij})\big)^2 = E(X_{ij}) - \big(E(X_{ij})\big)^2$$

$$= E(X_{ij})\big(1 - E(X_{ij})\big) = \frac{\alpha\beta}{(\alpha + \beta)^2},$$

$$E(X_{ij} X_{ik}) = E\big(E(X_{ij} X_{ik} \,|\, \pi)\big) = E\big(E(X_{ij} \,|\, \pi)\, E(X_{ik} \,|\, \pi)\big) = E(\pi^2)$$

$$= \text{Var}(\pi) + \{E(\pi)\}^2 = \frac{\alpha\beta}{(\alpha + \beta)^2(\alpha + \beta + 1)} + \left(\frac{\alpha}{\alpha + \beta} \right)^2,$$

$$\text{Cov}(X_{ij}, X_{ik}) = E(X_{ij} X_{ik}) - E(X_{ij})\, E(X_{ik}) = \frac{\alpha\beta}{(\alpha + \beta)^2(\alpha + \beta + 1)}$$

$$\text{und} \quad \rho(X_{ij}, X_{ik}) = \frac{\text{Cov}(X_{ij}, X_{ik})}{\sqrt{\text{Var}(X_{ij})\, \text{Var}(X_{ik})}} = \frac{1}{\alpha + \beta + 1}.$$

Somit können wir in der Tat festhalten, das $\rho = 1/(\alpha + \beta + 1)$ als Korrelation zwischen X_{ij} und X_{ik} interpretiert werden kann.

a) Gemeinsame relative Log-Likelihood von γ und ρ mit Konturen der relativen Profil- und geschätzten Log-Likelihood

b) Man sieht, dass die geschätzte Log-Likelihood hier eine schlechte Näherung ist, da sie das Konfidenzintervall zu klein bestimmt.

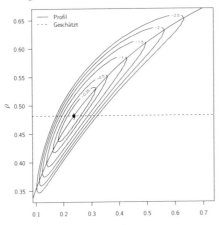
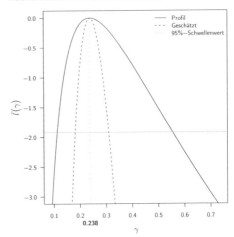

Abb. 4.6: Vergleich der relativen Profil-Log-Likelihood und geschätzten Log-Likelihood der Falsch-Negativ-Rate γ im Beta-Binomial-Modell

Wir interessieren uns aber primär für die Falsch-Negativ-Rate des Tests,

$$\gamma = \mathsf{P}(X_i = 0) = \frac{B(\alpha, \beta + N)}{B(\alpha, \beta)},$$

sodass wir die Log-Likelihood statt mit μ und ρ mit γ und ρ parametrisieren, sie ist in Abbildung 4.6a) zu sehen. Daraus lässt sich die Profil-Log-Likelihood für γ berechnen, die in Abbildung 4.6b) mit dem resultierenden 95%-Likelihood-Konfidenzintervall $[0.113, 0.554]$ dargestellt ist; der Maximum-Likelihood-Schätzer ist $\hat{\gamma}_{ML} = 0.238$. Man beachte, wie unterschiedlich hier die geschätzte und die Profil-Log-Likelihood sind.

Die naive Schätzung von Z_0 ergibt sich damit zu $\hat{Z}_0 = 196 \cdot 0.238/(1 - 0.238) \approx 61.22$, was deutlich größer als im Binomialmodell ist ($\hat{Z}_0 \approx 0.55$), vergleiche Beispiel 2.11. ∎

4.4 Frequentistische Eigenschaften der Likelihood im mehrdimensionalen Fall

Analog zu Kapitel 3 betrachten wir nun Score-Vektor und Fisher-Informationsmatrix als zufällig, d. h. die Score-Funktion $S(\boldsymbol{\theta})$ ist ein Zufallsvektor und die Fisher-Informationsmatrix $I(\boldsymbol{\theta})$ eine Zufallsmatrix (betrachtet als Funktion der Zufallsvariablen X). Man definiert wieder die *erwartete Fisher-Informationsmatrix*, kurz *erwartete Fisher-Information*, $J(\boldsymbol{\theta})$ als

$$J(\boldsymbol{\theta}) = \mathsf{E}\big(I(\boldsymbol{\theta})\big).$$

Beispiel 4.11 (Fortsetzung von Beispiel 4.3)

Bildet man elementweise den Erwartungswert von (4.1), dann ergibt sich die erwartete Fisher-Information zu

$$J(\boldsymbol{\theta}) = \begin{pmatrix} \frac{n}{\sigma^2} & 0 \\ 0 & \frac{n}{2\sigma^2} \end{pmatrix},$$

∎

Beispiel 4.12 (Fortsetzung von Beispiel 4.4)

Bildet man elementweise den Erwartungswert von (4.2), dann ergibt sich die erwartete Fisher-Information

$$J(\tilde{\boldsymbol{\pi}}) = n \left\{ \mathrm{diag}(\tilde{\boldsymbol{\pi}})^{-1} + \left(1 - \sum_{i=1}^{k-1} \pi_i \right)^{-1} \mathbf{1}\mathbf{1}^T \right\}.$$

Mit der Sherman-Morrison-Formel (vgl. Anhang B.3) kann man leicht die inverse erwartete Fisher-Information

$$J(\tilde{\boldsymbol{\pi}})^{-1} = n^{-1} \left(\mathrm{diag}(\tilde{\boldsymbol{\pi}}) - \tilde{\boldsymbol{\pi}}\tilde{\boldsymbol{\pi}}^T \right)$$

berechnen.

∎

Wie im eindimensionalen Fall spielen nun wieder drei Pivots eine zentrale Rolle, nämlich die Score-, die Wald- und die Likelihood-Quotienten-Statistik. Wir werden nun die wesentlichen Eigenschaften dieser drei Statistiken skizzieren, aber auf Beweise verzichten.

4.4.1 Score-Statistik

Wie in Abschnitt 3.3.2 kann man zeigen, dass unter Regularitätsvoraussetzungen der Score-Vektor Erwartungswert Null hat und dessen Kovarianzmatrix gleich der erwarteten Fisher-Informationsmatrix ist.

Satz 4.2

Unter Regularitätsbedingungen gilt:

$$\mathsf{E}\big(S(\boldsymbol{\theta})\big) = \mathbf{0},$$
$$\mathrm{Cov}\big(S(\boldsymbol{\theta})\big) = J(\boldsymbol{\theta}).$$

Eine direkte Folge des Satzes ist das Resultat

$$\mathsf{E}\big(\boldsymbol{S}(\boldsymbol{\theta}) \cdot \boldsymbol{S}(\boldsymbol{\theta})^T\big) = \boldsymbol{J}(\boldsymbol{\theta}).$$

Eine multivariate Variante von Satz 3.6 kann man wie folgt formulieren:

$$\boldsymbol{J}(\boldsymbol{\theta})^{-\frac{1}{2}}\boldsymbol{S}(\boldsymbol{\theta}) \overset{a}{\sim} \mathrm{N}_p(\boldsymbol{0}, \boldsymbol{I}_p),$$

wobei $\boldsymbol{I}_p$ die Einheitsmatrix $\mathrm{diag}_p(1, \ldots, 1)$ und $\boldsymbol{A}^{-\frac{1}{2}}$ eine „Wurzel" aus der inversen Matrix $\boldsymbol{A}^{-1}$ bezeichnet. Diese wird typischerweise mit der Cholesky-Zerlegung bestimmt (vgl. Anhang B.1), sodass

$$\left(\boldsymbol{A}^{-\frac{1}{2}}\right)^T \boldsymbol{A}^{-\frac{1}{2}} = \boldsymbol{A}^{-1}$$

gilt. Da für $\boldsymbol{X} \sim \mathrm{N}_p(\boldsymbol{0}, \boldsymbol{I}_p)$ gilt: $\boldsymbol{X}^T \boldsymbol{X} \sim \chi^2(p)$, folgt weiterhin

$$\begin{aligned}
\left\{\boldsymbol{J}(\boldsymbol{\theta})^{-\frac{1}{2}}\boldsymbol{S}(\boldsymbol{\theta})\right\}^T \left\{\boldsymbol{J}(\boldsymbol{\theta})^{-\frac{1}{2}}\boldsymbol{S}(\boldsymbol{\theta})\right\} &= \boldsymbol{S}(\boldsymbol{\theta})^T \left\{\boldsymbol{J}(\boldsymbol{\theta})^{-\frac{1}{2}}\right\}^T \boldsymbol{J}(\boldsymbol{\theta})^{-\frac{1}{2}}\boldsymbol{S}(\boldsymbol{\theta}) \\
&= \boldsymbol{S}(\boldsymbol{\theta})^T \boldsymbol{J}(\boldsymbol{\theta})^{-1}\boldsymbol{S}(\boldsymbol{\theta}) \\
&\overset{a}{\sim} \chi^2(p).
\end{aligned}$$

Wie in Abschnitt 3.3.4 kann man die erwartete Fisher-Informationsmatrix $\boldsymbol{J}(\boldsymbol{\theta})$ durch die beobachtete $\boldsymbol{I}(\boldsymbol{\theta})$ ersetzen, und in beiden Fällen auch das Argument $\boldsymbol{\theta}$ durch den ML-Schätzer $\hat{\boldsymbol{\theta}}_{ML}$ ersetzen.

4.4.2 Wald-Statistik

Analog zu Satz 3.10 kann man folgendes Resultat etablieren:

$$\boldsymbol{I}(\hat{\boldsymbol{\theta}}_{ML})^{\frac{1}{2}}(\hat{\boldsymbol{\theta}}_{ML} - \boldsymbol{\theta}) \overset{a}{\sim} \mathrm{N}_p(\boldsymbol{0}, \boldsymbol{I}_p) \tag{4.10}$$

Somit ist der ML-Schätzer $\hat{\boldsymbol{\theta}}_{ML}$ asymptotisch normalverteilt mit dem wahren Parameter $\boldsymbol{\theta}$ als Erwartungswert und der inversen erwarteten Fisher-Information als Kovarianzmatrix,

$$\hat{\boldsymbol{\theta}}_{ML} \overset{a}{\sim} \mathrm{N}_p\big(\boldsymbol{\theta}, \boldsymbol{I}(\hat{\boldsymbol{\theta}}_{ML})^{-1}\big). \tag{4.11}$$

Aus (4.11) folgt insbesondere, dass die asymptotische Verteilung von $\hat{\theta}_i$ (d. h. der i-ten Komponente von $\hat{\boldsymbol{\theta}}_{ML}$)

$$\hat{\theta}_i \overset{a}{\sim} \mathrm{N}(\theta_i, I^{ii})$$

ist, wobei I^{ii} das i-te Diagonalelement der inversen beobachteten Fisher-Information ist:

$$I^{ii} = \left[\boldsymbol{I}(\hat{\boldsymbol{\theta}}_{ML})^{-1}\right]_{ii}, i = 1, \ldots, p.$$

Dies kann als alternative Rechtfertigung (an Stelle von Satz 4.1) für die Wald-Konfidenzintervalle im mehrdimensionalen Fall betrachtet werden.

Eine mehrdimensionale Variante der Cramér-Rao-Ungleichung stellt auch hier sicher, dass $\hat{\theta}_i$ asymptotisch effizient ist, also asymptotisch die kleinste Varianz unter allen asymptotisch erwartungstreuen Schätzern besitzt.

4.4.3 Die multivariate Delta-Regel

Aus $\hat{\boldsymbol{\theta}}_{ML} \overset{a}{\sim} \mathrm{N}_p\big(\boldsymbol{\theta}, \boldsymbol{I}(\hat{\boldsymbol{\theta}}_{ML})^{-1}\big)$ folgt mit der multivariaten Delta-Regel (vgl. Anhang A.2.5) für eine stetig differenzierbare Abbildung $\boldsymbol{g} : \mathbb{R}^p \to \mathbb{R}^q$ mit $q \leq p$:

$$\boldsymbol{g}(\hat{\boldsymbol{\theta}}_{ML}) \overset{a}{\sim} \mathrm{N}_q\big(\boldsymbol{g}(\boldsymbol{\theta}), \boldsymbol{D}(\hat{\boldsymbol{\theta}}_{ML})\boldsymbol{I}(\hat{\boldsymbol{\theta}}_{ML})^{-1}\boldsymbol{D}(\hat{\boldsymbol{\theta}}_{ML})^T\big).$$

Hier bezeichnet $\boldsymbol{D}(\boldsymbol{\theta})$ die $q \times p$-Matrix mit den partiellen Ableitungen von $\boldsymbol{g}(\boldsymbol{\theta})$. Aus den Diagonalelementen von $\boldsymbol{D}(\hat{\boldsymbol{\theta}}_{ML})\boldsymbol{I}(\hat{\boldsymbol{\theta}}_{ML})^{-1}\boldsymbol{D}(\hat{\boldsymbol{\theta}}_{ML})^T$ lassen sich daher die Standardfehler von $\boldsymbol{g}(\hat{\boldsymbol{\theta}}_{ML})_i, i = 1, \ldots, q$, ableiten.

Beispiel 4.13 (Fortsetzung von Beispiel 4.9)
Wir betrachten wieder das Weibull-Modell für die Überlebenszeiten aus Beispiel 2.3. Der unbekannte Parametervektor war $\boldsymbol{\theta} = (\mu, \phi)^T$, wobei die Transformation

$$\boldsymbol{g}(\boldsymbol{\theta}) = (\alpha, \beta)^T = \left(\frac{\mu}{\phi}, \frac{1}{\phi}\right)^T$$

nun von Interesse ist. Folglich ist

$$\boldsymbol{D}(\boldsymbol{\theta}) = \begin{pmatrix} \frac{1}{\phi} & -\frac{\mu}{\phi^2} \\ 0 & -\frac{1}{\phi^2} \end{pmatrix}$$

und $\boldsymbol{D}(\hat{\boldsymbol{\theta}}_{ML})\boldsymbol{I}(\hat{\boldsymbol{\theta}}_{ML})^{-1}\boldsymbol{D}(\hat{\boldsymbol{\theta}}_{ML})^T$ ein Schätzer für die asymptotische Kovarianzmatrix von $\boldsymbol{g}(\hat{\boldsymbol{\theta}}_{ML})$. Die Wurzeln aus den Diagonalelementen sind somit die zugehörigen Standardfehler $\mathrm{se}(\hat{\alpha}_{ML}) = 0.1585$ und $\mathrm{se}(\hat{\beta}_{ML}) = 8.84 \cdot 10^{-5}$. Somit lässt sich beispielsweise ein Wald-Konfidenzintervall für α konstruieren:

$$[\hat{\alpha}_{ML} \pm 1.96 \cdot \mathrm{se}(\hat{\alpha}_{ML})] = [0.97 \pm 0.31] = [0.66, 1.28].$$

Der Fall $\alpha = 1$, der der Exponentialverteilung entspricht, würde also vom 95%-Konfidenzintervall abgedeckt sein. ∎

4.4.4 Likelihood-Quotienten-Statistik

Schließlich lässt sich auch die Likelihood-Quotienten-Statistik bei vektoriellem $\boldsymbol{\theta}$ betrachten, sie hat die gleiche Form wie im eindimensionalen Fall:

$$W = 2 \log \frac{L(\hat{\boldsymbol{\theta}}_{ML})}{L(\boldsymbol{\theta})} = -2\,\tilde{l}(\hat{\boldsymbol{\theta}}_{ML}).$$

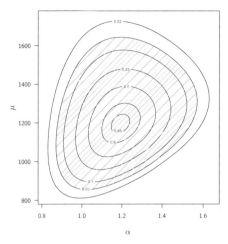

Abb. 4.7: Relative Likelihood mit 95%-Konfidenzregion (schraffiert) für den Parameter $\boldsymbol{\theta} = (\alpha, \mu)^T$ im Weibull-Modell aus Beispiel 2.3

Mit Gleichung (4.10), angewandt auf (4.4), erhält man aber jetzt die Anzahl der Parameter p als Anzahl der Freiheitsgrade der asymptotischen χ^2-Verteilung:

$$W \approx (\hat{\boldsymbol{\theta}}_{ML} - \boldsymbol{\theta})^T \boldsymbol{I}(\hat{\boldsymbol{\theta}}_{ML})(\hat{\boldsymbol{\theta}}_{ML} - \boldsymbol{\theta}) \overset{a}{\sim} \chi^2(p).$$

Nun kann man in Analogie zu (3.23) bzw. (3.24) $(1 - \alpha)$-Konfidenzregionen für einen mehrdimensionalen Parameter $\boldsymbol{\theta}$ konstruieren:

$$\left\{ \boldsymbol{\theta} : \tilde{l}(\boldsymbol{\theta}) \geq -\tfrac{1}{2}\chi^2_{1-\alpha}(p) \right\}$$
$$= \left\{ \boldsymbol{\theta} : \tilde{L}(\boldsymbol{\theta}) \geq \exp\left(-\tfrac{1}{2}\chi^2_{1-\alpha}(p)\right) \right\}. \tag{4.12}$$

Von praktischem Nutzen ist aber – wenn überhaupt – nur der Fall $p = 2$. Interessanterweise gilt dann exakt

$$\exp\left(-\tfrac{1}{2}\chi^2_{1-\alpha}(2)\right) = \alpha,$$

sodass beispielsweise alle Werte von $\boldsymbol{\theta} = (\theta_1, \theta_2)^T$ mit einer relativen Likelihood größer als 5% eine 95%-Konfidenzregion für $\boldsymbol{\theta}$ bilden.

Beispiel 4.14 (Fortsetzung von Beispiel 2.3)

In Abbildung 4.7 ist die relative Likelihood für den Parameter $\boldsymbol{\theta} = (\alpha, \mu)^T$ im Weibull-Modell aus Beispiel 2.3 im Kontur-Plot dargestellt. Die 95%-Konfidenzregion ist durch alle Werte von $\boldsymbol{\theta}$ mit einer relativen Likelihood größer als 0.05 definiert und in der Grafik schraffiert.   ∎

Das allgemeine Resultat (4.12) verdeutlicht nun auch, dass die frequentistische Kalibrierung der Likelihoodfunktion unterschiedliche Schwellenwerte in Abhängigkeit von der Dimension des Parameters fordert, ein Ergebnis, das wir bereits in Abschnitt 2.1.2 angedeutet haben. Für verschiedene Werte des Konfidenzniveaus $1 - \alpha$ und der Dimension p des Parametervektors sind die Schwellenwerte

$$d = \exp\left(-\tfrac{1}{2}\chi^2_{1-\alpha}(p)\right)$$

Tab. 4.2: Schwellenwerte d für die frequentistische Kalibrierung der relativen Likelihood bei Parameter der Dimension p und Konfidenzniveau $1 - \alpha$

$1 - \alpha$	$p = 1$	$p = 2$	$p = 3$	$p = 4$
90%	0.259	0.100	0.044	0.020
95%	0.147	0.050	0.020	0.009
99%	0.036	0.010	0.003	0.001

in Tabelle 4.2 aufgeführt.

4.5 Die verallgemeinerte Likelihood-Quotienten-Statistik

Sei $\boldsymbol{\theta} = (\boldsymbol{\theta}_1, \boldsymbol{\theta}_2) \in \Theta \subset \mathbb{R}^p$ mit dem interessierenden Parameter $\boldsymbol{\theta}_1 \in \Theta_1 \subset \mathbb{R}^q$ und dem Nuisance-Parameter $\boldsymbol{\theta}_2 \in \Theta_2 \subset \mathbb{R}^r$ (d. h. $p = q + r$). Aus der gemeinsamen Likelihood $L(\boldsymbol{\theta}) = L(\boldsymbol{\theta}_1, \boldsymbol{\theta}_2)$ lässt sich die Profil-Likelihood von $\boldsymbol{\theta}_1$

$$L_p(\boldsymbol{\theta}_1) = \max_{\boldsymbol{\theta}_2} L(\boldsymbol{\theta}_1, \boldsymbol{\theta}_2) = L\big(\boldsymbol{\theta}_1, \hat{\boldsymbol{\theta}}_2(\boldsymbol{\theta}_1)\big)$$

berechnen. Im Folgenden werden wir skizzieren, dass man die Profil-Likelihood $L_p(\boldsymbol{\theta}_1)$ wie eine normale Likelihood behandeln kann; insbesondere gilt:

$$W = -2\,\tilde{l}_p(\hat{\boldsymbol{\theta}}_1) = -2\log \tilde{L}_p(\hat{\boldsymbol{\theta}}_1) = 2\log\left(\frac{L_p(\hat{\boldsymbol{\theta}}_1)}{L_p(\boldsymbol{\theta}_1)}\right) \overset{a}{\sim} \chi^2(q).$$

Hierbei ist $\hat{\boldsymbol{\theta}}_1$ der Maximum-Likelihood-Schätzer bzgl. $L_p(\boldsymbol{\theta}_1)$, der natürlich mit der ersten Komponente des Maximum-Likelihood-Schätzers bzgl. der gemeinsamen Likelihood $L(\boldsymbol{\theta}) = L(\boldsymbol{\theta}_1, \boldsymbol{\theta}_2)$ übereinstimmt, d.h.

$$L_p(\hat{\boldsymbol{\theta}}_1) = \max_{\boldsymbol{\theta}_1}\left(\max_{\boldsymbol{\theta}_2} L(\boldsymbol{\theta}_1, \boldsymbol{\theta}_2)\right) = \max_{\boldsymbol{\theta}} L(\boldsymbol{\theta}) = \max L(\boldsymbol{\theta}).$$

Die Form der Teststatistik W lässt sich auch unter dem Blickwinkel des Testproblems $H_0 : \boldsymbol{\theta}_1 = \boldsymbol{\theta}_{10}$ betrachten. Mit der Umformung

$$L_p(\boldsymbol{\theta}_{10}) = \max_{\boldsymbol{\theta}_2, \boldsymbol{\theta}_1 = \boldsymbol{\theta}_{10}} L(\boldsymbol{\theta}_1, \boldsymbol{\theta}_2) = \max_{H_0} L(\boldsymbol{\theta})$$

lässt sich W auch in der Form

$$W = 2\log\left(\frac{\max L(\boldsymbol{\theta})}{\max_{H_0} L(\boldsymbol{\theta})}\right)$$

schreiben. Ein großer Wert von W deutet darauf hin, dass H_0 eine relativ kleine Likelihood besitzt, also abgelehnt werden kann. Die Kalibrierung von W erfolgt über die asymptotische Verteilung von W unter der Nullhypothese, $W \overset{a}{\sim} \chi^2(q) = \chi^2(p-r)$, die wir anschließend beweisen werden.

In manchen Fällen gibt es sogar bei endlichem Stichprobenumfang eine exakte Verteilung von W, wie folgendes Beispiel zeigt.

Beispiel 4.15 (Fischstudie, Zwei-Stichproben t-Test)
Seien $X_1, \ldots, X_{n_1} \sim N(\mu_1, \sigma^2)$ und $X_{n_1+1}, \ldots, X_{n_1+n_2} \sim N(\mu_2, \sigma^2)$ unabhängige Zufallsvariablen mit μ_1, μ_2 und σ^2 unbekannt. Sei die Nullhypothese $H_0 : \mu = \mu_1 = \mu_2$. Mit der Reparametrisierung $\mu_2 = \mu_1 + c$ entspricht dies der Nullhypothese $H_0 : c = 0$, bei der man sieht, dass H_0 einen Parameter des vollen Modells fixiert.

Unter H_0 ist der Maximum-Likelihood-Schätzer von σ^2 offensichtlich

$$\hat{\sigma}_0^2 = \frac{1}{n} \sum_{i=1}^{n} (x_i - \hat{\mu})^2,$$

wobei $n = n_1 + n_2$ und

$$\hat{\mu} = \frac{1}{n} \sum_{i=1}^{n} x_i = \bar{x}$$

der Maximum-Likelihood-Schätzer von μ ist. Folglich ist

$$\max_{H_0} L(\mu_1, \mu_2, \sigma^2) = (2\pi)^{-\frac{n}{2}} \left(\hat{\sigma}_0^2\right)^{-\frac{n}{2}} \exp\left(-\frac{1}{2} \frac{\sum_{i=1}^{n}(x_i - \bar{x})^2}{\frac{1}{n}\sum_{i=1}^{n}(x_i - \bar{x})^2}\right)$$

$$= (2\pi)^{-\frac{n}{2}} \left(\hat{\sigma}_0^2\right)^{-\frac{n}{2}} \exp(-\tfrac{n}{2}).$$

Ohne Restriktion an $\boldsymbol{\theta} = (\mu_1, \mu_2, \sigma^2)^T$ ergeben sich die Maximum-Likelihood-Schätzer

$$\hat{\mu}_1 = \frac{1}{n_1} \sum_{i=1}^{n_1} x_i,$$

$$\hat{\mu}_2 = \frac{1}{n_2} \sum_{i=n_1+1}^{n_2} x_i$$

$$\text{und} \quad \hat{\sigma}^2 = \frac{1}{n} \left(\sum_{i=1}^{n_1}(x_i - \hat{\mu}_1)^2 + \sum_{i=n_1+1}^{n_2} (x_i - \hat{\mu}_2)^2 \right)$$

mit

$$\max L(\mu, \sigma^2) = (2\pi)^{-\frac{n}{2}} (\hat{\sigma}^2)^{-n/2} \cdot \exp(-\tfrac{n}{2}).$$

Somit lautet die verallgemeinerte Likelihood-Quotienten-Teststatistik

$$W = 2 \cdot \log \left(\frac{\max L(\mu, \sigma^2)}{\max_{H_0} L(\mu, \sigma^2)} \right) = 2 \cdot \log \left\{ \left(\frac{\hat{\sigma}^2}{\hat{\sigma}_0^2} \right)^{-\frac{n}{2}} \right\}$$

$$= n \log \left(\frac{\hat{\sigma}_0^2}{\hat{\sigma}^2} \right).$$

Wegen

$$
n\hat{\sigma}_0^2 = \sum_{i=1}^{n_1+n_2} (x_i - \hat{\mu})^2
$$

$$
= \sum_{i=1}^{n_1}(x_i - \hat{\mu}_1)^2 + \sum_{i=n_1+1}^{n_2} (x_i - \hat{\mu}_2)^2 + n_1(\hat{\mu}_1 - \hat{\mu})^2 + n_2(\hat{\mu}_2 - \hat{\mu})^2
$$

$$
= n\hat{\sigma}^2 + n_1(\hat{\mu}_1 - \hat{\mu})^2 + n_2(\hat{\mu}_2 - \hat{\mu})^2
$$

$$
= n\hat{\sigma}^2 + \frac{n_1 n_2}{n_1 + n_2} (\hat{\mu}_1 - \hat{\mu}_2)^2
$$

$$
= n\hat{\sigma}^2 + \frac{1}{\frac{1}{n_1} + \frac{1}{n_2}} (\hat{\mu}_1 - \hat{\mu}_2)^2
$$

ergibt sich insgesamt

$$
W = n \log \left(1 + \frac{1}{\frac{1}{n_1} + \frac{1}{n_2}} \frac{(\hat{\mu}_1 - \hat{\mu}_2)^2}{n\hat{\sigma}^2}\right)
$$

$$
= n \log \left(1 + \frac{1}{n_1 + n_2 - 2} \frac{1}{\frac{1}{n_1} + \frac{1}{n_2}} \frac{(\hat{\mu}_1 - \hat{\mu}_2)^2}{\frac{n}{n_1+n_2-2}\hat{\sigma}^2}\right)
$$

$$
= n \log \left(1 + \frac{1}{n_1 + n_2 - 2} t^2\right)
$$

wobei

$$
t = \frac{\hat{\mu}_1 - \hat{\mu}_2}{\sqrt{(\frac{1}{n_1} + \frac{1}{n_2}) \frac{n}{n_1+n_2-2}\hat{\sigma}^2}}
$$

die Zwei-Stichproben t-Test-Statistik ist. Nun ist W monoton wachsend in t^2, d. h. wir lehnen die Nullhypothese für große Werte von t^2 (bzw. $|t|$) ab. Dieses Vorgehen ist fast äquivalent zum t-Test: einziger Unterschied ist die asymptotische χ^2-Verteilung der Teststatistik W, während beim Zwei-Stichproben t-Test die Standard-t-Verteilung $t(n_1 + n_2 - 2)$ verwendet wird, die unter der Nullhypothese sogar bei endlichem Stichprobenumfang die exakte Verteilung von t ist.

Als Anwendungsbeispiel wollen wir die Fischstudie betrachten und testen, ob es bei den übergewichtigen Patienten Unterschiede in der mittleren Chosterinsenkung zwischen den Patienten, deren cholesterinarmer Kost keine Fischgerichte hinzugefügt wurden ($n_1 = 50$), und den Patienten, die zusätzlich drei Fischgerichte hatten ($n_2 = 63$), gibt.

Es ergibt sich die Zwei-Stichproben t-Test-Statistik $t = 0.93$ mit zugehörigem p-Wert 0.356. Die entsprechende verallgemeinerte Likelihood-Quotienten-Teststatistik ist $W = 0.87$ mit zugehörigem p-Wert 0.351. Die p-Werte sind also sehr ähnlich. Alternativ könnte man natürlich auch die Profil-Likelihood von $c = \mu_2 - \mu_1$ berechnen. ∎

Im Allgemeinen kann man aber nur eine asymptotische Verteilung für die verallgemeinerte Likelihood-Quotienten-Teststatistik W herleiten:

Asymptotische Verteilung der verallgemeinerten Likelihood-Quotienten-Statistik

Satz 4.3

Unter Regularitätsbedingungen und $H_0 : \boldsymbol{\theta}_1 = \boldsymbol{\theta}_{10}$ gilt für $n \to \infty$:

$$W = 2 \log \left(\frac{\max L(\boldsymbol{\theta})}{\max_{H_0} L(\boldsymbol{\theta})} \right) \xrightarrow{D} \chi^2(p - r).$$

Beweis: Sei $\hat{\boldsymbol{\theta}} = (\hat{\boldsymbol{\theta}}_1, \hat{\boldsymbol{\theta}}_2)^T$ der unrestringierte und $\hat{\boldsymbol{\theta}}_0 = (\boldsymbol{\theta}_{10}, \hat{\boldsymbol{\theta}}_{20})^T$ der restringierte Maximum-Likelihood-Schätzer unter Annahme der Nullhypothese H_0. Der wahre Parameter sei $\boldsymbol{\theta}_0 = (\boldsymbol{\theta}_{10}, \boldsymbol{\theta}_2)^T$. Wir wissen, dass

$$\hat{\boldsymbol{\theta}} = \begin{pmatrix} \hat{\boldsymbol{\theta}}_1 \\ \hat{\boldsymbol{\theta}}_2 \end{pmatrix} \overset{a}{\sim} \mathrm{N}_p \left(\begin{pmatrix} \boldsymbol{\theta}_{10} \\ \boldsymbol{\theta}_2 \end{pmatrix}, \boldsymbol{I}(\hat{\boldsymbol{\theta}})^{-1} \right), \tag{4.13}$$

wobei wir die inverse beobachtete Fisher-Information wie in Satz 4.1 partitionieren:

$$\boldsymbol{I}(\hat{\boldsymbol{\theta}})^{-1} = \begin{pmatrix} \boldsymbol{I}^{11} & \boldsymbol{I}^{12} \\ \boldsymbol{I}^{21} & \boldsymbol{I}^{22} \end{pmatrix}.$$

Im unrestringierten Modell ist $\hat{\boldsymbol{\theta}}_2$ der ML-Schätzer von $\boldsymbol{\theta}_2$. Im restringierten Modell kennt man aber $\boldsymbol{\theta}_{10}$, daher wird nun auch in $\hat{\boldsymbol{\theta}}_1$ Information über den wahren Parameter $\boldsymbol{\theta}_2$ stecken, insbesondere wenn $\hat{\boldsymbol{\theta}}_1$ und $\hat{\boldsymbol{\theta}}_2$ korreliert sind, d.h. wenn $\boldsymbol{I}^{21}$ nicht gleich der Nullmatrix ist. Wir wollen nun den restringierten ML-Schätzer $\hat{\boldsymbol{\theta}}_{20}$ in Abhängigkeit von den unrestringierten ML-Schätzern $\hat{\boldsymbol{\theta}}_1$ und $\hat{\boldsymbol{\theta}}_2$ und dem wahren und bekannten Wert $\boldsymbol{\theta}_{10}$ darstellen.

Heuristisch lässt sich die genaue Form der Abhängigkeit wie folgt herleiten. Asymptotisch ist $\hat{\boldsymbol{\theta}}_2$ gegeben $\hat{\boldsymbol{\theta}}_1$ normalverteilt mit Erwartungswert (wende hierzu die Rechenregeln für bedingte Verteilungen bei multivariaten Normalverteilungen aus Anhang A.1.6 auf (4.13) an)

$$\mathsf{E}(\hat{\boldsymbol{\theta}}_2 \mid \hat{\boldsymbol{\theta}}_1) = \boldsymbol{\theta}_2 + \boldsymbol{I}^{21}(\boldsymbol{I}^{11})^{-1}(\hat{\boldsymbol{\theta}}_1 - \boldsymbol{\theta}_{10}).$$

Bei Kenntnis von $\boldsymbol{\theta}_{10}$ und $\hat{\boldsymbol{\theta}}_1$ ist somit $\hat{\boldsymbol{\theta}}_2$ im Mittel nicht gleich $\boldsymbol{\theta}_2$, sondern gleich obigem bedingten Erwartungswert. Wir setzen daher diesen gleich $\hat{\boldsymbol{\theta}}_2$, lösen die Gleichung nach $\boldsymbol{\theta}_2$ auf und erhalten so den restringierten Maximum-Likelihood-Schätzer

$$\hat{\boldsymbol{\theta}}_{20} = \hat{\boldsymbol{\theta}}_2 - \boldsymbol{I}^{21}(\boldsymbol{I}^{11})^{-1}(\hat{\boldsymbol{\theta}}_1 - \boldsymbol{\theta}_{10}).$$

Für spätere Zwecke müssen wir diese Formel noch umformen. Dazu partitionieren wir die beobachtete Fisher-Information in

$$I(\hat{\boldsymbol{\theta}}) = \begin{pmatrix} \boldsymbol{I}_{11} & \boldsymbol{I}_{12} \\ \boldsymbol{I}_{21} & \boldsymbol{I}_{22} \end{pmatrix}, \tag{4.14}$$

und wegen $\boldsymbol{I}^{21}(\boldsymbol{I}^{11})^{-1} = -(\boldsymbol{I}_{22})^{-1}\boldsymbol{I}_{21}$ (vergleiche hierzu die Rechenregeln für Blockmatrizen aus Anhang B.2) lässt sich der restringierte Maximum-Likelihood-Schätzer nun schließlich in der Form

$$\hat{\boldsymbol{\theta}}_{20} = \hat{\boldsymbol{\theta}}_2 + (\boldsymbol{I}_{22})^{-1}\boldsymbol{I}_{21}(\hat{\boldsymbol{\theta}}_1 - \boldsymbol{\theta}_{10}) \tag{4.15}$$

schreiben.

Jetzt können wir uns der verallgemeinerten Likelihood-Quotienten-Statistik zuwenden. Betrachte zunächst die elementare Umformung

$$\begin{aligned} W &= 2\log\left(\frac{\max L(\boldsymbol{\theta})}{\max_{H_0} L(\boldsymbol{\theta})}\right) = 2\log\left(\frac{L(\hat{\boldsymbol{\theta}})}{L(\hat{\boldsymbol{\theta}}_0)}\right) \\ &= 2\log\left(\frac{L(\hat{\boldsymbol{\theta}})}{L(\boldsymbol{\theta}_0)}\right) - 2\log\left(\frac{L(\hat{\boldsymbol{\theta}}_0)}{L(\boldsymbol{\theta}_0)}\right) \\ &\approx (\hat{\boldsymbol{\theta}} - \boldsymbol{\theta}_0)^T\boldsymbol{I}(\hat{\boldsymbol{\theta}})(\hat{\boldsymbol{\theta}} - \boldsymbol{\theta}_0) - (\hat{\boldsymbol{\theta}}_0 - \boldsymbol{\theta}_0)^T\boldsymbol{I}(\hat{\boldsymbol{\theta}})(\hat{\boldsymbol{\theta}}_0 - \boldsymbol{\theta}_0), \end{aligned}$$

wobei hier zweimal die quadratische Approximation (4.4) angewandt wurde. Die verallgemeinerte Likelihood-Quotienten-Statistik W kann somit approximativ als Differenz von zwei quadratischen Formen geschrieben werden, wobei die erste quadratische Form gleich

$$(\hat{\boldsymbol{\theta}} - \boldsymbol{\theta}_0)^T\boldsymbol{I}(\hat{\boldsymbol{\theta}})(\hat{\boldsymbol{\theta}} - \boldsymbol{\theta}_0) = \begin{pmatrix} \hat{\boldsymbol{\theta}}_1 - \boldsymbol{\theta}_{10} \\ \hat{\boldsymbol{\theta}}_2 - \boldsymbol{\theta}_2 \end{pmatrix}^T \begin{pmatrix} \boldsymbol{I}_{11} & \boldsymbol{I}_{12} \\ \boldsymbol{I}_{21} & \boldsymbol{I}_{22} \end{pmatrix} \begin{pmatrix} \hat{\boldsymbol{\theta}}_1 - \boldsymbol{\theta}_{10} \\ \hat{\boldsymbol{\theta}}_2 - \boldsymbol{\theta}_2 \end{pmatrix} \tag{4.16}$$

ist. Hier wurde wieder die Partitionierung (4.14) der beobachteten Fisher-Information verwendet. Der erste Term der zweiten quadratischen Form ist mit Gleichung (4.15) gleich

$$\hat{\boldsymbol{\theta}}_0 - \boldsymbol{\theta}_0 = \begin{pmatrix} \boldsymbol{0} \\ \hat{\boldsymbol{\theta}}_{20} - \boldsymbol{\theta}_2 \end{pmatrix} = \begin{pmatrix} \boldsymbol{0} \\ \hat{\boldsymbol{\theta}}_2 - \boldsymbol{\theta}_2 + (\boldsymbol{I}_{22})^{-1}\boldsymbol{I}_{21}(\hat{\boldsymbol{\theta}}_1 - \boldsymbol{\theta}_{10}) \end{pmatrix}.$$

Somit ist die zweite quadratische Form gleich

$$(\hat{\boldsymbol{\theta}}_0 - \boldsymbol{\theta}_0)^T \boldsymbol{I}(\hat{\boldsymbol{\theta}})(\hat{\boldsymbol{\theta}}_0 - \boldsymbol{\theta}_0)$$

$$= \begin{pmatrix} \boldsymbol{0} \\ \hat{\boldsymbol{\theta}}_{20} - \boldsymbol{\theta}_2 \end{pmatrix}^T \begin{pmatrix} \boldsymbol{I}_{11} & \boldsymbol{I}_{12} \\ \boldsymbol{I}_{21} & \boldsymbol{I}_{22} \end{pmatrix} \begin{pmatrix} \boldsymbol{0} \\ \hat{\boldsymbol{\theta}}_{20} - \boldsymbol{\theta}_2 \end{pmatrix}$$

$$= (\hat{\boldsymbol{\theta}}_{20} - \boldsymbol{\theta}_2)^T \boldsymbol{I}_{22}(\hat{\boldsymbol{\theta}}_{20} - \boldsymbol{\theta}_2)$$

$$= \left(\hat{\boldsymbol{\theta}}_2 - \boldsymbol{\theta}_2 + (\boldsymbol{I}_{22})^{-1}\boldsymbol{I}_{21}(\hat{\boldsymbol{\theta}}_1 - \boldsymbol{\theta}_{10}) \right)^T \boldsymbol{I}_{22}\left(\hat{\boldsymbol{\theta}}_2 - \boldsymbol{\theta}_2 + (\boldsymbol{I}_{22})^{-1}\boldsymbol{I}_{21}(\hat{\boldsymbol{\theta}}_1 - \boldsymbol{\theta}_{10}) \right)$$

$$= (\hat{\boldsymbol{\theta}}_2 - \boldsymbol{\theta}_2)^T \boldsymbol{I}_{22}(\hat{\boldsymbol{\theta}}_2 - \boldsymbol{\theta}_2) + (\hat{\boldsymbol{\theta}}_1 - \boldsymbol{\theta}_{10})^T \boldsymbol{I}_{12}(\boldsymbol{I}_{22})^{-1}\boldsymbol{I}_{21}(\hat{\boldsymbol{\theta}}_1 - \boldsymbol{\theta}_{10})$$

$$\quad + 2 \cdot (\hat{\boldsymbol{\theta}}_1 - \boldsymbol{\theta}_{10})^T \boldsymbol{I}_{12}(\hat{\boldsymbol{\theta}}_2 - \boldsymbol{\theta}_2)$$

$$= \begin{pmatrix} \hat{\boldsymbol{\theta}}_1 - \boldsymbol{\theta}_{10} \\ \hat{\boldsymbol{\theta}}_2 - \boldsymbol{\theta}_2 \end{pmatrix}^T \begin{pmatrix} \boldsymbol{I}_{12}(\boldsymbol{I}_{22})^{-1}\boldsymbol{I}_{21} & \boldsymbol{I}_{12} \\ \boldsymbol{I}_{21} & \boldsymbol{I}_{22} \end{pmatrix} \begin{pmatrix} \hat{\boldsymbol{\theta}}_1 - \boldsymbol{\theta}_{10} \\ \hat{\boldsymbol{\theta}}_2 - \boldsymbol{\theta}_2 \end{pmatrix}. \tag{4.17}$$

Die beiden quadratischen Formen (4.16) und (4.17) unterscheiden sich nur an einer Stelle; statt $\boldsymbol{I}_{11}$ steht in (4.17) $\boldsymbol{I}_{12}(\boldsymbol{I}_{22})^{-1}\boldsymbol{I}_{21}$ in der linken oberen Ecke der zentralen Matrix. Die Differenz von beiden lässt sich daher stark vereinfachen und man erhält schließlich

$$W \approx (\hat{\boldsymbol{\theta}}_1 - \boldsymbol{\theta}_{10})^T \boldsymbol{I}_{11}(\hat{\boldsymbol{\theta}}_1 - \boldsymbol{\theta}_{10}) - (\hat{\boldsymbol{\theta}}_1 - \boldsymbol{\theta}_{10})^T \boldsymbol{I}_{12}(\boldsymbol{I}_{22})^{-1}\boldsymbol{I}_{21}(\hat{\boldsymbol{\theta}}_1 - \boldsymbol{\theta}_{10})$$

$$= (\hat{\boldsymbol{\theta}}_1 - \boldsymbol{\theta}_{10})^T (\boldsymbol{I}_{11} - \boldsymbol{I}_{12}(\boldsymbol{I}_{22})^{-1}\boldsymbol{I}_{21})(\hat{\boldsymbol{\theta}}_1 - \boldsymbol{\theta}_{10})$$

$$= (\hat{\boldsymbol{\theta}}_1 - \boldsymbol{\theta}_{10})^T (\boldsymbol{I}^{11})^{-1}(\hat{\boldsymbol{\theta}}_1 - \boldsymbol{\theta}_{10}).$$

Somit ist die negative Krümmung der Profil-Log-Likelihood W in der Tat $(\boldsymbol{I}^{11})^{-1}$, und daher als Nebenprodukt Satz 4.1 bewiesen. Da weiterhin unter Annahme der Nullhypothese $\hat{\boldsymbol{\theta}}_1 \overset{a}{\sim} \mathrm{N}_q(\boldsymbol{\theta}_{10}, \boldsymbol{I}^{11})$ gilt, folgt schließlich die Behauptung

$$W \overset{a}{\sim} \chi^2(q).$$

$\square$

Beispiel 4.16 (Anpassungstest)

Wir werden in diesem Beispiel die verallgemeinerte Likelihood-Quotienten-Statistik als Anpassungstest „goodness-of-fit test" benutzen. Dazu betrachten wir wieder Beispiel 1.2.4 und wollen nun untersuchen, ob es bei den vorliegenden Häufigkeiten $x_1 = 233$, $x_2 = 385$ und $x_3 = 129$ der drei Genotypen AA, Aa und aa in der Stichprobe vom Umfang $n = 747$ plausibel ist, dass sich die zugrundeliegende Population im Hardy-Weinberg-Gleichgewicht befindet. Unser restringiertes Modell nimmt also an, dass das Hardy-Weinberg-Gleichgewicht vorliegt. Aus Beispiel 2.6 wissen wir, dass $\hat{q}_{ML} \approx 0.570$ ist und die durch diesen Wert maximierte Log-Likelihood ergibt sich zu

$$l(\hat{q}_{ML}) = x_1 \log(\hat{q}_{ML}^2) + x_2 \log\big(2\hat{q}_{ML}(1 - \hat{q}_{ML})\big) + x_3 \log\big((1 - \hat{q}_{ML})^2\big) = -754.17.$$

Ohne Restriktion auf H_0 ist der Maximum-Likelihood-Schätzer $\hat{\boldsymbol{\pi}}_{ML} = \boldsymbol{x}/n$, mit $n = x_1 + x_2 + x_3$ und maximaler Log-Likelihood

$$l(\hat{\boldsymbol{\pi}}_{ML}) = \sum_{i=1}^{3} x_i \log(\hat{\pi}_i) = -753.19.$$

Die Teststatistik des LQ-Tests ergibt sich somit zu $2(l(\hat{\boldsymbol{\pi}}_{ML}) - l(\hat{q}_{ML})) = 1.959$. Da diese deutlich kleiner als der kritische Wert $\chi^2_{0.95}(1) = 3.84$ ist, kann somit das Vorliegen des Hardy-Weinberg-Gleichgewichts in der Population bei einem Signifikanzniveau von $\alpha = 5\%$ nicht abgelehnt werden. ∎

Im vorhergehenden Beispiel haben wir einen Spezialfall von *Wilk's G^2-Statistik* kennengelernt. Bei vorliegenden Häufigkeiten $x_1, \ldots, x_k$ vergleicht die G^2-Teststatistik ein restringiertes Modell mit r Parametern mit dem multinomialen Modell, das in diesem Zusammenhang auch das *saturierte Modell* genannt wird. Man berechnet die ML-Schätzer des restringierten Modells und daraus die erwarteten Häufigkeiten e_i in den einzelnen Kategorien. Die G^2-Teststatistik, die eine einfache Umformung der LQ-Teststatistik ist, lautet dann

$$G^2 = 2 \sum_{i=1}^{k} x_i \log\left(\frac{x_i}{e_i}\right).$$

Diese auch als *Devianz* bekannte Statistik ist eine Alternative zum χ^2-Anpassungstest, dessen Teststatistik

$$\chi^2 = \sum_{i=1}^{k} \frac{(x_i - e_i)^2}{x_i}$$

unter H_0 ebenfalls asymptotisch $\chi^2(k - 1 - r)$ verteilt ist und der im Allgemeinen ein ähnliches Resultat liefert. In dem vorangegangenen Beispiel ergibt sich mit $\chi^2 = 1.956$ ein sehr ähnlicher Wert.

Beispiel 4.17 (Screening-Test für Darmkrebs)

Wir wollen nun die χ^2- und G^2-Statistik auf die Daten zum Darmkrebs-Screening anwenden, um die Plausibilität des Binomial- und des Beta-Binomial-Modells näher zu untersuchen. Die zugrundeliegenden Berechnungen sind einfach, sodass wir nur kurz auf die Freiheitsgrade der Teststatistiken eingehen. Die Daten liegen in $k = 6$ Kategorien vor und das saturierte Multinomialmodell hat somit 5 Freiheitsgrade. Im gestutzten Binomialmodell wurde ein Parameter, im gestutzten Beta-Binomial-Modell wurden zwei Parameter geschätzt. Folglich ist die Anzahl der Freiheitsgrade der zwei Anpassungstests beim ersten Modell gleich $5 - 1 = 4$, beim zweiten gleich $5 - 2 = 3$.

Das gestutzte Binomialmodell aus Beispiel 2.11 wird von den Anpassungstests deutlich abgelehnt (Teststatistiken $\chi^2 = 332.8$, $G^2 = 185.1$ bei 4 Freiheitsgraden). Dies bestätigt die Bedenken, die wir bereits am Ende von Beispiel 2.11 geäußert haben. Im flexibleren gestutzten Beta-Binomial-Modell aus Beispiel 4.10 ergeben sich bei 3 Freiheitsgraden die Teststatistiken $\chi^2 = 2.12$ und $G^2 = 2.19$. Dieses Modell wird somit von beiden Tests mit p-Werten von 0.55 bzw. 0.53 nicht abgelehnt. $\blacksquare$

Aufgaben

1. Eine Kohortenstudie zur Untersuchung der Inzidenz der ischaemischen Herzkrankheit (IHK) wurde anhand von 337 männlichen Probanden durchgeführt. Dabei wurde jeder Proband als nicht-exponiert (Gruppe 1, tägliche Energiezufuhr $\geq$ 2750 kcal) oder exponiert (Gruppe 2, tägliche Energiezufuhr < 2750 kcal) eingestuft um ein Bild seiner körperlichen Aktivität zu bekommen. Es wurde die Anzahl von Personenjahren ($Y_1 = 2\,768.9$ und $Y_2 = 1857.5$) und die Anzahl von IHK Erkrankungen ($D_1 = 17$ und $D_2 = 28$) registriert.

    Es wird angenommen, dass $D_i \sim Po(\lambda_i Y_i), i = 1, 2$, wobei $\lambda_i > 0$ die Rate von Neuerkrankungen ist.

    a) Bestimmen Sie für jede Kategorie den ML-Schätzer $\hat{\lambda}_i$ und ein zugehöriges 95%-Wald-Intervall für $\log(\lambda_i)$ mit anschließender Rücktransformation.

    b) Um zu untersuchen, ob $\lambda_1 = \lambda_2$ gilt, wird das Modell reparameterisiert mit Parametern $\lambda = \lambda_1$ und $\theta = \lambda_2/\lambda_1$. Zeigen Sie, dass die gemeinsame Log-Likelihood von λ und θ folgende Form hat ($D := D_1 + D_2$):

    $$l(\lambda, \theta) = D \log(\lambda) + D_2 \log(\theta) - \lambda Y_1 - \theta \lambda Y_2.$$

    c) Bestimmen Sie den ML-Schätzer $(\hat{\lambda}, \hat{\theta})$, die beobachtete Fisher-Information $\boldsymbol{I}(\hat{\lambda}, \hat{\theta})$ und einen Ausdruck für die beiden Profil-Log-Likelihoodfunktionen $l_p(\lambda) = l(\lambda, \hat{\theta}(\lambda))$ und $l_p(\theta) = l(\hat{\lambda}(\theta), \theta)$.

    d) Skizzieren Sie die beiden Funktionen $l_p(\lambda)$ und $l_p(\theta)$ und erstellen Sie in R einen Konturplot der relativen Log-Likelihood $\tilde{l}(\lambda, \theta)$ mit der Funktion `contour`. Fügen Sie zusammengehörige Werte $(\lambda, \hat{\theta}(\lambda))$ und $(\hat{\lambda}(\theta), \theta)$ dem Konturplot hinzu.

    e) Berechnen Sie ein 95%-Wald-Intervall für $\log \theta$ basierend auf der Profil-Log-Likelihood und folgern Sie, ob $\lambda_1 = \lambda_2$ verworfen werden kann.

2. Sei $(x_1, y_1), \ldots, (x_n, y_n)$ eine Zufallsstichprobe aus einer bivariaten Normalverteilung mit Erwartungswert $\mathbf{0}$ und Kovarianzmatrix

    $$\boldsymbol{\Sigma} = \sigma^2 \begin{pmatrix} 1 & \rho \\ \rho & 1 \end{pmatrix}.$$

a) Bestimmen Sie den ML-Schätzer $(\hat{\sigma}^2_{ML}, \hat{\rho}_{ML})$.

b) Zeigen Sie, dass

$$I(\hat{\sigma}^2_{ML}, \hat{\rho}_{ML}) = \begin{pmatrix} \frac{n}{\hat{\sigma}^4_{ML}} & -\frac{n\hat{\rho}_{ML}}{\hat{\sigma}^2_{ML}(1-\hat{\rho}^2_{ML})} \\ -\frac{n\hat{\rho}_{ML}}{\hat{\sigma}^2_{ML}(1-\hat{\rho}^2_{ML})} & \frac{n(1+\hat{\rho}^2_{ML})}{(1-\hat{\rho}^2_{ML})^2} \end{pmatrix}.$$

c) Zeigen Sie, dass der Standardfehler von $\hat{\rho}_{ML}$ gleich

$$\mathrm{se}(\hat{\rho}_{ML}) = \frac{1-\hat{\rho}^2_{ML}}{\sqrt{n}}$$

ist.

3. Seien $X_1 \sim \mathrm{Bin}(n_1, \pi_1)$ und $X_2 \sim \mathrm{Bin}(n_2, \pi_2)$ unabhängige Zufallsvariablen. Zur Untersuchung der Nullhypothese $H_0 : \pi_1 = \pi_2$ betrachtet man häufig das *relative Risiko* („Relative risk") $\theta = \pi_1/\pi_2$ oder das *logarithmierte relative Risiko* $\psi = \log(\theta)$.

a) Berechnen Sie den Standardfehler des logarithmierten relativen Risikos. Gehen Sie dabei wie in Beispiel 4.8 vor.

b) Berechnen Sie für die Daten aus Tabelle 4.1 ein 95%-Konfidenzintervall für das relative Risiko.

c) Berechnen Sie auch die Profil-Likelihood und das zugehörige 95%-Konfidenzintervall für das relative Risiko.

4. Das AB0-System wurde 1901 von KARL LANDSTEINER beschrieben, wofür er 1930 den Nobelpreis für Medizin bekam. Es ist das wichtigste Blutgruppenmerkmal bei der Bluttransfusion und umfasst vier verschiedene Hauptgruppen: A, B, AB und 0.

Die Blutgruppenfaktoren A und B sind dominant gegenüber Blutgruppenfaktor 0. Die Blutgruppenfaktoren A und B verhalten sich kodominant zueinander. Der Blutgruppenfaktor 0 verhält sich rezessiv gegenüber den Blutgruppenfaktoren A und B. Hierdurch ergibt sich für die Blutgruppe A ein Genotyp von AA oder A0, für Blutgruppe B ein Genotyp von BB oder B0, für Blutgruppe AB ein Genotyp von AB und für Blutgruppe 0 ein Genotyp von 00.

Seien p, q und r die Anteile der Allele A, B und 0 in einer Population, es gilt also die Restriktion $p + q + r = 1$. Dann gilt unter bestimmten Annahmen das Schema in Tabelle 4.3, in der auch die Ergebnisse einer Stichprobe vom Umfang $n = 435$ enthalten sind.

a) Stellen Sie die Likelihoodfunktion von $\boldsymbol{\theta} = (p, q)^T$ auf. Nehmen Sie dafür an, dass $\boldsymbol{x} = (x_1, x_2, x_3, x_4)^T$ eine Realisation aus einer Multinomialverteilung mit Parametern $n = 435$ und $\boldsymbol{\pi} = (\pi_1, \pi_2, \pi_3, \pi_4)^T$ ist.

b) Berechnen Sie numerisch die ML-Schätzer von p und q mit zugehörigen Standardfehlern. Berechnen Sie daraus den ML-Schätzer von r mit zugehörigem Standardfehler.

Tab. 4.3: Schema der Blutgruppen mit Wahrscheinlichkeiten und Stichprobenergebnis ($n = 435$).

Blutgruppe	Wahrscheinlichkeit	Beobachtung
A={AA,A0}	$\pi_1 = p^2 + 2pr$	$x_1 = 182$
B={BB,B0}	$\pi_2 = q^2 + 2qr$	$x_2 = 60$
AB={AB}	$\pi_3 = 2pq$	$x_3 = 17$
0={00}	$\pi_4 = r^2$	$x_4 = 176$

    c) Stellen Sie die relative Log-Likelihoodfunktion graphisch dar und skizzieren sie die 95%-Konfidenzregion für $\boldsymbol{\theta}$.

    d) Verwenden Sie die χ^2- und G^2-Teststatistik um die Plausibilität der getroffenen Modellannahmen zu untersuchen.

5. Sei $T \sim \mathrm{t}(n-1)$.

    a) Berechnen Sie analytisch die Dichtefunktion der Zufallsvariable

$$W = n \log \left(1 + \frac{T^2}{n-1} \right),$$

vergleiche Beispiel 4.15, und vergleichen Sie diese graphisch mit der Dichtefunktion der $\chi^2(1)$-Verteilung für verschiedene Werte von n.

    b) Zeigen Sie, dass W für $n \to \infty$ tatsächlich einer $\chi^2(1)$-Verteilung folgt.

6. Betrachten Sie den χ^2-Anpassungstest für k Kategorien bei n Beobachtungen. Seien

$$D_n = \sum_{i=1}^{k} \frac{(n_i - np_{i0})^2}{np_{i0}} \quad \text{und} \quad W_n = 2 \sum_{i=1}^{k} n_i \log \left(\frac{n_i}{np_{i0}} \right).$$

Zeigen Sie, dass $W_n - D_n \xrightarrow{P} 0$ für $n \to \infty$.

7. Ein Experiment in der Psychologie untersucht die Vergesslichkeit bei der Erkennung von Silbentriaden (drei zusammenhängende Silben). Der Proband soll sich die Triade zehn Sekunden lang einprägen, danach wird sie verdeckt. Nach einer Wartezeit von t Sekunden wird überprüft, ob der Proband sich die Triade merken konnte. Für jede Wartezeit t wird das Experiment für insgesamt n Triaden wiederholt.

Angenommen die Daten $y = (y_1, \ldots, y_m)$ geben die relative Häufigkeit der erkannten Silbentriaden für die Wartezeiten $t = 1, \ldots, m$ Sekunden an. Das so genannte *Power-Modell* nimmt an, dass

$$\pi(t; \boldsymbol{\theta}) = \theta_1 t^{-\theta_2}, \quad 0 \le \theta_1 \le 1, \theta_2 > 0,$$

die Wahrscheinlichkeit ist ein Wort bei Wartezeit $t \ge 1$ richtig zu erkennen.

Tab. 4.4: Daten aus dem Jahresbericht einer Rentenversicherung

Anzahl Kinder	0	1	2	3	4	5	6	>6
Anzahl Witwen	3062	587	284	103	33	4	2	0

a) Geben Sie einen Ausdruck für die Log-Likelihoodfunktion $l(\boldsymbol{\theta})$ mit $\boldsymbol{\theta} = (\theta_1, \theta_2)$ an.

b) Erstellen Sie einen Konturplot der Log-Likelihoodfunktion im Parameterbereich $[0.8, 1] \times [0.3, 0.6]$ mit $n = 100$ und

$$y = (0.94, 0.77, 0.40, 0.26, 0.24, 0.16), \quad t = (1, 3, 6, 9, 12, 18).$$

8. Anstelle des Power-Modells wird in der Psychologie auch das sogenannte *Exponential-Modell* verwendet:

$$\pi(t; \boldsymbol{\theta}) = \min\left(1, \theta_1 \exp(-\theta_2 t)\right), \quad t > 0, \theta_1 > 0 \text{ und } \theta_2 > 0.$$

a) Erstellen Sie in R für die gleichen Daten wie in Aufgabe 7 einen Konturplot der Log-Likelihoodfunktion für $[0.8, 1.4] \times [0, 0.4]$.

b) Benutzen Sie die R-Funktion optim, um $\hat{\boldsymbol{\theta}}_{ML}$ numerisch zu bestimmen. Fügen Sie den ML-Schätzer dem Konturplot aus Teil 8a) hinzu.

c) Erstellen Sie für $0 \le t \le 20$ einen Plot von $\pi(t; \hat{\boldsymbol{\theta}}_{ML})$ und fügen Sie die Beobachtungen y dem Plot hinzu.

9. Tabelle 4.4 stammt aus dem Jahresbericht einer Rentenversicherung. Sie gibt an, wie viele Witwen mit keinem, einem, usw. Kind von der Versicherung unterstützt werden.

a) Passen Sie ein einfaches Poisson-Modell an die Daten an und zeigen Sie mittels eines χ^2-Anpassungstests, dass es sich um ein unzutreffendes Modell für die Daten handelt.

b) Ein verbessertes Modell für die Anzahl der Kinder einer Witwe hat folgende Form: Ein Anteil θ der Witwen hat keine Kinder und der übrige Anteil $1 - \theta$ hat Y Kinder, wobei $Y \sim \text{Po}(\lambda)$. Zeigen Sie, dass die marginale Wahrscheinlichkeitsfunktion für die Anzahl der Kinder

$$P(X = k) = \begin{cases} \theta + (1 - \theta) \exp(-\lambda), & k = 0 \\ (1 - \theta) \exp(-\lambda) \frac{\lambda^k}{k!}, & k > 0 \end{cases}$$

lautet. Dieses Modell wird auch *zero-inflated Poisson-Modell* genannt.

c) Schreiben Sie eine R-Funktion loglik(psi,x), die $l(\boldsymbol{\psi})$ für $\boldsymbol{\psi} = (\lambda, \theta)$ bei Daten x berechnet. Bestimmen Sie mit optim den ML-Schätzer für die Daten aus Tabelle 4.4 und berechnen Sie 95%-Wald-Konfidenzintervalle für λ und θ.

d) Erstellen Sie mittels der `contour`-Funktion eine gemeinsame 95%-Konfidenzregion für (λ, θ).

e) Überprüfen Sie mittels eines χ^2-Anpassungstests den Fit des zero-inflated Poisson-Modells. Warum passt dieses Modell besser?

10. Ohne es zu wissen liefert eine Schokoladenfabrik eine große Menge salmonelleninfizierter Schokolade an die Supermärkte. Die dadurch verursachte Anzahl der Erkrankungsfälle pro Woche ist Poisson-verteilt mit Mittelwert λ. Durch die Maßnahmen der Gesundheitsbehörden nimmt die Anzahl der Fälle über die Zeit ab, sodass in den Wochen $0, 1, 2, \ldots, n$ der Mittelwert $\alpha, \alpha\beta, \alpha\beta^2, \ldots, \alpha\beta^n$ ist, wobei $\alpha > 0$ und $\beta > 0$ unbekannte Parameter sind. Seien $x = (x_0, \ldots, x_n)$ die als unabhängig betrachteten Beobachtungen.

a) Geben Sie einen Ausdruck für $l(\alpha, \beta)$ an.

b) Es wird $x = (94, 58, 16, 12, 11, 3, 2, 1, 0, 1, 0)$ beobachtet. Bestimmen Sie für diese Daten den ML-Schätzer von α und β. Da der ML-Schätzer hier nur numerisch bestimmt werden kann, benutzen Sie `optim`.

c) Schreiben Sie eine R-Funktion `lp.beta(beta)`, die numerisch die Profil-Log-Likelihood $l_p(\beta)$ berechnet. Verwenden Sie hierzu eine Hilfsfunktion `alpha.hat(beta)`, die $\hat{\alpha}_{ML}(\beta)$ mit der `optim`-Funktion berechnet.

d) Erstellen Sie einen Plot der relativen Profil-Log-Likelihood $\tilde{l}_p(\beta)$ für $\beta \in [0.2, 0.8]$.

e) Benutzen Sie `lp.beta`, um numerisch ein 95%-Likelihoodintervall für β basierend auf der Profil-Log-Likelihood zu bestimmen.

11. Sei $X_1, \ldots, X_n$ eine Zufallsstichprobe aus einer $\mathrm{LN}(\mu, \sigma^2)$-Verteilung.

a) Bestimmen Sie den ML-Schätzer von μ und σ^2. Benutzen Sie dabei den Zusammenhang zwischen den Dichten der Normalverteilung und der Lognormalverteilung. Berechnen Sie auch die zugehörigen Standardfehler.

b) Bestimmen Sie die Profil-Log-Likelihood von μ bzw. σ^2 und stellen Sie diese graphisch für folgenden Daten dar:

$$x = (225, 171, 198, 189, 189, 135, 162, 136, 117, 162).$$

Vergleichen Sie die Profil-Log-Likelihood mit ihrer quadratischen Approximation.

Literaturhinweise

Vektorielle Likelihood-Inferenz ist ausführlich in Pawitan (2001) und Davison (2003) beschrieben.

5 Bayes-Inferenz

In der klassischen Inferenz betrachtet man die Daten X als zufällig und interessiert sich für frequentistische Eigenschaften von daraus abgeleiteten Statistiken, insbesondere von möglichen Punkt- und Intervallschätzern. Der dem Wahrscheinlichkeitsmodell zugrundeliegende Parameter θ ist zwar unbekannt, aber fest, also keine Zufallsvariable.

In der Bayes-Inferenz ist θ nun eine Zufallsvariable mit *Priori-Verteilung* $f(\theta)$. Man betrachtet nach der Beobachtung der Daten $X = x$ die *Posteriori-Verteilung* $f(\theta \mid x)$ und bedingt also auf die Beobachtung $X = x$. Zunächst nehmen wir an, dass θ skalar ist. Der Einfachheit halber werden wir bei nicht näher spezifizierten Parametern θ von Priori- bzw. Posteriori-Dichtefunktionen reden, auch wenn es sich möglicherweise um Wahrscheinlichkeitsfunktionen von diskreten Parametern handelt.

5.1 Die Posteriori-Verteilung

Die wichtigste Größe in der Bayes-Inferenz ist die Posteriori-Verteilung, in der die gesamte Information der Daten über den Parameter enthalten ist. Bestimmte Charakteristika der Posteriori-Verteilung werden verwendet, um Punkt- bzw. Intervallschätzungen abzuleiten.

Definition 5.1 (Posteriori-Verteilung)

Sei $X = x$ die beobachtete Realisation einer Zufallsvariable bzw. eines Zufallsvektors X mit Dichtefunktion $f(x \mid \theta)$. Nach Festlegung einer Priori-Verteilung mit Dichtefunktion $f(\theta)$ ergibt sich die Dichtefunktion der *Posteriori-Verteilung* aus dem Satz von Bayes (vgl. (A.7)):

$$f(\theta \mid x) = \frac{f(x \mid \theta) \cdot f(\theta)}{\int f(x \mid \theta) \cdot f(\theta) \, d\theta}. \tag{5.1}$$

Bei diskretem Parameterraum Θ ist das Integral durch eine Summe zu ersetzen. ◆

Zunächst ist zu bemerken, dass $f(x \mid \theta)$ einfach die Likelihoodfunktion $L(\theta)$ ist, für die wir in den vorangegangenen Kapiteln die Schreibweise $f(x; \theta)$ verwendet haben. Da θ nun zufällig ist, bedingen wir explizit auf einen bestimmten Wert θ und schreiben $L(\theta) = f(x \mid \theta)$. Der Nenner in (5.1) lässt sich zu

$$\int f(x \mid \theta) f(\theta) \, d\theta = \int f(x, \theta) \, d\theta = f(x)$$

umschreiben, was deutlich macht, dass er nicht von dem Argument θ abhängt. Daher ist die Posteriori-Verteilung proportional zum Produkt von Likelihood und Priori-Verteilung, mit Proportionalitätskonstante $1/f(x)$. Man schreibt daher häufig

$$f(\theta \mid x) \propto f(x \mid \theta) \cdot f(\theta) \quad \text{bzw.} \quad f(\theta \mid x) \propto L(\theta) \cdot f(\theta), \tag{5.2}$$

wobei „$\propto$" für „ist proportional zu" steht und impliziert, dass $1/\int L(\theta) f(\theta) d\theta$ die zugehörige Proportionalitätskonstante ist, die $\int f(\theta \mid x) d\theta = 1$ sicherstellt.

Posteriori-Verteilung

Die Dichtefunktion der *Posteriori-Verteilung* ergibt sich durch Multiplikation der Likelihoodfunktion mit der Dichtefunktion der *Priori-Verteilung* mit anschließender Normalisierung.

Wir werden im Folgenden die Dichtefunktion der Priori- bzw. Posteriori-Verteilung meist einfach als Priori- bzw. Posteriori-Verteilung bezeichnen. Jegliche Inferenz für θ basiert ausschließlich auf der Posteriori-Verteilung $f(\theta \mid x)$. Als mögliche Punktschätzer kommen die üblichen Lageparameter von Verteilungen in Betracht, insbesondere der Erwartungswert, der Median und der Modus der Posteriori-Verteilung. Diese wollen wir nun für den Fall einer stetigen Posteriori-Verteilung $f(\theta|x)$ eines skalaren Parameters θ definieren.

Definition 5.2 (Punktschätzer der Bayes-Inferenz)

Der *Posteriori-Erwartungswert* $\mathsf{E}(\theta \mid x)$ ist der Erwartungswert der Posteriori-Verteilung $f(\theta \mid x)$:

$$\mathsf{E}(\theta \mid x) = \int \theta f(\theta \mid x) \, d\theta.$$

Der *Posteriori-Modus* $\text{Mod}(\theta \,|\, x)$ ist der Modus der Posteriori-Verteilung $f(\theta \,|\, x)$:

$$\text{Mod}(\theta \,|\, x) = \arg\max_{\theta} f(\theta \,|\, x).$$

Der *Posteriori-Median* $\text{Med}(\theta \,|\, x)$ ist der Median der Posteriori-Verteilung $f(\theta \,|\, x)$, d. h. der Wert a, für den gilt:

$$\int_{-\infty}^{a} f(\theta \,|\, x)\, d\theta = 0.5 \quad \text{und} \quad \int_{a}^{\infty} f(\theta \,|\, x)\, d\theta = 0.5.$$

$\blacklozenge$

Natürlich haben wir hier stillschweigend angenommen, dass der Erwartungswert auch tatsächlich existiert. Dann ist der Posteriori-Erwartungswert eindeutig. Die Eindeutigkeit von Posteriori-Modus und -Median ist hingegen im Allgemeinen nicht gesichert.

Intervallschätzungen konstruiert man ebenfalls über die Posteriori-Verteilung. Da solche Intervalle anders als Konfidenzintervalle zu interpretieren sind, heißen diese nun *Kredibilitätsintervalle*. Zunächst folgt eine Definition für den Fall eines skalaren stetigen Parameters.

Definition 5.3 (Kredibilitätsintervall)
Zu gegebenem $\alpha \in (0,1)$ ist ein *(1 − α)-Kredibilitätsintervall* definiert durch *zwei* reelle Zahlen t_u und t_o, für die

$$\int_{t_u}^{t_o} f(\theta \,|\, x)\, d\theta = 1 - \alpha \tag{5.3}$$

gilt. Man nennt $1 - \alpha$ das *Kredibilitätsniveau* oder auch den *Glaubwürdigkeitsgrad* des Kredibilitätsintervalls. $\blacklozenge$

Die Zufallsvariable $\theta \,|\, x$ ist also mit Wahrscheinlichkeit $1 - \alpha$ in einem $(1 - \alpha)$-Kredibilitätsintervall enthalten. Am einfachsten erhält man ein solches Kredibilitätsintervall, in dem man t_u und t_o als das $\alpha/2$- bzw. $(1 - \alpha/2)$-Quantil der Posteriori-Verteilung wählt.

Man vergleiche diese einfache Interpretation mit der doch eher komplizierten Definition 3.6 eines frequentistischen Konfidenzintervalls. Im Bayes-Kontext können wir tatsächlich sagen, dass ein unbekannter (aber zufälliger) Parameter mit Wahrscheinlichkeit $(1 - \alpha)$ in einem $(1 - \alpha)$-Kredibilitätsintervall enthalten ist. Eine solche Interpretation ist für ein Konfidenzintervall natürlich nicht möglich.

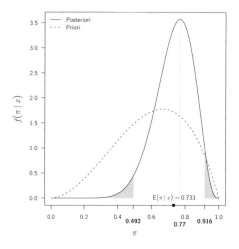

Abb. 5.1: Posteriori-Dichte für π (durchgezogene Linie) bei Prioriverteilung $\pi \sim \text{Be}(3,2)$ (gestrichelte Linie) und Beobachtungen $n = 10$, $x = 8$ im Binomialexperiment. Ein 95%-Kredibilitätsintervall, außerhalb dessen Grenzen sich jeweils 2.5% Wahrscheinlichkeitsmasse (grau unterlegt) befindet, ist ebenfalls eingezeichnet.

Beispiel 5.1 (Binomialexperiment)

Sei $X \sim \text{Bin}(n, \pi)$ und $\pi \in \Pi = (0, 1)$ unbekannt. Es liegt nahe, als Priori-Verteilung für π eine Beta-Verteilung zu wählen, da deren Träger gleich dem Parameterraum Π ist. Sei also *a priori* $\pi \sim \text{Be}(\alpha, \beta)$ mit $\alpha, \beta > 0$. Dann ist

$$f(x \mid \pi) = \binom{n}{x}\pi^x(1 - \pi)^{n-x}, \qquad\qquad x = 0, 1, \ldots, n,$$

$$f(\pi) = \frac{1}{B(\alpha, \beta)}\pi^{\alpha-1}(1 - \pi)^{\beta-1}, \qquad\qquad 0 < \pi < 1.$$

Die Dichtefunktion der Posteriori-Verteilung ist somit

$$\begin{aligned} f(\pi \mid x) &\propto f(x \mid \pi) \cdot f(\pi) \\ &\propto \pi^x(1 - \pi)^{n-x} \cdot \pi^{\alpha-1}(1 - \pi)^{\beta-1} \\ &= \pi^{\alpha+x-1}(1 - \pi)^{\beta+n-x-1}. \end{aligned}$$

Dies ist der Kern einer Beta-Verteilung mit Parametern $\alpha + x$ und $\beta + n - x$, d. h. die Posteriori-Verteilung von π ist wieder einer Beta-Verteilung, jedoch mit anderen Parametern:

$$\pi \mid x \sim \text{Be}(\alpha + x, \beta + n - x). \tag{5.4}$$

Im Vergleich zur Priori-Verteilung $\text{Be}(\alpha, \beta)$ werden beim ersten Parameter die Anzahl der Erfolge x und beim zweiten Parameter die Anzahl der Misserfolge $n - x$ hinzuaddiert. Die Dichtefunktionen der Priori- und Posteriori-Verteilung sind in Abbildung 5.1 für ein einfaches Zahlenbeispiel dargestellt.

Es gibt einfache Formeln für den Erwartungswert und den Modus der $\text{Be}(\alpha, \beta)$-Verteilung. Der Erwartungswert ist $\alpha/(\alpha + \beta)$, der Modus ist für $\alpha, \beta > 1$ gleich $(\alpha - 1)/(\alpha + \beta - 2)$. Somit folgt, dass der Posteriori-Erwartungswert gleich

$$\mathsf{E}(\pi \mid x) = \frac{\alpha + x}{\alpha + \beta + n}$$

Tab. 5.1: Charakteristika der Posteriori-Verteilung von π bei Priori-Gleichverteilung im Binomialexperiment. Das 95%-Kredibilitätsintervall basierend auf den 2.5%- und 97.5%-Quantilen ist zu vergleichen mit den Konfidenzintervallen aus Tabelle 3.2.

Beobachtung		Kenngrößen der Posteriori-Verteilung				
n	x	Erwartungs-wert	Modus	Median	2.5%-Quantil	97.5%-Quantil
10	0	0.08	0.0	0.06	0.00	0.28
10	1	0.17	0.1	0.15	0.02	0.41
10	5	0.50	0.5	0.50	0.23	0.77
100	0	0.01	0.0	0.01	0.00	0.04
100	10	0.11	0.1	0.11	0.06	0.17
100	50	0.50	0.5	0.50	0.40	0.60

und der Posteriori-Modus gleich

$$\mathrm{Mod}(\pi \mid x) = \frac{\alpha + x - 1}{\alpha + \beta + n - 2}$$

ist. Bei beiden Punktschätzern gehen explizit die Parameter der Priori-Verteilung α und β als auch die Daten x und n ein. Die Umformung

$$\mathsf{E}(\pi \mid x) = \frac{\alpha + x}{\alpha + \beta + n} = \frac{\alpha + \beta}{\alpha + \beta + n} \cdot \frac{\alpha}{\alpha + \beta} + \frac{n}{\alpha + \beta + n} \cdot \frac{x}{n}$$

des Posteriori-Erwartungswertes zeigt, dass er als ein gewichtetes Mittel des Priori-Erwartungswertes $\alpha/(\alpha + \beta)$ und des Maximum-Likelihood-Schätzers $\bar{x} = x/n$ dargestellt werden kann. Die Gewichte sind proportional zu $\alpha + \beta$ bzw. zu n, was deutlich macht, dass ein größerer Stichprobenumfang n das Gewicht des Maximum-Likelihood-Schätzers $\bar{x}$ erhöht.

Der Fall $\alpha = \beta = 1$ ist von besonderem Interesse, da dies einer Priori-Gleichverteilung (auf dem Intervall $[0, 1]$) entspricht, einer auf den ersten Blick naheliegenden Wahl. Dann ist der Posteriori-Erwartungswert gleich $\mathsf{E}(\pi \mid x) = (x + 1)/(n + 2)$ und der Posteriori-Modus gleich $\bar{x} = x/n$, also gleich dem Maximum-Likelihood-Schätzer.

Der Posteriori-Median und die Quantile der Posteriori-Verteilung $f(\pi \mid x)$ lassen sich nur numerisch bestimmen (R-Funktionen für die Standardverteilungen sind in Anhang A.3 erläutert). Beispiele bei Annahme einer Priori-Gleichverteilung sind in Tabelle 5.1 gegeben. Offensichtlich werden bei größerem Stichprobenumfang die verschiedenen Bayes-Schätzer dem Maximum-Likelihood-Schätzer immer ähnlicher. Dieses empirische Resultat werden wir in Abschnitt 5.5.2 genauer diskutieren. ∎

Satz 5.1

Bei Verwendung einer Gleichverteilung als Priori-Verteilung ist der Posteriori-Modus gleich dem ML-Schätzer.

Beweis: Da die Priori-Dichtefunktion $f(\theta)$ nicht von θ abhängt, folgt mit (5.2)

$$f(\theta \mid x) \propto L(\theta),$$

d. h. der Modus der Posteriori-Verteilung ist gleich dem Wert, der die Likelihoodfunktion maximiert. Das ist aber der ML-Schätzer.   □

Offensichtlich gibt es für ein festes α keine eindeutige $(1-\alpha)$-Kredibilitätsregion. So haben wir in obigem Beispiel für $\alpha = 0.05$ jeweils 2.5% der Wahrscheinlichkeitsmasse an beiden Enden der Posteriori-Verteilung abgeschnitten, solche Kredibilitätsintervalle heißen *gleichendig*. Wir hätten aber beispielsweise auch nur auf einer Seite 5% Wahrscheinlichkeitsmasse abschneiden können, und die andere Grenze des Kredibilitätsintervalls gleich Null bzw. Eins setzen können. Eindeutigkeit erreicht man bei unimodalen Posteriori-Dichten durch folgende zusätzliche Forderung.

Definition 5.4 (HPD-Intervall)
Zu gegebenem Kredibilitätsniveau $1-\alpha \in (0,1)$ heißt ein $(1-\alpha)$-Kredibilitätsintervall $I = [t_u, t_o] \subset \Theta$ *HPD-Intervall* („highest posterior density interval"), wenn für alle $\theta \in I$ und für alle $\tilde{\theta} \notin I$ gilt:

$$f(\theta \mid x) \geq f(\tilde{\theta} \mid x).$$

♦

Ein HPD-Intervall umfasst also immer die Parameterwerte mit der höheren Posteriori-Dichte. In vielen Fällen ist der Wert der Posteriori-Dichtefunktion an den beiden Intervallgrenzen gleich, d. h.

$$f(t_u \mid x) = f(t_o \mid x). \tag{5.5}$$

Natürlich lassen sich leicht Beispiele konstruieren, bei denen das HPD-Intervall diese Eigenschaft nicht hat. Ist die Posteriori-Verteilung beispielsweise exponentialverteilt, so wird die untere Grenze t_u des HPD-Intervalls wegen der Monotonie der Dichtefunktion der Exponentialverteilung immer gleich Null sein und daher auch immer einen höheren Dichtewert haben als die obere Grenze t_o. Da die Posteriori-Verteilung eines stetigen Parameters θ aber unter gewissen Regularitätsvoraussetzungen asymptotisch normalverteilt ist, ein Resultat das wir ausführlicher in Abschnitt 5.5.2 diskutieren werden, wird (5.5) bei größerem Stichprobenumfang im Allgemeinen zutreffen.

Bei diskretem Parameterraum Θ muss man die Definition von Kredibilitätsintervallen geeignet modifizieren, da eine exakte Einhaltung der Forderung (5.3) im Allgemeinen nicht möglich ist. Üblicherweise spricht man dann von einem $(1-\alpha)$-Kredibilitätsintervall $I = [t_u, t_o]$, wenn

$$\sum_{\theta \in I \cap \Theta} f(\theta \mid x) \geq 1 - \alpha \tag{5.6}$$

erfüllt ist. Aus den gleichen Gründen ist im Allgemeinen auch der Posteriori-Median Med $f(\theta \mid x)$ nicht eindeutig definiert. Um dessen Eindeutigkeit zu gewährleisten, könnte man z. B. den kleinsten Wert aus dem Träger der Posteriori-Verteilung wählen, unterhalb dem mindestens 50% der Wahrscheinlichkeitsmasse liegt.

Beispiel 5.2 (Fortsetzung von Beispiel 2.2)
Wir wollen nun im Rückfangexperiment Bayes-Inferenz betreiben. Der unbekannte Parameter θ ist die Anzahl N der Individuen der Population, z. B. die Anzahl von Fischen in einem See. Als Priori-Verteilung wählen wir zunächst eine diskrete Gleichverteilung

$$f(N) = \frac{1}{N_{max} - M + 1} \quad \text{für } N \in \mathcal{T},$$

wobei $\mathcal{T} = \{M, M+1, \ldots, N_{max}\}$ mit einer frei gewählten Obergrenze N_{max}. Da man vor dem Zählen der markierten Fische $X = x$ in der Stichprobe vom Umfang n (d. h. *a priori*) lediglich weiß, dass mindestens die M markierten Fische im See sein müssen, wird M als Untergrenze von $\mathcal{T}$ gewählt. Für die diskrete Zufallsvariable N berechnen wir die Posteriori-Wahrscheinlichkeitsfunktion als

$$f(N \mid x) = \frac{f(x \mid N) f(N)}{\sum_{N \in \mathcal{T}} f(x \mid N) f(N)}.$$

Die Likelihood $f(x \mid N)$ hatten wir in Beispiel 2.2 bereits als

$$f(x \mid N) = \frac{\binom{M}{x} \binom{N-M}{n-x}}{\binom{N}{n}} \quad \text{für } N \in \Theta = \{\max(n, M+n-x), \max(n, M+n-x)+1, \ldots\}$$

identifiziert. Da $\max(n, M+n-x) \geq M+n-x \geq M$, ist der Träger der Posteriori-Verteilung (die keiner gängigen Verteilung entspricht) gleich

$$\mathcal{P} = \{\max(n, M+n-x), \ldots, N_{max}\}.$$

Da die Priori-Verteilung $f(N)$ nicht von N abhängt, ist die Posteriori-Verteilung proportional zur Likelihoodfunktion:

$$f(N \mid x) = \frac{f(x \mid N)}{\sum_{N \in \mathcal{P}} f(x \mid N)}.$$

In Abbildung 5.2a) ist ein Beispiel mit verschiedenen Punktschätzern und zugehörigen 95%-HPD-Intervallen dargestellt. Der Posteriori-Modus ist gleich dem ML-Schätzer $\hat{N}_{ML} = 327$ (vgl. Beispiel 2.2), da als Priori-Verteilung eine Gleichverteilung gewählt wurde.

Um die willkürliche Begrenzung auf N_{max} Fische zu vermeiden, kann alternativ zur Gleichverteilung eine geometrische Verteilung mit Wahrscheinlichkeitsfunktion

$$f(N) \propto \pi(1-\pi)^N \quad \text{für } N = M, M+1, \ldots$$

als Priori verwendet werden, vgl. dazu Abbildung 5.2b). Dadurch verschieben sich die Punkt- und Intervallschätzer ein wenig nach links.   ∎

a) Priori-Gleichverteilung auf dem Intervall [26, 1 000]. Als Punktschätzer ergeben sich Modus = 327, Median = 414 und Erwartungswert = 454.4, das HPD-Intervall zum 95%-Niveau lautet [176, 842].

b) Gestutzte geometrische Verteilung als Priori. Als Punktschätzer ergeben sich Modus = 313, Median = 392 und Erwartungswert = 446.5, das HPD-Intervall zum 95%-Niveau lautet [161, 869].

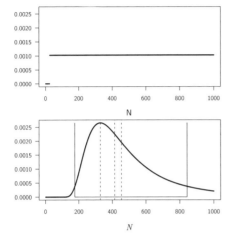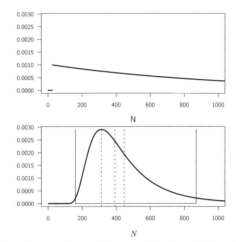

Abb. 5.2: Das Rückfangexperiment: $M = 26$ Fische wurden markiert und in einer Stichprobe vom Umfang $n = 63$ tauchten davon $x = 5$ wieder auf. Die gewählte Priori ist in der jeweils oberen Grafik dargestellt. Die resultierenden Posteriori-Wahrscheinlichkeitsfunktionen in der jeweils unteren Grafik sind mit der Likelihoodfunktion in Abbildung 2.2 zu vergleichen.

5.2 Wahl der Priori-Verteilung

Die Bayes-Inferenz erlaubt Wahrscheinlichkeitsaussagen über die unbekannten Parameter durch Festlegung einer Priori-Verteilung. Aber welche Verteilung soll man in einer spezifischen Anwendung, also für eine bestimmte Likelihoodfunktion, wählen? Hier gibt es verschiedene Techniken.

5.2.1 Konjugierte Priori-Verteilungen

Eine pragmatische Herangehensweise ist es, die Priori-Verteilung so zu wählen, dass die Posteriori-Verteilung zu einer bekannten Verteilungsklasse gehört, im einfachsten Fall zur gleichen Verteilungsklasse wie die Priori-Verteilung. Dies führt zum Begriff der *konjugierten Priori-Verteilung*.

Definition 5.5 (Konjugierte Priori-Verteilung)
Sei $L(\theta) = f(x \mid \theta)$ eine Likelihoodfunktion basierend auf Beobachtungen $X = x$. Man nennt eine Klasse $\mathcal{G}$ von Priori-Verteilungen *konjugiert bezüglich $L(\theta)$* falls $f(\theta \mid x) \in \mathcal{G}$ für alle Priori-Verteilungen $f(\theta) \in \mathcal{G}$ gilt. ♦

Offensichtlich ist die Menge $\mathcal{G} = \{$alle Verteilungen$\}$ immer konjugiert zu einer beliebigen Likelihoodfunktion $L(\theta)$. Dieser Extremfall ist in der Praxis von wenig Nutzen. Wir werden daher im Allgemeinen kleinere Mengen $\mathcal{G}$ suchen.

Beispiel 5.3 (Binomialverteilung)
Sei $X \mid \pi \sim \text{Bin}(n, \pi)$. Die Familie der Beta-Verteilungen, $\pi \sim \text{Be}(\alpha, \beta)$, ist konjugiert bezüglich $L(\pi)$, da die Posteriori-Verteilung wieder eine Beta-Verteilung ist: $\pi \mid x \sim \text{Be}(\alpha + x, \beta + n - x)$, vergleiche Beispiel 5.1. ∎

Beispiel 5.4 (Fortsetzung der Beispiele 2.6 und 3.22)
Die Form der Log-Likelihood unter Annahme des Hardy-Weinberg-Gleichgewichts,

$$l(q) = (2x_1 + x_2) \log(q) + (x_2 + 2x_3) \log(1 - q),$$

legt die Verwendung einer Beta-Priori-Verteilung $\text{Be}(\alpha, \beta)$ für q nahe. Man zeigt leicht, dass die Posteriori-Verteilung dann wieder Beta-verteilt ist,

$$q \mid \boldsymbol{x} \sim \text{Be}(\alpha + 2x_1 + x_2, \beta + x_2 + 2x_3),$$

sodass auch in diesem Beispiel die Beta-Verteilung eine konjugierte Priori-Verteilung darstellt. ∎

Bevor wir weitere konjugierte Priori-Verteilungen studieren, wollen wir zunächst festhalten, dass es auch bei Zufallsstichproben $X_1, \ldots, X_n$ genügt, die Konjugiertheit einer Priori-Verteilung durch Kombination mit der Likelihood von nur einer Beobachtung, sagen wir X_1, zu überprüfen. Ist die Priori-Verteilung konjugiert, so ist die Posteriori-Verteilung ja *per definitionem* wieder vom gleichen konjugierten Verteilungstyp, sodass nach Verarbeitung der zweiten, von X_1 unabhängigen Beobachtung, die Posteriori-Verteilung wieder vom gleichen Verteilungstyp ist. Nur die Parameter der Verteilung werden sich bei einer solchen sequentiellen Verarbeitung der Daten ändern.

In Tabelle 5.2 sind weitere Likelihoodfunktionen mit zugehörigen konjugierten Verteilungsklassen aufgeführt. Wir wollen nun einen weiteren Eintrag aus dieser Tabelle exemplarisch behandeln.

Beispiel 5.5 (Normalverteilung)
Sei $X_1, \ldots, X_n$ eine Zufallsstichprobe aus einer $N(\theta = \mu, \sigma^2)$-Verteilung, die Varianz σ^2 sei bekannt. Dann ist die Normalverteilung $\mu \sim N(\nu, \tau^2)$ eine konjugierte Priori-Verteilung für μ, denn aus der Likelihood

$$L(\mu) = \exp\left\{ -\frac{1}{2\sigma^2} \sum_{i=1}^{n} (x_i - \mu)^2 \right\}$$

$$= \exp\left\{ -\frac{1}{2\sigma^2} \left(\sum_{i=1}^{n} (x_i - \bar{x})^2 + n(\bar{x} - \mu)^2 \right) \right\}$$

$$\propto \exp\left\{ -\frac{n}{2\sigma^2} (\mu - \bar{x})^2 \right\}$$

Tab. 5.2: Übersicht von konjugierten Verteilungsklassen zu verschiedenen Likelihoodfunktionen.

Likelihood	Konjugierte Verteilungsklasse
$\mathrm{Bin}(n, \pi)$	$\pi \sim \mathrm{Be}(\alpha, \beta)$
$\mathrm{Geom}(\pi)$	$\pi \sim \mathrm{Be}(\alpha, \beta)$
$\mathrm{Po}(\lambda)$	$\lambda \sim \mathrm{G}(\alpha, \beta)$
$\mathrm{Exp}(\lambda)$	$\lambda \sim \mathrm{G}(\alpha, \beta)$
$\mathrm{N}(\mu, \sigma^2)$ mit σ^2 bekannt	$\mu \sim \mathrm{N}(\nu, \tau^2)$
$\mathrm{N}(\mu, \sigma^2)$ mit μ bekannt	$\sigma^2 \sim \mathrm{IG}(\alpha, \beta)$

und der Priori

$$f(\mu) \propto \exp\left\{ -\frac{1}{2\tau^2}(\mu - \nu)^2 \right\}$$

ergibt sich die Posteriori

$$f(\mu \mid x) \propto L(\mu) \cdot f(\mu)$$

$$\propto \exp\left\{ -\frac{1}{2}\left(\frac{n}{\sigma^2}(\mu - \bar{x})^2 + \frac{1}{\tau^2}(\mu - \nu)^2 \right) \right\}$$

$$\propto \exp\left\{ -\frac{1}{2}\left(\left(\frac{n}{\sigma^2} + \frac{1}{\tau^2} \right) \cdot \left[\mu - \left(\frac{n}{\sigma^2} + \frac{1}{\tau^2} \right)^{-1} \cdot \left(\frac{n\bar{x}}{\sigma^2} + \frac{\nu}{\tau^2} \right) \right]^2 \right) \right\}.$$

Die letzte Umformung folgt mit $x = \mu, a = \bar{x}$ etc. aus (B.4), da dort der zweite Summand nicht von x abhängt. Also ist auch die Posteriori-Verteilung eine Normalverteilung:

$$\mu \mid x \sim \mathrm{N}\left(\left(\frac{n}{\sigma^2} + \frac{1}{\tau^2} \right)^{-1} \cdot \left(\frac{n\bar{x}}{\sigma^2} + \frac{\nu}{\tau^2} \right), \left(\frac{n}{\sigma^2} + \frac{1}{\tau^2} \right)^{-1} \right). \tag{5.7}$$

Wie in Beispiel 5.1 ist der Posteriori-Erwartungswert ein gewichtetes Mittel des Priori-Erwartungswertes ν und des Maximum-Likelihood-Schätzers $\bar{x}$, mit Gewichten proportional zu $1/\tau^2$ und n/σ^2. Auch hier führt ein größerer Stichprobenumfang n zu einem höheren Gewicht des Maximum-Likelihood-Schätzers. Die Posteriori-Varianz ist $1/\left(n/\sigma^2 + 1/\tau^2 \right)$, wird also mit wachsendem n immer kleiner.

An dieser Stelle sollte bemerkt werden, dass Formel (5.7) deutlich einfacher wird, wenn man statt der Varianzen die *Präzisionen* $\kappa = 1/\sigma^2$ und $\lambda = 1/\tau^2$ verwendet:

$$\mu \mid x \sim \mathrm{N}\left(\frac{n\kappa\bar{x} + \lambda\nu}{n\kappa + \lambda}, (n\kappa + \lambda)^{-1} \right).$$

Aus diesem Grund werden wir in diesem Kapitel häufiger mit Präzisionen an Stelle von Varianzen arbeiten. ∎

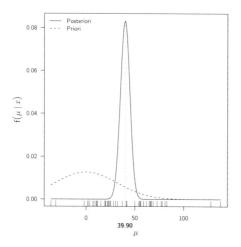

Abb. 5.3: Posteriori für μ bei den 50 übergewichtigen Probanden, deren Kost kein Fisch zugesetzt wurde. Die Beobachtungen sind durch Striche an der x-Achse dargestellt. Als Priori-Verteilung wurde $\mu \sim N(0, 1000)$ spezifiziert.

Beispiel 5.6 (Fischstudie)

Die in Abschnitt 1.2.7 vorgestellte Studie soll das vorige Beispiel mittels der Anwendung auf echte Daten veranschaulichen. Wir betrachten nur die übergewichtigen Patienten, deren cholesterinarmer Kost keine Fischgerichte hinzugefügt wurden. Wenn wir die geschätzte Standardabweichung 34.23 als bekannt annehmen und für den Mittelwert μ eine Normalverteilung mit Erwartungswert 0 und Varianz 1000 spezifizieren, dann ergeben sich als Priori- und Posteriori-Dichte die in Abbildung 5.3 eingezeichneten Funktionen.

∎

5.2.2 Uneigentliche Priori-Verteilungen

Die Wahl der Priori-Verteilung hat unbestritten einen Einfluss auf die nachfolgende Inferenz bezüglich des unbekannten Parameters θ. Will man den Einfluss der Priori-Verteilung minimieren, so liegt es nahe eine vage Priori-Verteilung, beispielsweise mit sehr großer Varianz, zu wählen. Im Grenzfall kann dies zu sogenannten *uneigentlichen* Priori-Verteilungen führen, die nicht mehr integrierbar sind. Wegen der fehlenden Normalisierungskonstante kann die „Dichtefunktion" von uneigentlichen Priori-Verteilungen nur mit dem Proportionalitätszeichen $\propto$ angegeben werden. Solange die Posteriori-Verteilung aber regulär, d. h. integrierbar, ist, können uneigentliche Priori-Verteilungen durchaus verwendet werden.

Beispiel 5.7 (Fortsetzung von Beispiel 5.5)

Um eine gewisse Unkenntnis bezüglich des unbekannten Parameters μ auszudrücken, liegt es nahe, die Varianz τ^2 der konjugierten Priori-Verteilung $\mu \sim N(\nu, \tau^2)$ sehr groß zu wählen. Weiterhin ist die Wahl $\nu = 0$ naheliegend, da dadurch positive wie auch negative Werte von μ *a priori* mit Wahrscheinlichkeit 0.5 auftreten, man also seine Indifferenz gegenüber dem Vorzeichen von μ ausdrückt.

Im Grenzfall $\tau^2 \to \infty$ erhält man eine auf den reellen Zahlen konstante „Dichtefunktion" $f(\mu) \propto 1$, die nicht mehr zu Eins integrierbar ist. Trotzdem ist die Posteriori-Verteilung von μ integrierbar. Als Posteriori-Verteilung ergibt sich

$$\mu \,|\, x \sim \mathrm{N}\left(\bar{x}, \frac{\sigma^2}{n}\right),$$

was man am einfachsten aus (5.7) mit $\nu = 0$ und $1/\tau^2 = 0$ herleitet.   ∎

Wir wollen nun zunächst den Begriff der *uneigentlichen* Priori-Verteilung formal definieren, um dann ein weiteres Beispiel kennenzulernen.

Definition 5.6 (Uneigentliche Priori-Verteilung)
Eine Priori-Verteilung mit „Dichtefunktion" $f(\theta) \geq 0$ (ungleich der Nullfunktion) heißt *uneigentliche* Priori-Verteilung („improper prior"), wenn

$$\int_\Theta f(\theta)\,d\theta = \infty \quad \text{bzw.} \quad \sum_{\theta \in \Theta} f(\theta) = \infty.$$

◆

Beispiel 5.8 (Haldane's Priori)
Sei $X \sim \mathrm{Bin}(n, \pi)$. Die konjugierte Priori-Verteilung $\pi \sim \mathrm{Be}(\alpha, \beta)$ hat Dichtefunktion

$$f(\pi) \propto \pi^{\alpha-1}(1-\pi)^{\beta-1}$$

und ist für $\alpha > 0$ und $\beta > 0$ integrierbar. Im Grenzfall $\alpha = \beta = 0$ erhält man eine uneigentliche Priori-Verteilung mit „Dichtefunktion"

$$f(\pi) \propto \pi^{-1}(1-\pi)^{-1}, \tag{5.8}$$

die unter dem Namen *Haldane's Priori* bekannt ist. Rein formal ist dies also eine „$\mathrm{Be}(0,0)$"-Verteilung. Als Posteriori-Verteilung ergibt sich mit Beispiel 5.1 eine $\mathrm{Be}(x, n-x)$-Verteilung, also eine für $x > 0$ und $n - x > 0$ reguläre, integrierbare Verteilung.   ∎

5.2.3 Nichtinformative Priori-Verteilungen

Häufig steht man vor der Frage, wie man „möglichst wenig" Vorwissen in die Priori-Verteilung $f(\theta)$ eingehen lassen kann. Ein naiver Ansatz ist die Wahl einer (stetigen) Gleichverteilung für θ; die Priori-Dichtefunktion $f(\theta)$ ist dann möglicherweise nicht mehr integrierbar. Ein Problem dieses Ansatzes wird durch die nun folgende Überlegung deutlich.

Sei $\varphi = h(\theta)$ eine bijektive Transformation von θ. Nach dem Transformationssatz für Dichten ist bei Priori-Gleichverteilung, d. h. $f(\theta) \propto 1$,

$$f(\varphi) = \underbrace{f\big(h^{-1}(\varphi)\big)}_{=const} \cdot \left| \frac{d\,h^{-1}(\varphi)}{d\,\varphi} \right|.$$

Der zweite Term ist nur bei einer linearen Funktion h konstant, sodass auch die Dichtefunktion $f(\varphi)$ von φ nur bei linearem h wieder konstant ist. Bei einer nicht-linearen Funktion h folgt daher die Priori-Verteilung $f(\varphi)$ nicht mehr einer Gleichverteilung. Dies ist widersprüchlich, denn hätte man gleich die Parametrisierung mit φ verwendet, wäre *a priori* eine Gleichverteilung für φ verwendet worden.

Beispiel 5.9 (Binomialexperiment)
Sei $X \sim \text{Bin}(n, \pi)$ mit einer Priori-Gleichverteilung $\pi \sim \text{Be}(1, 1)$. Betrachte nun die LogitTransformation $\varphi = h(\pi) = \log\big(\pi/(1-\pi)\big)$. Dann folgt mit dem Transformationssatz für Dichten

$$f(\varphi) = \frac{\exp(\varphi)}{\big(1 + \exp(\varphi)\big)^2},$$

d. h. φ folgt *a priori* einer standard-logistischen Verteilung (vgl. Tabelle A.2 in Anhang A.3). Andererseits korrespondiert zur (uneigentlichen) Gleichverteilung von φ, d. h. $f(\varphi) \propto 1$, die Dichtefunktion

$$f(\pi) \propto \pi^{-1}(1 - \pi)^{-1}$$

für $\pi = h^{-1}(\varphi) = \exp(\varphi)/(1 + \exp(\varphi))$, was man ebenfalls mit dem Transformationssatz für Dichten zeigt, wobei wir nun stillschweigend voraussetzen, dass wir diesen auch auf uneigentliche Dichtefunktionen anwenden dürfen. Dies ist die aus Beispiel 5.8 bekannte Haldane's Priori, die natürlich ebenfalls nicht integrierbar ist. ∎

Dieses Dilemma wird von Jeffreys' Priori (nach SIR HAROLD JEFFREYS, 1891–1989) gelöst:

Definition 5.7 (Jeffreys' Priori)
Sei X eine Zufallsvariable mit Dichtefunktion $f(x \mid \theta)$ und θ der unbekannte skalare Parameter. *Jeffreys' Priori* wird wie folgt definiert:

$$f(\theta) \propto \sqrt{J(\theta)},$$

wobei $J(\theta)$ die erwartete Fisher-Information von θ bezeichnet. ◆

Jeffreys' Priori ist also proportional zur Wurzel aus der erwarteten Fisher-Information, was möglicherweise zu einer uneigentlichen Priori-Verteilung führt. Auf den ersten Blick ist es überraschend, dass gerade diese Wahl das oben skizzierte Problem lösen sollte.

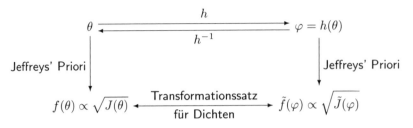

Abb. 5.4: Diagramm zur Invarianz von Jeffreys' Priori

Satz 5.2 (Invarianz von Jeffreys' Priori)
Jeffreys' Priori ist invariant bezüglich eineindeutigen Transformationen von θ: Unter
Verwendung von

$$f(\theta) \propto \sqrt{J(\theta)}$$

folgt, dass die Dichtefunktion $\tilde{f}(\varphi)$ von $\varphi = h(\theta)$

$$\tilde{f}(\varphi) \propto \sqrt{\tilde{J}(\varphi)}$$

lautet, wobei $\tilde{J}(\varphi)$ die erwartete Fisher-Information von φ ist.

Beweis: Für $f(\theta) \propto \sqrt{J(\theta)}$ folgt mit dem Transformationssatz für Dichten und
Satz 3.4

$$\tilde{f}(\varphi) \propto f(\theta) \cdot \left| \frac{d\,h^{-1}(\varphi)}{d\,\varphi} \right|$$

$$\propto \sqrt{J(\theta)} \cdot \left| \frac{d\,h^{-1}(\varphi)}{d\,\varphi} \right| = \sqrt{J(\theta) \cdot \left| \frac{d\,h^{-1}(\varphi)}{d\,\varphi} \right|^2}$$

$$= \sqrt{\tilde{J}(\varphi)}.$$

$\square$

Hätten wir zunächst den Parameter θ zu $\varphi = h(\theta)$ transformiert, und dann Jeffreys'
Regel angewendet, hätten wir also ebenfalls $\tilde{f}(\varphi) \propto \sqrt{\tilde{J}(\varphi)}$ erhalten. Diese Invarianzeigenschaft wird in Abbildung 5.4 ersichtlich. Man kann also auf zwei verschiedenen
Wegen von θ nach $\tilde{f}(\varphi)$ gelangen, das Ergebnis $\tilde{f}(\varphi) \propto \sqrt{\tilde{J}(\varphi)}$ ist aber das gleiche.
    Invarianz ist eine notwendige Minimalforderung an eine Priori-Verteilung, aber sie
erscheint noch nicht hinreichend für eine „nichtinformative" Priori-Verteilung. Ein anderer Ansatz basiert auf folgender Überlegung, die an Box und Tiao (1973) angelehnt
ist und die wir hier nur heuristisch skizzieren wollen.

In Abschnitt 3.3 haben wir die erwartete Fisher-Information $J(\theta)$ kennengelernt, die gewissermaßen die Information in den Daten in Abhängigkeit vom unbekannten Parameter θ angibt. In vielen Fällen hängt die erwartete Fisher-Information von θ ab; tut sie dies aber nicht, so ist offensichtlich die Information in den Daten gleich groß für beliebige Werte von θ. In diesem Fall ist es intuitiv naheliegend, eine (möglicherweise uneigentliche) Gleichverteilung für θ als nichtinformative Priori-Verteilung zu wählen.

Hängt nun aber $J(\theta)$ von θ ab, so wollen wir zunächst die varianzstabilisierende Transformation $\varphi = h(\theta)$ bestimmen (vgl. Abschnitt 3.5), die ja gerade so gewählt wurde, dass $\tilde{J}(\varphi)$ nicht von φ abhängt. Jetzt können wir wieder eine Priori-Gleichverteilung wählen, aber diesmal für φ, d. h. $\tilde{f}(\varphi) \propto 1$. Durch Anwendung des Transformationssatzes für Dichten (A.8) in Verbindung mit Formel (3.21) folgt dann

$$ f(\theta) \propto \left| \sqrt{J(\theta)} \right| \tilde{f}(\varphi) \propto \sqrt{J(\theta)}, $$

d. h. es ergibt sich genau Jeffreys' Priori. Anders gesagt ist die Ableitung einer varianzstabilisierenden Transformation gerade Jeffreys' Priori für den ursprünglich betrachteten Parameter. Beispielsweise ist für den Parameter λ von Poisson-verteilten Beobachtungen $h(\lambda) = \sqrt{\lambda}$ die varianzstabilisierende Transformation (vgl. Beispiel 3.23), somit ergibt sich

$$ f(\lambda) \propto \lambda^{-1/2} $$

als Jeffreys' Priori. Dieser auf den ersten Blick doch recht überraschende Zusammenhang liefert eine interessante Verbindung zwischen der Likelihood- und der Bayes-Theorie.

Jeffreys' Priori liefert im eindimensionalen Fall recht unumstrittene nichtinformative Priori-Verteilungen. Meist ergeben sich uneigentliche Priori-Verteilungen, die als Grenzfälle von konjugierten Priori-Verteilungen angesehen werden können. Wir betrachten zunächst zwei Beispiele.

Beispiel 5.10 (Normalverteilung)
Sei $X_1, \ldots, X_n$ eine Zufallsstichprobe aus einer $N(\mu, \sigma^2)$-Verteilung mit unbekanntem Mittelwert μ und bekannter Varianz σ^2. Aus Beispiel 3.13 wissen wir, dass $J(\mu) = n/\sigma^2$ nicht von μ abhängt. Somit ist Jeffreys' Priori für μ konstant über ganz $\mathbb{R}$, $f(\mu) \propto 1$, und eine uneigentliche Priori-Verteilung. Die Posteriori-Verteilung ist dann (vgl. Beispiel 5.7)

$$ \mu \,|\, x \sim N\left(\bar{x}, \frac{\sigma^2}{n} \right). $$

Der Erwartungswert, der Median und der Modus der Posteriori-Verteilung sind daher alle gleich dem Mittelwert $\bar{x}$.

Sei nun der Erwartungswert μ bekannt, die Varianz σ^2 aber unbekannt. In diesem Falle ist $J(\sigma^2) = n/(2\sigma^4)$, vergleiche wiederum Beispiel 3.13. Somit ist Jeffreys' Priori gleich

$$ f(\sigma^2) \propto 1/\sigma^2. $$

Kleinere Werte von σ^2 erhalten somit *a priori* ein höheres Gewicht als größere Werte. Kombiniert mit der Likelihood

$$L(\sigma^2) = (\sigma^2)^{-n/2} \exp\left(-\frac{1}{2\sigma^2}\sum(x_i - \mu)^2\right)$$

ergibt sich als Posteriori-Verteilung

$$f(\sigma^2 \mid x) \propto (\sigma^2)^{-(1+n/2)} \exp\left(-\frac{1}{2\sigma^2}\sum_{i=1}^{n}(x_i - \mu)^2\right),$$

was als inverse Gamma-Verteilung (vgl. Anhang A.3) mit den Parametern $n/2$ und $\sum_{i=1}^{n}(x_i - \mu)^2/2$ identifiziert werden kann:

$$\sigma^2 \mid x \sim \mathrm{IG}\left(\frac{n}{2}, \frac{\sum_{i=1}^{n}(x_i - \mu)^2}{2}\right),$$

was für $n \geq 1$ eine reguläre Verteilung darstellt. Der Erwartungswert der inversen Gamma-Verteilung $\mathrm{IG}(\alpha, \beta)$ ist für $\alpha > 1$ gleich $\beta/(\alpha - 1)$, der Modus ist $\beta/(\alpha + 1)$. Somit ergibt sich als Posteriori-Erwartungswert

$$\mathsf{E}(\sigma^2 \mid \boldsymbol{x}) = \frac{\sum_{i=1}^{n}(x_i - \mu)^2}{n - 2}$$

falls $n > 2$, der Modus ist gleich

$$\mathrm{Mod}(\sigma^2 \mid \boldsymbol{x}) = \frac{\sum_{i=1}^{n}(x_i - \mu)^2}{n + 2}.$$

Es fällt auf, dass der ML-Schätzer $\hat{\sigma}^2_{ML} = \sum_{i=1}^{n}(x_i - \mu)^2/n$ (vergleiche Beispiel 2.8) zwischen diesen beiden Punktschätzern liegt und sich bei größerem Stichprobenumfang n nur minimal von diesen unterscheidet. ∎

Für weitere Likelihoodfunktionen sind in Tabelle 5.3 Jeffreys' Priori-Verteilungen aufgelistet. Man beachte, dass Jeffreys' Priori nur im Binomialexperiment zu einer regulären Verteilung, der $\mathrm{Be}(0.5, 0.5)$-Verteilung, führt. In allen anderen Fällen erhält man uneigentliche Priori-Verteilungen, die als Grenzfälle von konjugierten Priori-Verteilungen angesehen werden können. Diese Grenzfälle werden in Tabelle 5.3 ebenfalls in der Form der konjugierten Priori-Verteilung charakterisiert. Ähnlich wie in Beispiel 5.10 sind Bayesianische Punktschätzer bei Verwendung von Jeffreys' Priori häufig identisch mit bzw. „recht nahe" am Maximum-Likelihood-Schätzer. In Tabelle 5.4 wird dies am Beispiel des Posteriori-Erwartungswerts ersichtlich.

Häufig stellt sich die Frage, wie Jeffreys' Priori für eine eineindeutige Transformation des Parameters θ lautet. Beispielsweise könnte man sich statt für die Varianz σ^2 der Normalverteilung für die Standardabweichung σ oder die Präzision $\kappa = 1/\sigma^2$ interessieren. Am einfachsten lässt sich Jeffreys' Priori über den Transformationssatz für Dichten ausrechnen (vergleiche Abbildung 5.4), wobei wir wieder annehmen, dass wir diesen auch auf uneigentliche Dichtefunktionen anwenden dürfen.

Tab. 5.3: Jeffreys' Priori bei verschiedenen Verteilungen

Likelihood	Jeffreys' Priori	Dichte der Jeffreys' Priori
$B(\pi)$	$\pi \sim Be(\frac{1}{2}, \frac{1}{2})$	$f(\pi) \propto \{\pi(1-\pi)\}^{-\frac{1}{2}}$
$Geom(\pi)$	$\pi \sim$ „$Be(0, \frac{1}{2})$"	$f(\pi) \propto \pi^{-1}(1-\pi)^{-\frac{1}{2}}$
$Po(\lambda)$	$\lambda \sim$ „$G(\frac{1}{2}, 0)$"	$f(\lambda) \propto \lambda^{-\frac{1}{2}}$
$Exp(\lambda)$	$\lambda \sim$ „$G(0, 0)$"	$f(\lambda) \propto \lambda^{-1}$
$N(\mu, \sigma^2)$ mit σ^2 bekannt	$\mu \sim$ „$N(0, \infty)$"	$f(\mu) \propto 1$
$N(\mu, \sigma^2)$ mit μ bekannt	$\sigma^2 \sim$ „$IG(0, 0)$"	$f(\sigma^2) \propto \sigma^{-2}$

Beispiel 5.11 (Normalverteilung)

Ist $X \sim N(\mu_0, \sigma^2)$, so lautet Jeffreys' Priori

$$f(\sigma^2) \propto 1/\sigma^2.$$

Betrachtet man stattdessen die Standardabweichung $\sigma = g(\sigma^2) = \sqrt{\sigma^2}$, so ergibt sich mit dem Transformationssatz für Dichten

$$f(\sigma) \propto \left| \frac{d\, g^{-1}(\sigma)}{d\, \sigma} \right| \cdot 1/\sigma^2 = 2\sigma \cdot 1/\sigma^2 \propto 1/\sigma.$$

Für die Präzision $\kappa = g(\sigma^2) = 1/\sigma^2$ erhält man

$$f(\kappa) \propto \left| \frac{d\, g^{-1}(\kappa)}{d\, \kappa} \right| \cdot 1/\sigma^2 = \kappa^{-2} \cdot \kappa \propto 1/\kappa.$$

Somit ist Jeffreys' Priori für Varianz, Standardabweichung und Präzision der Normalverteilung immer proportional zu den jeweiligen reziproken Argumenten. Nochmalige Anwendung des Transformationssatz für Dichten zeigt, dass Jeffreys' Priori für $\log \sigma^2$, $\log \sigma$ und $\log \kappa$ daher konstant auf ganz $\mathbb{R}$ ist. ∎

Tab. 5.4: Vergleich des Maximum-Likelihood-Schätzers mit dem Posteriori-Erwartungswert bei Verwendung von Jeffreys' Priori

Zufallsstichprobe $X_i, i = 1, \ldots, n$	$\hat{\theta}_{ML}$	Posteriori-Erwartungswert bei Jeffreys' Priori
$B(\pi)$	$\bar{x}$	$\frac{n}{n+1}\bar{x} + \frac{1}{2(n+1)}$
$Geom(\pi)$	$1/\bar{x}$	$1/(\bar{x} + \frac{1}{2n})$
$Po(\lambda)$	$\bar{x}$	$\bar{x} + \frac{1}{2n}$
$Exp(\lambda)$	$1/\bar{x}$	$1/\bar{x}$
$N(\mu, \sigma^2)$ mit σ^2 bekannt	$\bar{x}$	$\bar{x}$
$N(\mu, \sigma^2)$ mit μ bekannt	$\frac{1}{n}\sum_{i=1}^{n}(x_i - \mu)^2$	$\frac{1}{n-2}\sum_{i=1}^{n}(x_i - \mu)^2$

Der oben diskutierte Zusammenhang zwischen der varianzstabilisierenden Transformation und Jeffreys' Priori ist auch beim Vorliegen von Nuisance-Parametern nützlich. Wir werden diesen Ansatz im folgenden Beispiel heuristisch einsetzen, um eine nichtinformative Priori-Verteilung für den Korrelationsparameter der bivariaten Normalverteilung herzuleiten.

Beispiel 5.12 (Nichtinformative Priori für die Korrelation)
Nach Beispiel 3.25 lautet die varianzstabilisierende Transformation der Korrelation ρ

$$h(\rho) = \tanh^{-1}(\rho) = 0.5 \log\left(\frac{1+\rho}{1-\rho}\right).$$

Durch einfaches Ableiten ergibt sich

$$\frac{d\,h(\rho)}{d\,\rho} = \frac{1}{1-\rho^2},$$

was somit heuristisch als nichtinformative Priori-Verteilung

$$f(\rho) \propto \frac{1}{1-\rho^2}$$

interpretiert werden kann, die wieder uneigentlich ist. Diese nichtinformative Priori-Verteilung gibt extremen Werten der Korrelation deutlich mehr Gewicht als Werten nahe bei Null. Beispielsweise ist $f(\pm 0.9)/f(0) = 5.3$, $f(\pm 0.99)/f(0) = 50.3$ und $f(\pm 0.999)/f(0)$ sogar gleich 500.3, während bei der naiven „nichtinformativen" Priori-Gleichverteilung dieses Verhältnis immer gleich Eins wäre.   ∎

5.3 Wahl von Punkt- und Intervallschätzer

Gegeben sei eine Posteriori-Verteilung $f(\theta \,|\, x)$ bei skalarem θ, die Priori sei mit $f(\theta)$ bezeichnet. Wir haben bisher drei mögliche Punktschätzer für θ kennengelernt, nämlich den Posteriori-Erwartungswert, -Modus und -Median. Aber für welchen Schätzer soll man sich nun entscheiden? Zur Beantwortung dieser Frage benötigen wir den Begriff der *Verlustfunktion*.

5.3.1 Verlustfunktion und Bayes-Schätzer

Aus notationellen Gründen bezeichnen wir hier einen Punktschätzer von θ mit a, und nicht (wie bisher meistens) mit $\hat{\theta}$.

Definition 5.8 (Verlustfunktion)
Eine *Verlustfunktion* $l(a, \theta)$ gibt den Verlust an, den man beim Schätzen von θ durch a erleidet.   ♦

Ist $a = \theta$, d. h. der Schätzer gleich dem wahren Parameterwert, so wird der Verlust üblicherweise gleich Null gesetzt, $l(\theta, \theta) = 0$. Ein einfaches Beispiel für eine Verlustfunktion ist die *quadratische Verlustfunktion* $l(a, \theta) = (a - \theta)^2$. Alternativ dazu kann man die *lineare Verlustfunktion* $l(a, \theta) = |a - \theta|$ oder auch die *Null-Eins-Verlustfunktion*

$$l_\varepsilon(a, \theta) = \begin{cases} 0, & |a - \theta| \leq \varepsilon \\ 1, & |a - \theta| > \varepsilon \end{cases}$$

verwenden, wobei bei letzterer noch der Parameter $\varepsilon > 0$ fixiert werden muss.

Der Punktschätzer a wird nun so gewählt, dass der erwartete Verlust minimal ist. Diesen Punktschätzer nennt man *Bayes-Schätzer*.

Definition 5.9 (Bayes-Schätzer)
Ein *Bayes-Schätzer* von θ bezüglich einer Verlustfunktion $l(a, \theta)$ minimiert den erwarteten Verlust bzgl. der Posteriori-Verteilung, d. h. er minimiert

$$\mathsf{E}\big(l(a, \theta) \,|\, x\big) = \int_\Theta l(a, \theta) f(\theta \,|\, x) \, d\theta.$$

♦

Es stellt sich nun heraus, dass zu jeder der oben erwähnten Verlustfunktionen einer der genannten Punktschätzer optimal ist.

Satz 5.3
Bei der quadratischen Verlustfunktion ist der Posteriori-Erwartungswert Bayes-Schätzer, bei der linearen der Posteriori-Median. Bei Verwendung der Null-Eins-Verlustfunktion ergibt sich im Grenzfall $\varepsilon \to 0$ der Posteriori-Modus als Bayes-Schätzer.

Beweis: Der erwartete Verlust bei Verwendung der quadratischen Verlustfunktion ist

$$\mathsf{E}\big(l(a, \theta) \,|\, x\big) = \int l(a, \theta) f(\theta \,|\, x) \, d\theta = \int (a - \theta)^2 \, f(\theta \,|\, x) \, d\theta.$$

Differenziert man diesen Ausdruck nach a und setzt ihn gleich Null, so erhält man

$$2 \cdot \int (a - \theta) f(\theta \,|\, x) \, d\theta \overset{!}{=} 0 \iff a - \int \theta f(\theta \,|\, x) \, d\theta = 0,$$

woraus sofort $a = \int \theta f(\theta \,|\, x) \, d\theta = \mathsf{E}(\theta \,|\, x)$ folgt.

Verwendet man hingegen die lineare Verlustfunktion, so ist der erwartete Verlust gleich

$$\mathsf{E}\big(l(a, \theta) \,|\, x\big) = \int l(a, \theta) f(\theta \,|\, x) \, d\theta = \int |a - \theta| \, f(\theta \,|\, x) \, d\theta$$

$$= \int_{\theta \leq a} (a - \theta) f(\theta \,|\, x) \, d\theta + \int_{\theta > a} (\theta - a) f(\theta \,|\, x) \, d\theta.$$

Zur Minimierung bzgl. a differenziert man wiederum diesen Ausdruck nach a und setzt ihn gleich Null. Strenggenommen muss man dazu die Leibnizregel (vgl. Anhang B.7) anwenden:

$$\frac{d}{da}\mathsf{E}\big(l(a,\theta)\,|\,x\big) = \frac{d}{da}\int_{-\infty}^{a}(a-\theta)f(\theta\,|\,x)\,d\theta + \frac{d}{da}\int_{a}^{\infty}(\theta-a)f(\theta\,|\,x)\,d\theta$$

$$= \int_{-\infty}^{a}f(\theta\,|\,x)\,d\theta + \big(a-(-\infty)\big)f(-\infty\,|\,x)\cdot 0 + (a-a)f(a\,|\,x)\cdot 1$$

$$- \int_{a}^{\infty}f(\theta\,|\,x)\,d\theta + (a-a)f(a\,|\,x)\cdot 1 + (\infty-a)f(\infty\,|\,x)\cdot 0$$

$$= \int_{-\infty}^{a}f(\theta\,|\,x)\,d\theta - \int_{a}^{\infty}f(\theta\,|\,x)\,d\theta \overset{!}{=} 0,$$

was nur durch den Posteriori-Median $a = \mathrm{Med}(\theta\,|\,x)$ erfüllt wird.

Bei Verwendung der Null-Eins-Verlustfunktion ergibt sich der erwartete Verlust zu

$$\mathsf{E}\big(l(a,\theta)\,|\,x\big) = \int l_\varepsilon(a,\theta)f(\theta\,|\,x)\,d\theta$$

$$= \int_{-\infty}^{a-\varepsilon}f(\theta\,|\,x)\,d\theta + \int_{a+\varepsilon}^{+\infty}f(\theta\,|\,x)\,d\theta$$

$$= 1 - \int_{a-\varepsilon}^{a+\varepsilon}f(\theta\,|\,x)\,d\theta.$$

Der erwartete Verlust ist somit minimal, wenn das Integral $\int_{a-\varepsilon}^{a+\varepsilon}f(\theta\,|\,x)\,d\theta$ maximal ist. Für kleines ε ist dieses ungefähr gleich $2\varepsilon f(a\,|\,x)$, was durch den Posteriori-Modus $a = \mathrm{Mod}(\theta\,|\,x)$ maximiert wird. $\qquad\square$

Auch bei der Wahl des passenden Kredibilitätsintervalls stellt sich die Frage, ob es ein optimales Kredibilitätsintervall bezüglich einer Verlustfunktion gibt. Der Einfachheit halber sei im Folgenden wieder $\theta \in \Theta$ skalar mit der Posteriori-Verteilung $f(\theta\,|\,x)$. Zunächst führen wir mit der *Kredibilitätsregion* eine Verallgemeinerung des Begriffs des Kredibilitätsintervalls ein. Analog definiert man den Begriff der HPD-Region.

Definition 5.10 (Kredibilitätsregion)
Eine Teilmenge $C \subseteq \Theta$ mit

$$\int_{C}f(\theta\,|\,x)\,d\theta = 1-\alpha$$

heißt $(1-\alpha)$-*Kredibilitätsregion* für θ bezüglich $f(\theta\,|\,x)$. Ist C ein reelles Intervall, so nennt man C auch *Kredibilitätsintervall*. ♦

Für ein festes α gibt es keine eindeutige $(1-\alpha)$-Kredibilitätsregion. Daher liegt es nahe, eine Verlustfunktion $l(C,\theta)$ zu spezifizieren, um Kredibilitätsregionen eindeutig zu machen. Die im folgenden Satz definierte Verlustfunktion folgt der intuitiven Idee, dass für festes α eine Kredibilitätsregion C mit minimaler „Fläche" (Länge bei Intervallen) $|C|$ optimal ist. Weiterhin wird der Fall, dass θ nicht in der Kredibilitätsregion liegt, bestraft. Wir beschränken uns dabei auf stetige Posteriori-Verteilungen.

Satz 5.4
Sei $f(\theta\,|\,x)$ Dichtefunktion der Posteriori-Verteilung von $\theta\,|\,x$ und für festes $\alpha \in (0,1)$

$$\mathcal{A} = \big\{ C \mid \mathsf{P}(\theta \in C\,|\,x) = 1-\alpha \big\}$$

die Menge aller $(1-\alpha)$-Kredibilitätsregionen. Betrachte nun die Verlustfunktion

$$l(C,\theta) = k \cdot |C| - I_C(\theta) \quad \text{für } C \in \mathcal{A}, \theta \in \Theta \text{ und } k > 0.$$

C ist genau dann optimal bezüglich $l(C,\theta)$, wenn für alle $\theta_1 \in C$ und $\theta_2 \notin C$

$$f(\theta_1\,|\,x) \geq f(\theta_2\,|\,x), \tag{5.9}$$

gilt, d.h. wenn C eine HPD-Region ist.

Beweis: Im Folgenden wird eine Beweisskizze gegeben. Zunächst ist für jedes $C \in \mathcal{A}$

$$\int\limits_{\Theta} l(C,\theta)f(\theta\,|\,x)\,d\theta = k \cdot |C| - \int\limits_{\Theta} I_C(\theta)f(\theta\,|\,x)\,d\theta = k \cdot |C| - (1-\alpha),$$

sodass (für festes α) C optimal ist, wenn $|C|$ minimal ist. Sei nun $C \in \mathcal{A}$ mit der Eigenschaft (5.9) und $D \in \mathcal{A}$ ein beliebiges anderes Element aus $\mathcal{A}$. Zu zeigen ist $|C| \leq |D|$. Sei $C \dot{\cup} D$ die disjunkte Vereinigung von C und D, d.h. $C \dot{\cup} D = C \cup D$ wobei $C \cap D = \emptyset$. Dann gilt:

$$C = C \cap \Theta = C \cap (D \dot{\cup} D^c) = (C \cap D) \dot{\cup} (C \cap D^c)$$

und analog $\quad D = (C \cap D) \dot{\cup} (C^c \cap D).$

Daher ist zu zeigen, dass $|C \cap D^c| \leq |C^c \cap D|$ gilt. Aus (5.9) folgt

$$\sup_{C^c \cap D} f(\theta\,|\,x) \leq \inf_{C \cap D^c} f(\theta\,|\,x), \tag{5.10}$$

und da $C, D \in \mathcal{A}$, gilt

$$\mathsf{P}(\theta \in C\,|\,x) = \mathsf{P}(\theta \in D\,|\,x) = 1-\alpha. \tag{5.11}$$

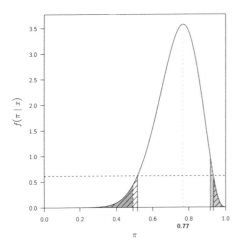

Abb. 5.5: Vergleich von gleichendigem Kredibilitäts- mit HPD-Intervall zum 95%-Niveau bei Binomialexperiment mit Betaverteilung als Posteriori für π (vgl. Abbildung 5.1). Beide grauen Flächen entsprechen jeweils 2.5% Wahrscheinlichkeitsmasse und schließen das Kredibilitätsintervall [0.492, 0.916] ein. Die schraffierten Flächen begrenzen das HPD-Intervall [0.517, 0.932] (das allen π-Werten mit $f(\pi \mid x) > 0.614$ entspricht) und summieren sich zu 5%.

Insgesamt

$$\inf_{C \cap D^c} f(\theta \mid x) \cdot |C \cap D^c| \leq \int_{C \cap D^c} f(\theta \mid x)\, d\theta$$

$$= \int_{C^c \cap D} f(\theta \mid x)\, d\theta \qquad \text{nach (5.11)}$$

$$\leq \sup_{C^c \cap D} f(\theta \mid x) \cdot |C^c \cap D|$$

$$\leq \inf_{C \cap D^c} f(\theta \mid x) \cdot |C^c \cap D| \qquad \text{nach (5.10).}$$

Also $|C| \leq |D|$. Die andere Richtung zeigt man ähnlich. $\qquad\square$

Die numerische Bestimmung von HPD-Intervallen ist im Allgemeinen recht aufwändig. Implizit wird meist vorausgesetzt, dass $f(\theta \mid x)$ unimodal ist. Alternativ werden gerne Kredibilitätsregionen angegeben, bei denen an beiden Enden der Posteriori-Verteilung $(\alpha/2)$-Wahrscheinlichkeitsmasse „abgeschnitten" wird. Für die Bestimmung dieser sogenannten gleichendigen Kredibilitätsregionen benötigt man numerische Verfahren zur Bestimmung von Quantilen, vgl. Anhang A.3. In Abbildung 5.5 wird solch ein Kredibilitätsintervall mit dem HPD-Intervall verglichen.

Beispiel 5.13 (Anteilsschätzung)
Am Beispiel von $X \sim \text{Bin}(n, \pi)$ und Verwendung von Jeffreys' Priori $\pi \sim \text{Be}(1/2, 1/2)$ werden in Tabellen 5.5 und 5.6 die HPD-Intervalle mit den gleichendigen Kredibilitätsintervallen und entsprechenden Wald- und Likelihood-Intervallen verglichen. Für große Stichprobenumfänge sind die Intervalle nahezu identisch. Das HPD-Intervall hat durchwegs die kleinsten Intervallbreiten, vergleiche Tabelle 5.6.

Wie gut sind nun die frequentistischen Eigenschaften der auf Jeffreys' Priori basierenden Intervalle? Dazu berechnen wir wie in Beispiel 3.7.1 die tatsächlichen Überde-

Tab. 5.5: Vergleich der verschiedenen Intervalltypen bei $X \sim \text{Bin}(n, \pi)$ und $\pi \sim$ $\text{Be}(1/2, 1/2)$. Für $n = 100, x = 50$ haben die vier Intervalle nahezu die gleichen Grenzen.

Beobachtung		Intervall zum 95%-Niveau vom Typ			
n	x	gleichendig	HPD	Wald	Likelihood
10	0	[0.000, 0.217]	[0.000, 0.171]	[0.000, 0.000]	[0.000, 0.175]
10	1	[0.011, 0.381]	[0.000, 0.331]	[-0.086, 0.286]	[0.006, 0.372]
10	5	[0.224, 0.776]	[0.224, 0.776]	[0.190, 0.810]	[0.218, 0.782]
100	0	[0.000, 0.025]	[0.000, 0.019]	[0.000, 0.000]	[0.000, 0.019]
100	10	[0.053, 0.170]	[0.048, 0.164]	[0.041, 0.159]	[0.051, 0.169]
100	50	[0.403, 0.597]	[0.403, 0.597]	[0.402, 0.598]	[0.403, 0.597]

ckungswahrscheinlichkeiten bei $n = 50$, interpretieren also die Kredibilitäts- als Konfidenzintervalle. In Abbildung 5.6 sind die Überdeckungswahrscheinlichkeiten für das HPD-Intervall und das gleichendige Kredibilitätsintervall dargestellt. Beide ähneln in ihrem Verhalten dem Likelihoodintervall (Abbildung 3.7e)), wobei das HPD-Intervall seine Optimalität bzgl. der Intervallbreite mit leicht schlechterem Überdeckungsverhalten „bezahlt". Es bleibt aber festzuhalten, dass die frequentistischen Eigenschaften dieser Kredibilitätsintervalle recht gut sind und sogar besser als manche der in Abschnitt 3.7.1 diskutierten Konfidenzintervalle.   ■

5.3.2 Kompatible Punkt- und Intervallschätzer

Häufig will man Punkt- und Intervallschätzer gemeinsam angeben. Es stellt sich die Frage, welche Punkt- mit welchen Intervallschätzern kombiniert angegeben werden sollten. Dabei liegt es nahe zu fordern, dass der Punktschätzer für alle möglichen Kre-

Tab. 5.6: Vergleich der Breiten der verschiedenen Intervalle aus Tabelle 5.5

Beobachtung		Breite des 95%-Intervalls vom Typ			
n	x	gleichendig	HPD	Wald	Likelihood
10	0	0.217	0.171	0.000	0.175
10	1	0.370	0.330	0.372	0.366
10	5	0.553	0.553	0.620	0.565
100	0	0.025	0.019	0.000	0.019
100	10	0.118	0.116	0.118	0.117
100	50	0.194	0.194	0.196	0.194

a) HPD-Intervall   **b)** Gleichendiges Kredibilitätsintervall

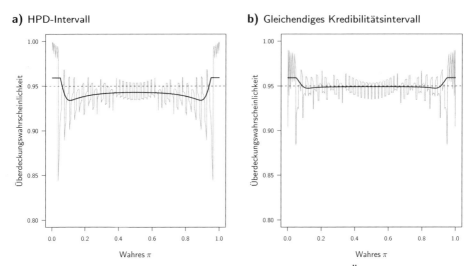

Abb. 5.6: Tatsächliche (grau) und lokal gemittelte (schwarz) Überdeckungswahrscheinlichkeiten der beiden auf Jeffreys' Priori basierenden 95%-Kredibilitätsintervalle. Im Fall der Beobachtungen $X = 0$ oder $X = 1$ ist das HPD-Intervall $[0, b_{0.95}(0.5, 50.5)]$ bzw. $[b_{0.05}(50.5, 0.5), 1]$ (mit dem q-Quantil der Betaverteilung $\mathrm{Be}(\alpha, \beta)$ gleich $b_q(\alpha, \beta)$), da die Dichtefunktion streng monoton fallend bzw. zunehmend ist – dies ist also ein Beispiel, bei dem die Werte der Dichtefunktion an den HPD-Intervallgrenzen ungleich sind.

dibilitätsniveaus auch immer innerhalb des angegebenen Kredibilitätsintervalls liegt. Man spricht dann von *kompatiblen* Punkt- und Intervallschätzern. Dies wird aber im Allgemeinen nur von manchen Kombinationen erfüllt. So liegt der Posteriori-Modus immer im HPD-Intervall; in der Tat degeneriert das HPD-Intervall für $\alpha \to 1$ zum Posteriori-Modus. Ebenso liegt der Posteriori-Median immer im gleichendigen Kredibilitätsintervall.

5.3.3 Invariante Punkt- und Intervallschätzer

Schließlich ist es interessant, das Verhalten der verschiedenen Punkt- und Intervallschätzer bei eineindeutigen Transformationen $\varphi = h(\theta)$ zu studieren. Hier stellt sich heraus, dass weder der Posteriori-Modus, der Posteriori-Erwartungswert noch die HPD-Kredibilitätsregionen invariant sind, z. B. gilt *nicht*, dass $\mathsf{E}\big(h(\theta) \mid x\big) = h\big(\mathsf{E}(\theta \mid x)\big)$ ist. Invariant sind dagegen alle Charakteristika, die auf Quantilen beruhen, also beispielsweise der Posteriori-Median und die gleichendigen Kredibilitätsregionen.

Beispiel 5.14 (Fortsetzung von Beispiel 5.1)
Die in Abbildung 5.1 dargestellte Posteriori-Verteilung $\pi \mid x \sim \text{Be}(11, 4)$ besitzt Posteriori-Median $\text{Med}(\pi \mid x) = 0.744$. Folglich ist der Posteriori-Median der Chance $\omega = \pi/(1 - \pi)$ gleich $0.744/(1 - 0.744) = 2.905$. ∎

5.4 Bayes-Inferenz bei vektoriellem Parameter

Konzeptionell ändert sich bei vektoriellem Parameter $\boldsymbol{\theta}$ nichts: Nach Festlegung einer nun multivariaten Priori-Verteilung $f(\boldsymbol{\theta})$ erhält man durch Multiplikation mit der Likelihood und nachfolgender Normalisierung die Posteriori-Verteilung von $\boldsymbol{\theta}$. Bevor wir uns der wichtigen Frage, wie man Nuisance-Parameter in der Posteriori-Verteilung eliminiert, widmen werden, folgen zunächst einige Bemerkungen zur Wahl der Priori-Verteilung.

5.4.1 Wahl der Priori-Verteilung

Konjugierte Priori-Verteilungen gibt es auch bei vektoriellen Parametern $\boldsymbol{\theta}$. Hierfür betrachten wir nun einige Beispiele.

Beispiel 5.15 (Multivariate Normalverteilung)
Sei $L(\boldsymbol{\mu})$ die zu einer Zufallsstichprobe $\boldsymbol{X}_1, \ldots, \boldsymbol{X}_n$ aus einer multivariaten Normalverteilung $\text{N}_p(\boldsymbol{\theta} = \boldsymbol{\mu}, \boldsymbol{\Sigma})$ gehörende Likelihood. Der unbekannte Parameter $\boldsymbol{\mu}$ ist also ein Vektor der Dimension p, die Kovarianzmatrix $\boldsymbol{\Sigma}$ sei bekannt. Dann ist die $\text{N}_p(\boldsymbol{\nu}, \boldsymbol{T})$-Verteilung konjugiert zu $L(\boldsymbol{\mu})$, denn die Posteriori-Verteilung ist wieder p-variat normalverteilt:

$$\boldsymbol{\mu} \mid \boldsymbol{x} \sim \text{N}\left(\left(n\boldsymbol{\Sigma}^{-1} + \boldsymbol{T}^{-1}\right)^{-1} \cdot \left(n\boldsymbol{\Sigma}^{-1}\bar{\boldsymbol{x}} + \boldsymbol{T}^{-1}\boldsymbol{\nu}\right), \left(n\boldsymbol{\Sigma}^{-1} + \boldsymbol{T}^{-1}\right)^{-1} \right). \tag{5.12}$$

∎

Dieses Resultat lässt sich leicht mit Hilfe von Gleichung (B.3) herleiten.

Beispiel 5.16 (Multinomialverteilung)
Zur multinomialen Likelihood $\boldsymbol{X} \sim \text{M}_p(n, \boldsymbol{\theta} = \boldsymbol{\pi})$ mit unbekanntem Wahrscheinlichkeitsvektor $\boldsymbol{\pi} = (\pi_1, \ldots, \pi_p)^T$ ist die *Dirichlet-Verteilung* (vgl. Tabelle A.3) konjugiert:

$$\boldsymbol{\pi} \sim \text{D}(\alpha_1, \ldots, \alpha_p) \quad \Longleftrightarrow \quad f(\boldsymbol{\pi}) \propto \prod_{i=1}^{p} \pi_i^{\alpha_i - 1}, \tag{5.13}$$

wobei der Träger von $\boldsymbol{\pi}$ durch $\pi_i > 0$ ($i = 1, \ldots, p$) und $\sum_{i=1}^{p} \pi_i = 1$ bestimmt ist. In der Tat ist die Likelihoodfunktion der Multinomial-Verteilung $L(\boldsymbol{\pi}) = \prod_{i=1}^{p} \pi_i^{x_i}$, sodass sich als Posteriori-Verteilung durch Multiplikation mit (5.13) offensichtlich

$$\boldsymbol{\pi} \mid \boldsymbol{x} \sim D(\alpha_1 + x_1, \ldots, \alpha_p + x_p) \tag{5.14}$$

ergibt, also eine Dirichlet-Verteilung mit Parametern $\alpha_i + x_i$, $i = 1, \ldots, p$. Zu bemerken ist, dass im Falle $p = 2$ sowohl die Multinomial- einer Binomialverteilung, als auch die Dirichlet- einer Beta-Verteilung entspricht. Man erhält die bereits bekannte Formel (5.4) für die unbekannte Wahrscheinlichkeit im Binomialexperiment als Spezialfall von (5.14).   ∎

Beispiel 5.17 (Normalverteilung)
Von besonderem Interesse ist sicherlich der Fall, dass $X_1, \ldots, X_n$ eine Zufallsstichprobe aus einer $N(\mu, 1/\kappa)$, $i = 1, \ldots, n$-Verteilung ist, wobei nun beide Parameter $\boldsymbol{\theta} = (\mu, \kappa)^T$ unbekannt seien. Der Einfachheit halber sind wir jetzt dazu übergegangen, die Normalverteilung mit der Präzision κ, und nicht mit der Varianz $1/\kappa$, zu parametrisieren. Gesucht ist nun eine konjugierte bivariate Priori-Verteilung $f(\mu, \kappa)$ mit Träger $\mathbb{R} \times \mathbb{R}_+$. Dies ist die *Normal-Gamma-Verteilung* $NG(\nu, \lambda, \alpha, \beta)$, deren Dichtefunktion sich als

$$f(\mu, \kappa) = f(\kappa) \cdot f(\mu \mid \kappa) \tag{5.15}$$

faktorisieren lässt, wobei $\kappa \sim G(\alpha, \beta)$ und $\mu \mid \kappa \sim N\big(\nu, (\lambda \cdot \kappa)^{-1}\big)$. Die Dichtefunktion lautet somit

$$f(\mu, \kappa) \propto \kappa^{\alpha-1} \exp(-\beta\kappa)(\lambda\kappa)^{1/2} \exp\left(-\frac{\lambda\kappa}{2}(\mu - \nu)^2\right)$$
$$= \kappa^{\alpha-1/2}\lambda^{1/2} \exp(-\beta\kappa) \exp\left(-\frac{\lambda\kappa}{2}(\mu - \nu)^2\right). \tag{5.16}$$

Als Posteriori-Verteilung ergibt sich in der Tat wieder eine Normal-Gamma-Verteilung:

$$\boldsymbol{\theta} \sim NG\left((\lambda + n)^{-1}(\lambda\nu + n\bar{x}), \; \lambda + n, \; \alpha + \frac{n}{2}, \; \beta + \frac{n\hat{\sigma}_{ML}^2 + (\lambda + n)^{-1}n\lambda(\nu - \bar{x})^2}{2}\right), \tag{5.17}$$

wobei $\hat{\sigma}_{ML}^2 = n^{-1}\sum_{i=1}^{n}(x_i - \bar{x})^2$ der übliche ML-Schätzer der Varianz bei den vorliegenden Werten $x_1, \ldots, x_n$ ist. Man sieht, dass die Parameter λ, α und β additiv aufdatiert werden. Der Posteriori-Erwartungswert von μ ist der erste Parameter der Posteriori-Verteilung (5.17), ein mit dem Priori-Präzisionsparameter λ und dem Stichprobenumfang n gewichtetes Mittel aus dem Priori-Erwartungswert ν und dem Stichprobenmittelwert $\bar{x}$.

Die Dichte einer Normal-Gamma-Verteilung ist in Abbildung 5.7 dargestellt.   ∎

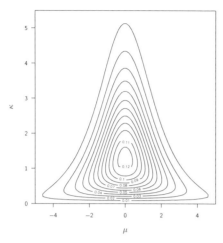

Abb. 5.7: Dichtefunktion $f(\mu, \kappa)$ der Normal-Gamma-Verteilung mit Parametern $\alpha = 2.0, \beta = 1.2$ sowie $\nu = 0, \lambda = 0.5$. Der Modus dieser bivariaten Dichtefunktion liegt bei $\mu = 0$ und $\kappa = (2.0 - 0.5)/1.2 = 1.25$.

5.4.2 Nichtinformative Priori-Verteilungen

Für vektorielles $\boldsymbol{\theta}$ definiert man Jeffreys' Priori als

$$f(\boldsymbol{\theta}) \propto \sqrt{|J(\boldsymbol{\theta})|},$$

wobei $|J(\boldsymbol{\theta})|$ die Determinante der erwarteten Fisher-Information ist.

Beispiel 5.18 (Multinomialverteilung)
Die erwartete Fisher-Information $J(\boldsymbol{\pi})$ einer multinomialverteilten Beobachtung $\boldsymbol{X} \sim M_p(n, \boldsymbol{\theta} = \boldsymbol{\pi})$ mit unbekanntem Wahrscheinlichkeitsvektor $\boldsymbol{\pi} = (\pi_1, \dots, \pi_p)^T$ wurde bereits in Beispiel 4.12 hergeleitet. Deren Determinante ergibt sich zu

$$|J(\boldsymbol{\theta})| = \frac{n}{\prod_{i=1}^{p} \pi_i},$$

sodass Jeffreys' Priori

$$f(\boldsymbol{\pi}) = \prod_{i=1}^{p} \pi_i^{-\frac{1}{2}}$$

ist. Dies lässt sich leicht als Kern einer Dirichlet-Verteilung $\boldsymbol{\pi} \sim D(1/2, \dots, 1/2)$ identifizieren. Wie im Binomialexperiment ist Jeffreys' Priori-Verteilung hier regulär, also integrierbar. Die Posteriori-Verteilung ist mit (5.14) offensichtlich

$$\boldsymbol{\pi} \mid \boldsymbol{x} \sim D(1/2 + x_1, \dots, 1/2 + x_p).$$

∎

Bei mehrdimensionalem $\boldsymbol{\theta}$ ist Jeffreys' Priori aber umstritten, obwohl sie wieder die wichtige Eigenschaft der Invarianz erfüllt. Als besserer Ansatz erweist sich die sogenannte *Referenz-Priori-Verteilung*. Rein informell ist die Referenz-Priori-Verteilung diejenige Priori-Verteilung, bei der der Einfluss der Daten auf die zugehörige Posteriori-Verteilung maximiert wird. Die Information einer Wahrscheinlichkeitsverteilung wird hier mit der *Entropie* gemessen, vergleiche Anhang A.1.2.

Bei skalarem Parameter ist die Referenz-Priori-Verteilung gleich der Jeffreys' Priori, im mehrdimensionalen Fall gilt dies aber nicht mehr. Insbesondere spielt im Allgemeinen die Ordnung der Komponenten von $\boldsymbol{\theta}$ eine Rolle, wobei man hier üblicherweise die interessierenden Parameter an den Anfang und die Nuisance-Parameter dahinter anordnet. So ist die in Beispiel 5.12 hergeleitete nichtinformative Priori-Verteilung für die Korrelation eine Referenz-Priori-Verteilung im bivariaten Normalverteilungsmodell mit insgesamt fünf unbekannten Parametern, der interessierenden Korrelation einerseits und den beiden Erwartungswerten und Varianzen als vier übrige Nuisance-Parameter andererseits, vergleiche etwa Bernardo und Smith (2000, S. 337f.). Im folgenden Beispiel werden wir die Referenz-Priori-Verteilung im univariaten Normalverteilungsmodell kennenlernen.

Beispiel 5.19 (Normalverteilung)
Seien $X_1, \ldots, X_n$ eine Zufallsstichprobe aus einer $N(\mu, \sigma^2)$-Verteilung und $\boldsymbol{\theta} = (\mu, \sigma^2)^T$ unbekannt. Wir wissen aus Beispiel 4.3, dass

$$J(\boldsymbol{\theta}) = \begin{pmatrix} \frac{n}{\sigma^2} & 0 \\ 0 & \frac{n}{2\sigma^4} \end{pmatrix}.$$

Jeffreys' Priori lautet also

$$f(\boldsymbol{\theta}) \propto \sqrt{|J(\boldsymbol{\theta})|} = \sqrt{\frac{n^2}{2\sigma^6}} \propto \sigma^{-3}, \tag{5.18}$$

d. h. als Funktion von μ ist Jeffreys' Priori konstant, als Funktion von σ^2 proportional zu $(\sigma^2)^{-3/2}$.

Dieses Ergebnis steht in gewissem Sinne im Widerspruch zu den bisherigen Resultaten. Zunächst impliziert (5.18) nämlich, dass μ und σ^2 *a priori* unabhängig sind, da $f(\boldsymbol{\theta})$ nicht von μ abhängt und somit die marginale Priori-Verteilung gleich $f(\sigma^2) \propto \sigma^{-3}$ ist. Andererseits lässt sich $f(\boldsymbol{\theta})$ immer in $f(\mu)f(\sigma^2 \,|\, \mu)$ faktorisieren; und da μ und σ^2 unabhängig sind, muss die bedingte Dichte $f(\sigma^2 \,|\, \mu) = f(\sigma^2) \propto \sigma^{-3}$ sein. Diese sollte aber gleich Jeffreys' Priori (bei bekanntem μ) sein, da ja auf μ bedingt und somit μ als bekannt vorausgesetzt wird. Dies ist jedoch *nicht* der Fall, da im eindimensionalen Fall ja $f(\sigma^2) \propto \sigma^{-2}$ als nichtinformative Priori-Verteilung etabliert wurde.

Als Alternative ergibt sich die Referenz-Priori-Verteilung zu

$$f(\mu, \sigma^2) \propto \sigma^{-2}.$$

Diese ergibt sich formal durch Multiplikation von Jeffreys' Priori für μ (bei σ^2 bekannt) und Jeffreys' Priori für σ^2 (bei μ bekannt). Interessanterweise hängt diese Referenz-Priori-Verteilung nicht von der betrachteten Ordnung der Parameter μ und σ^2 ab. Parametrisiert man die Referenz-Priori-Verteilung mit der Präzision $\kappa = \sigma^{-2}$, dann lautet sie

$$f(\mu, \kappa) \propto \kappa^{-1}.$$

Rein formal entspricht dies einer Normal-Gamma-Verteilung $NG(0, 0, -1/2, 0)$ für μ und κ, man vergleiche Gleichung (5.16). Diese Darstellung als Normal-Gamma-Verteilung ist zwar strenggenommen falsch, da die Dichtefunktion für die angegebenen Parameter nicht integrierbar ist. Sie ist aber hilfreich zum Berechnen der Posteriori-Verteilung, die sich offensichtlich mit (5.17) zu

$$\boldsymbol{\theta} = (\mu, \kappa)^T \sim NG\left(\bar{x}, n, \frac{1}{2}(n-1), \frac{1}{2}\sum_{i=1}^{n}(x_i - \bar{x})^2\right) \tag{5.19}$$

ergibt, was für $n \geq 2$ eine reguläre Normal-Gamma-Verteilung ist. ∎

Auf eine weitergehende Diskussion von Referenz-Priori-Verteilungen wird hier verzichtet; wir verweisen stattdessen auf Rüger (1999, Abschnitt 2.5.5) und auf Bernardo und Smith (2000).

5.4.3 Entfernung von Nuisance-Parametern

Wir betrachten nun den Fall, dass wir uns nur für eine bestimmte Komponente des Parametervektors interessieren. Sei der unbekannte Parametervektor $\boldsymbol{\theta} = (\boldsymbol{\theta}_1, \boldsymbol{\theta}_2)^T$, wobei $\boldsymbol{\theta}_1$ der interessierende und $\boldsymbol{\theta}_2$ der Nuisance-Parameter sei. Konzeptionell ist das Vorgehen zur Entfernung von Nuisance-Parametern in der Bayes-Inferenz denkbar einfach: Da die unbekannten Parameter Zufallsvariablen sind, wird der Nuisance-Parameter aus der gemeinsamen Dichtefunktion herausintegriert, sodass man nach den üblichen Rechenregeln für Dichtefunktionen die marginale Posteriori-Dichtefunktion von $\boldsymbol{\theta}_1$ erhält.

Die Dichte der gemeinsamen Posteriori-Verteilung von $\boldsymbol{\theta}_1$ und $\boldsymbol{\theta}_2$ ist (vgl. Anhang A.1.6)

$$f(\boldsymbol{\theta}_1, \boldsymbol{\theta}_2 \,|\, x) = \frac{f(x \,|\, \boldsymbol{\theta}_1, \boldsymbol{\theta}_2) \cdot f(\boldsymbol{\theta}_1, \boldsymbol{\theta}_2)}{f(x)},$$

wobei $f(\boldsymbol{\theta}_1, \boldsymbol{\theta}_2)$ die zugehörige Priori-Dichte sei. Die Posteriori-Verteilung $f(\boldsymbol{\theta}_1 \,|\, x)$ von $\boldsymbol{\theta}_1$ ist die Randverteilung von $f(\boldsymbol{\theta}_1, \boldsymbol{\theta}_2 \,|\, x)$ (vgl. Anhang A.1.5):

$$f(\boldsymbol{\theta}_1 \,|\, x) = \int f(\boldsymbol{\theta}_1, \boldsymbol{\theta}_2 \,|\, x) \, d\boldsymbol{\theta}_2. \tag{5.20}$$

a) Randdichte $f(\kappa)$: $G(2.0, 1.2)$. Der Modus liegt bei $\text{Mod}(\kappa) = (2.0 - 1.0)/1.2 \approx 0.83$.

b) Randdichte $f(\mu)$: $t(0, 24/7, 1.4)$. Der Modus liegt bei $\text{Mod}(\mu) = 0$.

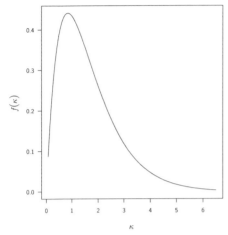
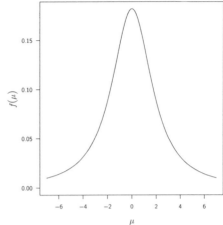

Abb. 5.8: Randverteilungen der Normal-Gamma-Verteilung mit Parametern $\alpha = 2.0, \beta = 1.2$ sowie $\nu = 0, \lambda = 0.5$

Ist θ_1 skalar, so können basierend auf $f(\theta_1 \mid x)$ nun die üblichen Punkt- und Intervallschätzer berechnet werden. Die Behandlung von Nuisance-Parametern ist in der Bayes-Inferenz also (zumindest konzeptionell) denkbar einfach und kanonisch. Allerdings ist die in (5.20) notwendige Integration im Allgemeinen nur in konjugierten Familien analytisch durchführbar. Bei manchen multivariaten Verteilungen ist eine analytische Integration aber durchaus möglich.

Beispiel 5.20 (Normal-Gamma-Verteilung)
Sei $\boldsymbol{\theta} = (\mu, \kappa)^T \sim \text{NG}(\nu, \lambda, \alpha, \beta)$. Da die Dichtefunktion von $\boldsymbol{\theta}$ über die Faktorisierung (5.15) als Produkt der Randverteilung von κ und der bedingten Verteilung von μ gegeben κ dargestellt werden kann, ist die Randverteilung von κ offensichtlich eine Gamma-Verteilung mit Parameter α und β. Die Randverteilung von μ ist interessanterweise eine t-Verteilung: In der Parametrisierung aus Tabelle A.2 lautet sie

$$\text{t}\left(\nu, \frac{\beta}{\alpha \cdot \lambda}, 2\alpha\right). \tag{5.21}$$

Die Normal-Gamma-Verteilung kam in Beispiel 5.17 als Posteriori-Verteilung vor. Die zu Abbildung 5.7 gehörigen Posteriori-Randdichten von μ bzw. κ sind in Abbildung 5.8 dargestellt. ∎

Beispiel 5.21 (Normalverteilung)
Seien $X_1, \ldots, X_n$ eine Zufallsstichprobe aus einer $\text{N}(\mu, \kappa^{-1})$-Verteilung mit Präzision $\kappa = 1/\sigma^2$. Aus Beispiel 5.10 wissen wir bereits, dass sich bei bekannter Präzision κ und Jeffreys' Priori $f(\mu) \propto 1$ die Posteriori-Verteilung $\mu \mid x \sim \text{N}\left(\bar{x}, \sigma^2/n\right)$ ergibt. Ist

hingegen μ bekannt und σ^2 unbekannt, ergibt sich unter Verwendung von Jeffreys' Priori $f(\sigma^2) \propto 1/\sigma^2$ die Posteriori

$$\sigma^2 \mid x \sim \text{IG}\left(\frac{n}{2}, \frac{1}{2}\sum_{i=1}^n (x_i - \mu)^2\right)$$

$$\text{bzw.} \quad \kappa \mid x \sim \text{G}\left(\frac{n}{2}, \frac{1}{2}\sum_{i=1}^n (x_i - \mu)^2\right). \tag{5.22}$$

Jetzt wollen wir den Fall betrachten, dass sowohl μ als auch σ^2 unbekannt sind. Dann ist unter Verwendung der Referenz-Priori-Verteilung $f(\mu, \kappa) \propto \kappa^{-1}$ die marginale Posteriori-Verteilung von κ gleich

$$\kappa \mid x \sim \text{G}\left(\frac{1}{2}(n-1), \frac{1}{2}\sum_{i=1}^n (x_i - \bar{x})^2\right),$$

was direkt aus (5.19) folgt.

Man verliert also bei unbekanntem μ im Vergleich zu (5.22) wie in der klassischen Inferenz einen Freiheitsgrad, denn statt dem Stichprobenumfang n steht nun $n-1$ im ersten Parameter der Posteriori-Verteilung von κ. Äquivalent dazu ergibt sich für $\sigma^2 = 1/\kappa$

$$\sigma^2 \mid x \sim \text{IG}\left(\frac{1}{2}(n-1), \frac{1}{2}\sum_{i=1}^n (x_i - \bar{x})^2\right) \tag{5.23}$$

mit Posteriori-Erwartungswert $\mathsf{E}(\sigma^2 \mid x) = \sum_{i=1}^n (x_i - \bar{x})^2/(n-3)$ und Posteriori-Modus $\text{Mod}(\sigma^2 \mid x) = \sum_{i=1}^n (x_i - \bar{x})^2/(n+1)$. Der im frequentistischen Sinne erwartungstreue Schätzer $S^2 = \sum_{i=1}^n (x_i - \bar{x})^2/(n-1)$ liegt somit dazwischen, ebenso der ML-Schätzer $\hat{\sigma}^2_{ML} = \sum_{i=1}^n (x_i - \bar{x})^2/n$, vgl. Abbildung 5.9b).

Die Posteriori-Randverteilung von μ folgt nun einer t-Verteilung:

$$\mu \mid x \sim \text{t}\left(\bar{x}, \frac{\sum_{i=1}^n (x_i - \bar{x})^2}{n(n-1)}, n-1\right). \tag{5.24}$$

Zur Herleitung wende man Beispiel 5.20 auf die gemeinsame Posteriori-Verteilung (5.19) an. Wegen der Symmetrie der t-Verteilung um $\bar{x}$ sind hier (für $n > 3$) Posteriori-Modus, -Erwartungswert und -Median identisch; ebenso sind die $(1-\alpha)$-HPD-Intervalle mit den gleichendigen Kredibilitätsintervallen identisch. Interessant ist, dass der frequentistische Ansatz, der in Beispiel 3.7 beschrieben ist, ein völlig analoges Resultat liefert. Die Verteilung des Pivots

$$\sqrt{n}\frac{\bar{X} - \mu}{\sqrt{\frac{1}{n-1}\sum_{i=1}^n (X_i - \bar{X})^2}} = \frac{\bar{X} - \mu}{\sqrt{\frac{1}{(n-1)n}\sum_{i=1}^n (X_i - \bar{X})^2}} \sim \text{t}(n-1) = \text{t}(0, 1, n-1)$$

$$\tag{5.25}$$

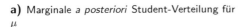

a) Marginale *a posteriori* Student-Verteilung für μ

b) Marginale *a posteriori* Invers-Gamma-Verteilung für σ^2 mit den verschiedenen Punktschätzern

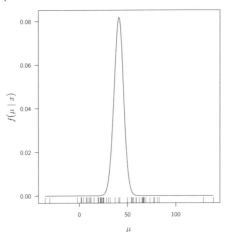 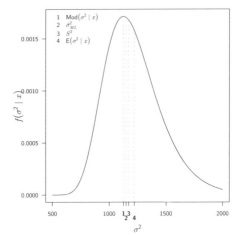

Abb. 5.9: Marginale Posteriori-Verteilungen am Beispiel der Fischstudien-Daten.

ist wegen

$$Y \sim \mathrm{t}(0,1,\alpha) \Rightarrow \sigma Y + \mu \sim \mathrm{t}(\mu, \sigma^2, \alpha)$$

äquivalent zu

$$\bar{X} \sim \mathrm{t}\left(\mu, \frac{\sum_{i=1}^{n}(x_i - \bar{x})^2}{(n-1)n}, n-1\right), \tag{5.26}$$

wobei wir hier $\sum_{i=1}^{n}(X_i - \bar{X})^2$ durch $\sum_{i=1}^{n}(x_i - \bar{x})^2$ ersetzt haben, da strenggenommen die Verteilung einer Zufallsvariable $\bar{X}$ nicht von dieser Zufallsvariable abhängen darf. Die etwas unsaubere Darstellung (5.26) macht aber im Vergleich mit (5.24) deutlich, dass die $(1-\alpha)$-HPD-Intervalle (wie auch die gleichendigen Kredibilitätsintervalle) *numerisch* gleich den frequentistischen $(1-\alpha)$-Konfidenzintervallen für μ sind. ■

Beispiel 5.22 (Fischstudie)

In Beispiel 5.6 hatten wir die Varianz $\sigma^2 = 1/\kappa$ der Änderungen des Cholesterinspiegels als bekannt angenommen. Nun wollen wir neben dem Erwartungswert μ auch σ^2 als unbekannt annehmen und die Inferenz aus dem vorigen Beispiel durchführen. In Abbildung 5.9 sind die aus der nichtinformativen Priori $f(\mu, \sigma^2) \propto \sigma^2$ resultierenden marginalen Posteriori-Dichten zu sehen. Sie ergeben sich durch Einsetzen der suffizienten Statistiken $n = 50$, $\bar{x} = 40.8$ und $S^2 = (34.23)^2$ in (5.24) bzw. (5.23). ■

Abschließend wollen wir auf einen interessanten Zusammenhang zwischen dem Bayesianischen und dem frequentistischen Ansatz zur Elimination von Nuisance-Parametern hinweisen. Die im Bayesianischen Ansatz notwendige explizite Integration der gemeinsamen Posteriori-Dichtefunktion bezüglich der Nuisance-Parameter $\boldsymbol{\eta}$ (für festes $\boldsymbol{\theta}$)

kann durch Anwendung der Laplace-Approximation (siehe Anhang C.2.2) vermieden werden. Ignoriert man den in der Laplace-Approximation auftretenden Term, der von der Krümmung der Posteriori-Verteilung abhängt, und setzt man approximativ Posteriori-Dichte gleich der Likelihoodfunktion, so wird nur noch das Maximum der Log-Likelihoodfunktion bezüglich η bei festem θ benötigt. Man erhält dann (bis auf einen Proportionalitätsfaktor) die Profil-Likelihood von θ als Approximation der marginalen Posteriori-Verteilung von θ, vergleiche Abschnitt 4.3. Will man die eigentliche Laplace-Approximation und somit auch die Krümmung verwenden, so führt dies zur sogenannten *modizierten Profil-Likelihood*, einer verbesserten Version der Profil-Likelihood, die in den letzten Jahrzehnten intensiv in der frequentistischen Theorie diskutiert wurde, siehe beispielsweise Young und Smith (2005). Die Interpretation der (modifizierten) Profil-Likelihood als approximative marginale Posteriori-Dichtefunktion ist genauer in Bernardo und Smith (2000, Abschnitt 5.5.1) beschrieben.

5.4.4 Kompatibilität von uni- und multivariaten Punktschätzern

Von den drei gebräuchlichen Punktschätzern lassen sich zumindest zwei auch bei multivariaten Posteriori-Verteilungen berechnen: der Posteriori-Erwartungswert und der Posteriori-Modus. Da der Erwartungswert einer multivariaten Verteilung ja gerade als Vektor mit den Erwartungswerten der einzelnen Komponenten definiert ist, ist der marginale Erwartungswert immer gleich der entsprechenden Komponente des gemeinsamen Erwartungswertes, d. h.

$$\big(\mathsf{E}(\mu \,|\, \boldsymbol{x}), \mathsf{E}(\rho \,|\, \boldsymbol{x})\big) = \mathsf{E}(\mu, \rho \,|\, \boldsymbol{x}).$$

Beim Posteriori-Modus ist dies nicht der Fall: Der marginale Posteriori-Modus ist im Allgemeinen nicht gleich der entsprechenden Komponente des gemeinsamen Modus, d. h.

$$\big(\mathrm{Mod}(\mu \,|\, \boldsymbol{x}), \mathrm{Mod}(\rho \,|\, \boldsymbol{x})\big) \neq \mathrm{Mod}(\mu, \rho \,|\, \boldsymbol{x}).$$

Beispiel 5.23 (Normal-Gamma-Verteilung)
Sei $\boldsymbol{\theta} = (\mu, \kappa)^T \sim \mathrm{NG}(\nu, \lambda, \alpha, \beta)$. Für $\alpha > 1/2$ ist der Modus der Normal-Gamma-Verteilung gleich $\mathrm{Mod}(\boldsymbol{\theta}) = (\nu, (\alpha - 1/2)/\beta)^T$, vgl. Anhang A.3. Die Randverteilung von μ folgt der t-Verteilung (5.21), die ebenfalls den Modus $\mathrm{Mod}(\mu) = \nu$ hat. Die Randverteilung von κ ist eine Gamma-Verteilung $\kappa \sim \mathrm{G}(\alpha, \beta)$, die aber den Modus $\mathrm{Mod}(\kappa) = (\alpha - 1)/\beta$ aufweist, was ungleich der zweiten Komponente des Modus der gemeinsamen Verteilung ist. Zur Illustration vergleiche man die Abbildungen 5.7 und 5.8. $\blacksquare$

5.5   Einige Aussagen zur Bayes-Asymptotik

In diesem Abschnitt wollen wir uns mit asymptotischen Eigenschaften der Posteriori-Verteilung beschäftigen. Insbesondere stellt sich die Frage, ob Bayes-Schätzer im klassischen Sinne konsistent sind, d. h. ob sie für wachsenden Stichprobenumfang gegen den wahren Parameterwert konvergieren. Wir werden sehen, dass dies unter gewissen Regularitätsvoraussetzungen in der Tat der Fall ist. Weiterhin werden wir skizzieren, dass stetige Posteriori-Verteilungen unter Regularitätsvoraussetzungen asymptotisch normal sind. Dieses sehr wichtige Resultat erlaubt eine Bayesianische Interpretation von ML-Schätzern und zugehörigen Standardfehlern.

5.5.1   Diskrete Asymptotik

Sei $\theta \in \Theta = \{\theta_1, \theta_2, \dots\}$ mit Θ abzählbar und zugehöriger Priori-Verteilung $f(\theta_i) = P(\theta = \theta_i) =: p_i > 0$ für $i = 1, 2, \dots$. Ferner sei $\theta_t \in \Theta$ der *wahre* Parameter der Likelihood $f(x \mid \theta)$ und somit die Kullback-Leibler-Diskrepanz (vgl. Anhang A.1.2) zwischen $f(x \mid \theta_t)$ und $f(x \mid \theta_i)$

$$\int f(x \mid \theta_t) \log \frac{f(x \mid \theta_t)}{f(x \mid \theta_i)} \, dx = \mathsf{E}\left(\log \frac{f(X \mid \theta_t)}{f(X \mid \theta_i)}\right) > 0$$

für alle $i \neq t$. Dann gilt

$$\lim_{n \to \infty} f(\theta_t \mid x) = 1 \quad \text{und} \quad \lim_{n \to \infty} f(\theta_i \mid x) = 0$$

für alle $i \neq t$ bei Beobachtung einer Zufallsstichprobe $X_1, \dots, X_n$ aus $f(x \mid \theta_t)$.

Beweis: Für festes n ist die Posteriori-Wahrscheinlichkeit von θ_i

$$f(\theta_i \mid x) = \frac{f(x \mid \theta_i) \cdot f(\theta_i)}{f(x)} = \frac{p_i f(x \mid \theta_i) / f(x \mid \theta_t)}{\sum_j p_j f(x \mid \theta_j) / f(x \mid \theta_t)}$$

$$= \frac{p_i \prod_{k=1}^{n} \frac{f(x_k \mid \theta_i)}{f(x_k \mid \theta_t)}}{\sum_j p_j \prod_{k=1}^{n} \frac{f(x_k \mid \theta_j)}{f(x_k \mid \theta_t)}} = \frac{\exp(\log(p_i) + S_i)}{\sum_j \exp(\log(p_j) + S_j)},$$

wobei $S_j = \sum_{k=1}^{n} \log \frac{f(x_k \mid \theta_j)}{f(x_k \mid \theta_t)}$. Nach dem Gesetz der Großen Zahlen gilt

$$\lim_{n \to \infty} \frac{1}{n} S_j = \int f(x \mid \theta_t) \log \frac{f(x \mid \theta_j)}{f(x \mid \theta_t)} \, dx \begin{cases} = 0 & \text{für } j = t \\ < 0 & \text{für } j \neq t \end{cases}$$

und somit

$$\lim_{n \to \infty} S_j = \begin{cases} 0 & \text{für } j = t \\ -\infty & \text{für } j \neq t \end{cases},$$

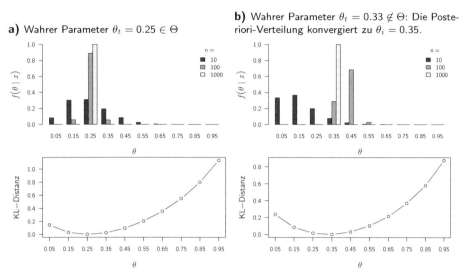

Abb. 5.10: Inferenz für θ bei Simulation aus einer Binomialverteilung $\text{Bin}(n,\theta)$ mit $n = 10, 100, 1000$ und diskreter Gleichverteilung auf $\Theta = \{0.05, 0.15, \ldots, 0.95\}$: Die Posteriori-Verteilung (oben) konvergiert zu dem $\theta \in \Theta$, das die kleinste Kullback-Leibler-Distanz (unten) zum wahren Modell besitzt.

sodass

$$\lim_{n \to \infty} f(\theta_i \,|\, x) = \begin{cases} 1 & \text{für } i = t \\ 0 & \text{für } i \neq t \end{cases}.$$

Die Posteriori-Wahrscheinlichkeit des wahren Wertes θ_t ist also für $n \to \infty$ gleich Eins.

□

Ein Beispiel für die angesprochene Konvergenz ist in Abbildung 5.10a) zu sehen.

Ein interessantes Nebenprodukt liefert obiger Beweis im Falle $\theta_t \notin \Theta$: Dann konvergiert die Posteriori-Verteilung zu dem $\theta_i \in \Theta$, das die kleinste Kullback-Leibler-Distanz zum wahren Modell besitzt. Dieses Phänomen ist in Abbildung 5.10b) illustriert.

5.5.2 Stetige Asymptotik

Nun wollen wir skizzieren, dass ein stetiger Parameter *a posteriori* (unter geeigneten Regularitätsvoraussetzungen) asymptotisch normalverteilt ist. Wir betrachten gleich den allgemeinen Fall mit einem vetoriellen Parameter $\boldsymbol{\theta}$.

Sei $X_1, \ldots, X_n$ eine Zufallsstichprobe mit Likelihoodbeiträgen $f(x_i \mid \boldsymbol{\theta})$. Dann ist die Posteriori-Verteilung

$$f(\boldsymbol{\theta} \mid x) \propto f(\boldsymbol{\theta}) \cdot \underbrace{\prod_{i=1}^{n} f(x_i \mid \boldsymbol{\theta})}_{= \, f(x \mid \boldsymbol{\theta})} = \exp\Big(\underbrace{\log f(\boldsymbol{\theta})}_{(1)} + \underbrace{\log f(x \mid \boldsymbol{\theta})}_{(2)}\Big).$$

Eine quadratische Approximation mittels einer Taylor-Entwicklung der Terme (1) und (2) um ihre jeweiligen Maxima $\boldsymbol{m}_0$ (Priori-Modus) bzw. $\hat{\boldsymbol{\theta}}_n$ (Maximum-Likelihood-Schätzer) liefert

$$\log f(\boldsymbol{\theta}) \approx \log f(\boldsymbol{m}_0) - \frac{1}{2}(\boldsymbol{\theta} - \boldsymbol{m}_0)^T \boldsymbol{I}_0 (\boldsymbol{\theta} - \boldsymbol{m}_0)$$

$$\text{und} \quad \log f(x \mid \boldsymbol{\theta}) \approx \log f(x \mid \hat{\boldsymbol{\theta}}_n) - \frac{1}{2}(\boldsymbol{\theta} - \hat{\boldsymbol{\theta}}_n)^T \boldsymbol{I}(\hat{\boldsymbol{\theta}}_n)(\boldsymbol{\theta} - \hat{\boldsymbol{\theta}}_n).$$

Hierbei ist $\boldsymbol{I}_0$ die negative Krümmung von $\log f(\boldsymbol{\theta})$ am Modus $\boldsymbol{m}_0$ und $\boldsymbol{I}(\hat{\boldsymbol{\theta}}_n)$ die beobachtete Fisher-Information. Unter Regularitätsbedingungen folgt, dass die Posteriori asymptotisch gleich

$$f(\boldsymbol{\theta} \mid x) \propto \exp\left\{-\frac{1}{2}\Big[(\boldsymbol{\theta} - \boldsymbol{m}_0)^T \boldsymbol{I}_0 (\boldsymbol{\theta} - \boldsymbol{m}_0) + (\boldsymbol{\theta} - \hat{\boldsymbol{\theta}}_n)^T \boldsymbol{I}(\hat{\boldsymbol{\theta}}_n)(\boldsymbol{\theta} - \hat{\boldsymbol{\theta}}_n)\Big]\right\}$$

$$\propto \exp\left\{-\frac{1}{2}(\boldsymbol{\theta} - \boldsymbol{m}_n)^T \boldsymbol{I}_n (\boldsymbol{\theta} - \boldsymbol{m}_n)\right\}$$

ist mit

$$\boldsymbol{I}_n = \boldsymbol{I}_0 + \boldsymbol{I}(\hat{\boldsymbol{\theta}}_n)$$

$$\text{und} \quad \boldsymbol{m}_n = \boldsymbol{I}_n^{-1}(\boldsymbol{I}_0 \boldsymbol{m}_0 + \boldsymbol{I}(\hat{\boldsymbol{\theta}}_n)\,\hat{\boldsymbol{\theta}}_n),$$

vergleiche Anhang B.4. Für großes n wird $\boldsymbol{\theta} \mid x$ also approximativ normalverteilt sein mit Mittelwert $\boldsymbol{m}_n$ und Kovarianzmatrix $\boldsymbol{I}_n^{-1}$:

$$\boldsymbol{\theta} \mid x \overset{a}{\sim} \mathrm{N}(\boldsymbol{m}_n, \boldsymbol{I}_n^{-1}).$$

Weitere Approximationen sind möglich:

1. Für großes n wird die Priori-Präzision $\boldsymbol{I}_0$ klein sein im Verhältnis zur beobachteten Fisher-Information $\boldsymbol{I}(\hat{\boldsymbol{\theta}}_n)$, der Präzision der Daten. Folglich gilt auch

$$\boldsymbol{\theta} \mid x \overset{a}{\sim} \mathrm{N}\big(\hat{\boldsymbol{\theta}}_n, \boldsymbol{I}(\hat{\boldsymbol{\theta}}_n)^{-1}\big).$$

Für skalares θ ist also die negative Krümmung der Log-Likelihood approximativ gleich der inversen Posteriori-Varianz. Ferner liefert dieses asymptotische Resultat eine wichtige Bayesianische Interpretation des Maximum-Likelihood-Schätzers als asymptotischer Bayes-Schätzer.

Asymptotische Normalität der Posteriori-Verteilung

Asymptotisch folgt die Posteriori-Verteilung einer Normalverteilung mit Erwartungswert gleich dem ML-Schätzer und Kovarianzmatrix gleich der inversen beobachteten Fisher-Information:

$$\boldsymbol{\theta} \,|\, x \stackrel{a}{\sim} \mathrm{N}\big(\hat{\boldsymbol{\theta}}_n, I(\hat{\boldsymbol{\theta}}_n)^{-1}\big).$$

Noch (mindestens) drei weitere asymptotische Resultate sind möglich.

2. In Analogie zur Likelihood-Asymptotik kann man die beobachtete Fisher-Information $\boldsymbol{I}(\hat{\boldsymbol{\theta}}_n)$ durch die erwartete Fisher-Information $J(\hat{\boldsymbol{\theta}}_n)$ ersetzen und erhält

$$\boldsymbol{\theta} \,|\, x \stackrel{a}{\sim} \mathrm{N}\big(\hat{\boldsymbol{\theta}}_n, J(\hat{\boldsymbol{\theta}}_n)^{-1}\big).$$

3. Weiterhin kann man den Posteriori-Modus m_p und die negative Krümmung der Log-Posteriori am Modus $\boldsymbol{I}_p$ (numerisch) ermitteln, was zu folgender Approximation führt:

$$\boldsymbol{\theta} \,|\, x \stackrel{a}{\sim} \mathrm{N}\big(m_p, \boldsymbol{I}_p^{-1}\big).$$

4. In vielen Fällen kann zumindest der Posteriori-Erwartungswert und die Posteriori-Varianz (bzw. -Kovarianzmatrix) berechnet (oder mittels Monte-Carlo approximiert) werden. Dann bietet sich folgende Näherung an:

$$\boldsymbol{\theta} \,|\, x \stackrel{a}{\sim} \mathrm{N}\big(\mathsf{E}(\boldsymbol{\theta} \,|\, x), \mathrm{Cov}(\boldsymbol{\theta} \,|\, x)\big).$$

Beispiel 5.24 (Binomialverteilung)
Im Binomialexperiment $X \,|\, \pi \sim \mathrm{Bin}(n, \pi)$ mit der konjugierten Priori $\pi \sim \mathrm{Be}(\alpha, \beta)$ ist die Posteriori gleich

$$\pi \,|\, x \sim \mathrm{Be}(\alpha + x, \beta + n - x),$$

deren Erwartungswert, Modus und Varianz also bekannt sind und Methode 4 angewendet werden kann. Ebenso ist die negative Krümmung der Log-Posteriori am Maximum leicht zu berechnen. Man erhält

$$-\frac{d^2}{d\,\pi^2} \log\left(\frac{1}{B(\alpha + x, \beta + n - x)} \pi^{\alpha + x - 1}(1 - \pi)^{\beta + n - x - 1}\right)\Bigg|_{\pi = \frac{\alpha + x - 1}{\alpha + \beta + n - 2}}$$

$$= \frac{(\alpha + \beta + n - 2)^3}{(\alpha + x - 1)(\beta + n - x - 1)},$$

was für Methode 3 verwendet werden kann. In Abbildung 5.11 werden beide Methoden zur Approximation der Posteriori miteinander verglichen. ∎

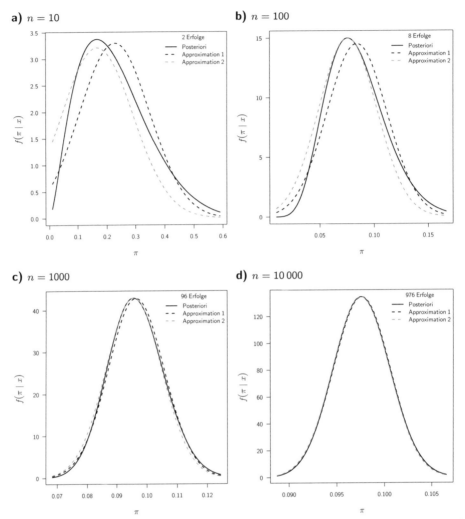

Abb. 5.11: Approximationen der Log-Posteriori bei Simulation aus $\mathrm{Bin}(n, \pi = 0.1)$ mit Priori $\pi \sim \mathrm{Be}(\frac{1}{2}, \frac{1}{2})$ und steigenden Stichprobenumfängen n durch Normalverteilungen: Approximation 1 verwendet den Erwartungswert und die Varianz (Methode 4) der Posteriori, Approximation 2 verwendet den Posteriori-Modus und die inverse negative Krümmung an selbigem als Parameter (Methode 3).

5.6 Empirische Bayes-Verfahren

Empirische Bayes-Verfahren sind gewissermaßen eine Kombination von Bayes- mit Likelihoodmethoden. Die Idee ist, unbekannte Parameter in der Priori-Verteilung $f(\theta)$ nicht mehr zu fixieren, sondern diese aus den Daten zu schätzen. Dies widerspricht einem vollen Bayes-Ansatz natürlich, da hier die Priori-Verteilung bereits vor Beobachtung der Daten feststehen sollte. Trotzdem erfreut sich dieses Konzept wachsender Beliebtheit und soll hier an einem Beispiel skizziert werden. Für eine ausführlichere Darstellung verweisen wir auf Davison (2003, Abschnitt 11.5).

Beispiel 5.25 (Poisson-Verteilung)
Wir betrachten wiederum Beispiel 1.2.6, bei dem für die 56 Regionen in Schottland beobachtete und erwartete Häufigkeiten von Lippenkrebs, x_i und e_i, $i = 1, \ldots, n$, vorliegen. Seien $x_1, \ldots, x_n$ unabhängige Realisationen aus Poisson-Verteilungen $\mathrm{Po}(e_i \lambda_i)$ mit bekannten Zahlen $e_i > 0$ und unbekanntem Parametern λ_i, die somit von Region zu Region variieren dürfen. Als Priori-Verteilung für λ_i bietet sich die konjugierte Gamma-Verteilung an, $\lambda_i \sim \mathrm{G}(\alpha, \beta)$, sodass sich leicht die Posteriori-Verteilung von λ_i berechnen lässt:

$$\lambda_i \,|\, x_i \sim \mathrm{G}(\alpha + x_i, \beta + e_i). \tag{5.27}$$

Der Posteriori-Erwartungswert ist beispielsweise $\mathsf{E}(\lambda_i \,|\, x_i) = (\alpha + x_i)/(\beta + e_i)$. Bei festen Parametern α und β hängt somit die Posteriori-Verteilung des Parameters λ_i nicht von den anderen Beobachtungen x_j und e_j $(j \neq i)$ ab. Alternativ könnte man $\lambda = \lambda_i$, $i = 1, \ldots, n$, setzen, in welchem Fall die Posteriori-Verteilung

$$\lambda \,|\, x \sim \mathrm{G}\left(\alpha + \sum_{i=1}^{n} x_i, \beta + \sum_{i=1}^{n} e_i\right)$$

für alle Regionen $i = 1, \ldots, n$ gleich ist.

Ein empirischer Bayes-Ansatz ist gewissermaßen ein Mittelweg zwischen diesen zwei Extremen. Grundlage ist Gleichung (5.27), wobei nun aber die Parameter α und β der Priori-Verteilung datengesteuert geschätzt werden. Dies geschieht durch Maximierung der marginalen Likelihood: Aus $x_i \,|\, \lambda_i \sim \mathrm{Po}(e_i \lambda_i)$ und $\lambda_i \sim \mathrm{G}(\alpha, \beta)$ folgt, dass die marginale Verteilung von x_i Poisson-Gamma-verteilt ist: $x_i \sim \mathrm{PoG}(\alpha, \beta, e_i)$, vgl. Tabelle A.1. Unter Annahme der bedingten Unabhängigkeit der Beobachtungen x_i lässt sich die zugehörige Log-Likelihoodfunktion

$$l(\alpha, \beta) = \sum_{i=1}^{n} \left[\alpha \log \beta + \log \frac{\Gamma(\alpha + x_i)}{\Gamma(\alpha)} - (\alpha + x_i) \log(\beta + e_i)\right]$$

der Poisson-Gamma-Verteilung bzgl. α und β numerisch maximieren. Letztendlich berechnet man also ML-Schätzer $\hat{\alpha}_{ML}$ und $\hat{\beta}_{ML}$ der Parameter α und β, die man dann in der Erwartungswert der Posteriori (5.27) einsetzt, um beispielsweise

$$\mathsf{E}(\lambda_i \,|\, x_i) = (\hat{\alpha}_{ML} + x_i)/(\hat{\beta}_{ML} + e_i) \tag{5.28}$$

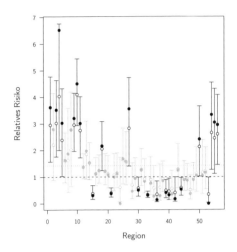

Abb. 5.12: Gleichendige 95%-Kredibilitätsintervalle für λ_i $(i = 1, \ldots, 56)$ bei Anwendung des Empirischem Bayes-Ansatzes auf die Lippenkrebs-Daten aus Schottland. Erneut sind die Intervalle, die die Eins (gestrichelte Linie) nicht enthalten, schwarz markiert. Die gepunktete Linie ist am ML-Schätzer des Priori-Erwartungswertes, $\hat{\alpha}_{ML}/\hat{\beta}_{ML} = 1.424$, eingezeichnet. Als Punktschätzer sind die Posteriori-Erwartungswerte eingezeichnet (offene Punkte). Die gefüllten Punkte geben die ML-Schätzungen x_i/e_i an.

als empirischen Bayes-Schätzer von λ_i zu erhalten. In diesem Fall ergibt sich $\hat{\alpha}_{ML} = 1.876$ und $\hat{\beta}_{ML} = 1.3174$. Es ist informativ, die partielle Ableitung von $l(\alpha, \beta)$ nach β zu berechnen und gleich Null zu setzen. Diese Scoregleichung gilt insbesondere für den ML-Schätzer und es folgt explizit, dass

$$\frac{1}{n} \sum_{i=1}^{n} \frac{\hat{\alpha}_{ML} + x_i}{\hat{\beta}_{ML} + e_i} = \frac{\hat{\alpha}_{ML}}{\hat{\beta}_{ML}},$$

d. h. der Mittelwert der empirischen Bayes-Schätzer ist gleich dem ML-Schätzer $\hat{\alpha}_{ML}/\hat{\beta}_{ML}$ des Erwartungswerts α/β der Priori-Verteilung. Dieser ist bei den Daten aus Schottland gleich 1.424. In Abbildung 5.12 sind die resultierenden gleichendigen Kredibilitätsintervalle zum 95%-Niveau mit den empirischen Bayes-Schätzern eingezeichnet. Man erkennt gut, dass die ML-Schätzungen x_i/e_i zum Priori-Erwartungswert „gezogen" werden, also die empirischen Bayes-Schätzer zwischen diesen Werten liegen. Diese Veränderung wird als *Shrinkage* bezeichnet. Diesmal enthalten 23 Intervalle den Referenzwert $\lambda_0 = 1$ nicht. ∎

Beispiel 5.26 (Fortsetzung von Beispiel 4.8)
Wir möchten nun die Studienergebnisse aus Tabelle 1.1 zusammenfassen und die logarithmierte relative Chance η basierend auf allen Beobachtungen schätzen. Zunächst nehmen wir an, dass sich die Erkrankungswahrscheinlichkeiten bei behandelten Frauen und der Kontrollgruppe nicht zwischen den neun Studien unterscheiden.

Die Erkrankungszahlen wurden dabei durch Summation der Fälle aus den Einzelstudien ermittelt: insgesamt gab es 291 erkrankte und 3759 gesunde Frauen, die vorbeugend mit Diuretika behandelt worden waren, andererseits 345 und 3183 Frauen mit bzw. ohne Präeklampsie in der Kontrollgruppe. Es ergibt sich der ML-Schätzer $\hat{\eta}_{ML} = -0.3365$ der logarithmierten relativen Chance mit zugehörigem 95%-Konfidenzintervall $[-0.4995, -0.1736]$. Demnach wurde durch die vorbeugende Einnahme von

Diuretika das Risiko einer Präeklampsie signifikant gesenkt, da das Konfidenzintervall nur Werte kleiner Null enthält.

Nun betrachten wir die logarithmierten relativen Chancen η_i der $i = 1, \ldots, 9$ Studien, die aber jetzt nicht mehr den gleichen Wert η haben müssen. Wir nehmen also an, dass den einzelnen Studien zur Präeklampsie möglicherweise unterschiedliche wahre (Log) relative Chancen zugrunde liegen. Für jede Studie kann der ML-Schätzer $\hat{\eta}_i$ leicht mittels einer (2×2)-Kreuztabelle von Gruppe (Behandlung/Kontrollen) gegen Präeklampsie (ja/nein) als $\log((a \cdot d)/(b \cdot c))$ ermittelt werden, wenn a, b, c, d die Zelleneinträge sind. Die asymptotische Verteilung wurde in Beispiel 4.8 bereits als

$$\hat{\eta}_i \mid \eta_i \overset{a}{\sim} \mathrm{N}\left(\eta_i, \sigma_i^2 := \frac{1}{a_i} + \frac{1}{b_i} + \frac{1}{c_i} + \frac{1}{d_i}\right)$$

hergeleitet. Da die Studien zumeist große Stichprobenumfänge haben, wird diese Approximation gut sein. Die zugrundeliegenden logarithmierten relativen Chancen η_i betrachten wir somit als unabhängige Realisationen aus einer Normalverteilung

$$\eta_i \mid \nu, \tau^2 \sim \mathrm{N}(\nu, \tau^2).$$

Diese hierarchische Modellierung definiert also mit ν den interessierenden, allen Studien zugrunde liegenden Effekt. Da die einzelnen η_i nun zufällig um diesen schwanken dürfen, spricht man von einem Modell mit *zufälligen Effekten* „random effects model".

Bei gegebenem τ^2 ergibt sich analog zu Beispiel 5.5 die bedingte Posteriori von η_i zu

$$\eta_i \mid \hat{\eta}_i, \nu, \tau^2 \sim \mathrm{N}\left(\xi_i \nu + (1 - \xi_i)\hat{\eta}_i, (1 - \xi_i)\sigma_i^2\right) \quad \text{mit} \quad \xi_i(\tau^2) = \frac{\sigma_i^2}{\sigma_i^2 + \tau^2}. \tag{5.29}$$

Weiterhin sind die $\hat{\eta}_i$ approximativ auch marginal (d. h. integriert über η_i) unabhängig $\mathrm{N}(\nu, \sigma_i^2 + \tau^2)$-verteilt. Dies erlaubt die Berechnung des ML-Schätzers $(\hat{\nu}_{ML}, \hat{\tau}_{ML}^2)$ über die numerische Maximierung der Profil-Log-Likelihood von τ^2,

$$l_p(\tau^2) = -\frac{1}{2} \sum_{i=1}^{n} \log(\sigma_i^2 + \tau^2) + \frac{\{\hat{\eta}_i - \hat{\nu}_{ML}(\tau^2)\}^2}{\sigma_i^2 + \tau^2},$$

wobei $\hat{\nu}_{ML}(\tau^2)$ das mit den jeweiligen Präzisionen $(\sigma_i^2 + \tau^2)^{-1}$ gewichtete Mittel der einzelnen Log relativen Chancen $\hat{\eta}_i$ ist. Diese Ergebnisse können als rein frequentistisch angesehen werden, sodass etwa basierend auf der Profil-Likelihood von ν ein Konfidenzintervall für den mittleren Effekt ν berechnet werden kann.

Die empirischen Bayes-Schätzer für die Einzeleffekte η_i erhält man schließlich durch Einsetzen der ML-Schätzung in (5.29). In Abbildung 5.13 sind die Kredibilitätsintervalle, die auf der resultierenden Verteilung basieren, eingezeichnet. Von ihnen liegen fünf unterhalb von Null, sodass bei diesen Studien Evidenz für eine positive Wirkung der Diuretika vorliegt. Allerdings berücksichtigen die Intervalle nicht die Unsicherheit

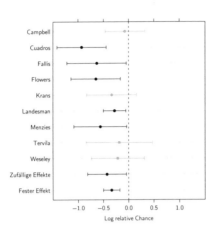

Abb. 5.13: Kredibilitätsintervalle für die Logarithmierte relative Chance η_i bei Verwendung des empirischen Bayes-Ansatzes im Modell mit zufälligen Effekten; sowie Profil-Likelihood-Konfidenzintervall für den mittleren Effekt ν im Modell mit zufälligen Effekten und Wald-Konfidenzintervall für den festen Effekt η (Niveau 95%)

in der Schätzung der Priori-Parameter ν und τ^2 und sind deshalb insofern zu klein. Außerdem sieht man, dass das (immer noch signifikante) Intervall für den mittleren Effekt ν deutlich größer ist als das Intervall für den festen Effekt η unter der Homogenitätsannahme. Der ML-Schätzer $\hat{\nu}_{ML} = -0.43$ im Modell mit zufälligen Effekten ist kleiner als bei Annahme eines konstanten Effekts ($\hat{\eta}_{ML} = -0.34$). ∎

Aufgaben

1. Betrachten Sie die Fragestellung aus Aufgabe 15 in Kapitel 3. Ziel sei es nun, Bayes-Inferenz für den unbekannte Anzahl der Taxis N unter Annahmen einer uneigentlichen diskreten Priori-Verteilung für N durchzuführen:

$$f(N) \propto 1 \quad \text{für} \quad N = 0, 1, \ldots, \infty.$$

a) Zeigen Sie, dass der Posteriori-Modus gleich dem ML-Schätzer ist.

b) Zeigen Sie, dass für $n > 1$ die Posteriori-Wahrscheinlichkeitsfunktion gleich

$$P(N|y) = \frac{n-1}{y} \binom{y}{n} \binom{N}{n}^{-1}, \quad \text{für} \quad N \geq y$$

ist.

c) Leiten Sie die folgende Formel für den Posteriori-Erwartungswert her:

$$E(N|y) = \frac{n-1}{n-2} \cdot (y-1) \quad \text{für } n > 2.$$

d) Vergleichen Sie die frequentistischen Schätzer aus Aufgabe 15, Kapitel 3 mit dem Posteriori-Modus und Erwartungswert für $n = 48$ und $y = 1812$. Berechnen Sie numerisch das zugehörige 95%-HPD-Kredibilitätsintervall für N.

2. Gegeben sei die Zufallsstichprobe $X_1, \ldots, X_n$ eines auf dem Intervall $[0, \theta]$ gleichverteilten Untersuchungsmerkmals. Als *a priori* Verteilung für θ legen wir die *Pareto-Verteilung* $\mathrm{Par}(a, b)$ mit den Parametern $a > 0$ und $b > 0$ zugrunde. Diese Verteilung besitzt die Dichte

$$f(\theta) = \begin{cases} ab^a \theta^{-(a+1)} & \text{falls } \theta \geq b, \\ 0 & \text{sonst} \end{cases}$$

und hat Modus b. Der Erwartungswert der $\mathrm{Par}(a, b)$-Verteilung existiert für $a > 1$ und lautet $ab/(a-1)$.

a) Zeigen Sie, dass $T(X) = \max\{X_1, \ldots, X_n\}$ suffizient für θ ist.

b) Bestimmen Sie die *a posteriori* Verteilung von θ – um welche Verteilung handelt es sich?

c) Bestimmen Sie den Posteriori-Modus $\mathrm{Mod}(\theta \mid x)$.

3. Die ersten zuverlässigen Datierungen der Vulkan-Gesteinsart Granophyr aus dem Ennerdale in der britischen Region West Cumbria wurden in den 1960ern mit der sogenannten K/Ar-Methode vorgenommen. Mit dieser Methode wurde das Alter des Gesteins auf 370 ± 20 Millionen Jahren geschätzt. Die in den späten 1970ern entwickelte präzisere Rb/Sr-Methode ergab eine Schätzung des Alters von 421 ± 8 Millionen Jahren.

a) Angenommen, die obigen Messfehler sind normalverteilt, sodass die angegebenen Unsicherheiten den Standardabweichungen entsprechen: Verwenden Sie die Resultate der K/Ar-Methode als Priori-Verteilung für die mit der Rb/Sr-Methode erhobenen Daten und bestimmen Sie die Posterioriverteilung für das Alter des Gesteins.

b) Nun nehmen wir an, dass Ihnen die Resultate der K/Ar-Methode nicht zur Verfügung stehen. Beruhend auf Messungen von ähnlichen Gesteinsarten vermuten Sie jedoch, dass das Alter 400 ± 50 Millionen Jahre ist. Berechnen Sie die Posteriori-Verteilung für das Alter nach der Rb/Sr-Messung.

c) Stellen Sie für beide Szenarien die zusammengehörigen Priori- und Posterioriverteilungen grafisch dar.

4. Sei $X_1, \ldots, X_n$ eine Zufallsstichprobe aus einer $\mathrm{B}(\pi)$-Verteilung. Die Priori-Verteilung für π sei gegeben durch die Mischung zweier Betaverteilungen:

$$f(\pi) = w f_1(\pi \mid \alpha_1, \beta_1) + (1 - w) f_2(\pi \mid \alpha_2, \beta_2),$$

wobei $f_i(\pi \mid \alpha_i, \beta_i)$ für $i = 1, 2$ jeweils die Dichte der Betaverteilung mit Parametern α_i und β_i ist und $w \in (0, 1)$ bekannt sei.

a) Bestimmen Sie einen Ausdruck für die Posteriori-Verteilung $f(\pi \mid x)$.

b) Geben Sie einen Ausdruck für den Posteriori-Erwartungswert an.

c) Bestimmen Sie ein gleichendiges $(1 - \alpha)\%$-Vertrauensintervall, indem Sie die $(\alpha/2)$- und $(1 - \alpha/2)$-Quantile der Posteriori-Verteilung in R numerisch ermitteln.

d) Testen Sie ihre Resultate wenn $\pi = 0.5$, $\alpha_1 = 10$, $\beta_1 = 20$, $\alpha_2 = 20$, $\beta_2 = 10$ und bei $n = 10$ Experimenten insgesamt dreimal die Null beobachtet wurde.

5. Angenommen die Lebensdauern $X_1, \ldots, X_n$ von n Glühbirnen sind eine Zufallsstichprobe eines exponentialverteilten Untersuchungsmerkmals mit Parameter λ.

a) Bestimmen Sie Jeffreys' Priori für λ und zeigen Sie, dass die Priori uneigentlich ist.

b) Angenommen, die Glühbirnen werden gleichzeitig eingeschaltet und bis zum r-ten Ausfall beobachtet. Bestimmen Sie die Likelihoodfunktion für dieses Szenario. Berücksichtigen Sie, dass die Beobachtungen von $(n - r)$ Glühbirnen zensiert werden.

c) Angenommen, das System wird nur bis zu einem vorher spezifizierten Zeitpunkt $c > 0$ beobachtet. Zeigen Sie, dass falls keine der Birnen vor dem Zeitpunkt c ausfällt auch die Posteriori uneigentlich ist.

6. Betrachten Sie folgende Verlustfunktion, die durch $c, d > 0$ parametrisiert ist:

$$l(a, \theta) = \begin{cases} -c(a - \theta) & \text{falls } a - \theta \leq 0 \\ d(a - \theta) & \text{falls } a - \theta > 0 \end{cases}.$$

a) Skizzieren Sie $l(a, \theta)$ als Funktion von $a - \theta$ für $c = 1$ und $d = 3$.

b) Bestimmen Sie den Bayes-Schätzer bezüglich der Verlustfunktion $l(a, \theta)$.

Literaturhinweise

Eine Einführung in Bayes-Methoden bietet Lee (2004). Immer noch aktuell ist der Übersichtsartikel Edwards et al. (1963). Eine umfassende Darstellung findet sich in Bernardo und Smith (2000) und O'Hagan und Forster (2004). Weitere Klassiker sind Jeffreys (1961), Box und Tiao (1973) und Robert (2001). Empirische Bayes-Methoden sind in Carlin und Louis (2002) besprochen.

6 Numerische Methoden zur Bayes-Inferenz

Übersicht

Ein großes Hindernis zur Anwendung der Bayes-Inferenz ist die nötige Integration zur Berechnung der Normalisierungskonstante der Posteriori-Verteilung. Daraus abgeleitete Größen, wie etwa den Posteriori-Erwartungswert muss man in nicht-konjugierten Verteilungsklassen im Allgemeinen durch numerische Verfahren bestimmen. In diesem Kapitel wollen wir zunächst die Anwendung von klassischen numerischen Verfahren skizzieren, bevor wir speziell den Einsatz der Laplace-Approximation diskutieren werden. Anschließend werden wir Monte-Carlo- und Markov-Ketten-Monte-Carlo-Methoden kennenlernen, die es erlauben, durch Simulation von Zufallszahlen aus der Posteriori-Verteilung die explizite Integration zu vermeiden.

6.1 Klassische numerische Verfahren

Bei Posteriori-Verteilungen mit nur wenigen Parametern können klassische numerische Methoden zur Integration verwendet werden. Zur Bestimmung des Posteriori-Modus und Posteriori-Quantilen bietet sich der Einsatz von Verfahren zur Optimierung und zur Nullstellensuche an. Eine Übersicht über solche Verfahren liefert Anhang C. Wir wollen den Einsatz in den folgenden zwei Beispielen skizzieren, die sich beide mit den in Abschnitt 1.2.5 eingeführten Daten zum Darmkrebs-Screening befassen.

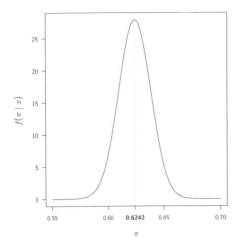

Abb. 6.1: Posteriori-Dichte von π bei $\pi \sim$ Be$(0.5, 0.5)$ *a priori* und positiv gestutzter Binomialverteilung mit Darmkrebsdaten als Likelihood

Beispiel 6.1 (Fortsetzung von Beispiel 2.11)

Nehmen wir für die Sensitivität π eines einzelnen Tests eine Betaverteilung $\pi \sim$ Be$(0.5, 0.5)$ an, so ergibt sich die Posteriori-Dichte in Abbildung 6.1. Der Posteriori-Modus, durch Maximierung der Posteriori-Dichte mit der R-Funktion `optimize()` bestimmt, ist 0.6242, also sehr nahe am Maximum-Likelihood-Schätzer. Die Posteriori-Verteilung ist fast symmetrisch mit Erwartungswert 0.6239 und Median 0.6240. Der Posteriori-Erwartungswert wurde hier durch Integration mit der R-Funktion `integrate`, der Posteriori-Median durch Anwendung der Funktion `uniroot` bestimmt. Interessiert man sich nun für Punktschätzungen der Falsch-Negativ-Rate γ, so kann man zunächst über den Transformationssatz für Dichten (vgl. Anhang A.1.9) die Posteriori-Dichte von γ berechnen, um dann beispielsweise den Posteriori-Erwartungswert zu bestimmen. Da der Median invariant gegenüber eineindeutigen Transformationen ist, lässt sich der Posteriori-Median von γ auch sofort als

$$\text{Med}(\gamma \mid x) = (1 - \text{Med}(\pi \mid x))^N = (1 - 0.6240)^6 = 0.0028$$

berechnen.   ∎

Nun werden wir ein Beispiel betrachten, bei dem es zwei unbekannte Parameter gibt. Zur Bestimmung der Randdichten ist wiederum numerische Integration nötig.

Beispiel 6.2 (Fortsetzung von Beispiel 4.10)

Nehmen wir in Beispiel 4.10 zwei unabhängige Be$(0.5, 0.5)$-Verteilungen für die Parameter μ und ρ der Beta-Binomial-Likelihood an, so ergibt sich nach Beobachtung der Daten x die gemeinsame Posteriori-Dichte in Abbildung 6.2. Die Berechnung erfolgt über den Satz von Bayes (vgl. (A.7)). Sei $\boldsymbol{\theta} = (\mu, \rho)^T$, dann ist

$$f(\boldsymbol{\theta} \mid x) = \frac{f(x \mid \boldsymbol{\theta}) f(\boldsymbol{\theta})}{f(x)},$$

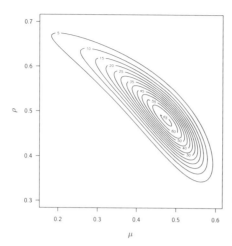

Abb. 6.2: Gemeinsame Posteriori-Dichte $f(\mu, \rho \,|\, x)$ von μ und ρ bei $\mu, \rho \sim \mathrm{Be}(0.5, 0.5)$ a priori

wobei der Nenner durch zweidimensionale Integration (z. B. mit dem Paket `adapt` in R) bestimmt wird:

$$f(x) = \int f(x, \boldsymbol{\theta})\, d\boldsymbol{\theta} = \int f(x \,|\, \boldsymbol{\theta}) f(\boldsymbol{\theta})\, d\boldsymbol{\theta}.$$

Die marginalen Posteriori-Dichten sind dann durch nochmalige Integration zu berechnen,

$$f(\mu \,|\, x) = \int_0^1 f(\mu, \rho \,|\, x)\, d\rho \quad \text{und} \quad f(\rho \,|\, x) = \int_0^1 f(\mu, \rho \,|\, x)\, d\mu,$$

und sind in Abbildung 6.3 dargestellt.

a) Marginale Posteriori von μ **b)** Marginale Posteriori von ρ

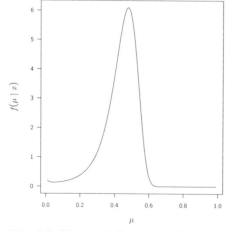
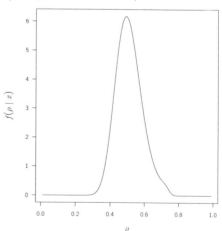

Abb. 6.3: Marginale Posteriori-Dichten

Bayes-Inferenz für die Falsch-Negativ-Rate $\gamma = B(\alpha, \beta + N)/B(\alpha, \beta)$ ist prinzipiell über den Transformationssatz für Dichten möglich, wobei die Beziehungen

$$\alpha = \mu \frac{1-\rho}{\rho} \quad \text{und} \quad \beta = (1-\mu)\frac{1-\rho}{\rho}$$

ausgenützt werden können, die aus $\mu = \alpha/(\alpha + \beta)$ und $\rho = (\alpha + \beta + 1)^{-1}$ folgen. Eine solche analytische Berechnung der Posteriori-Verteilung von γ ist aber recht umständlich, da die Ableitungen der Beta-Funktion im Transformationssatz für Dichten benötigt werden. Alternativ dazu bieten sich Monte-Carlo-Verfahren an, vgl. Beispiel 6.12. ∎

6.2   Anwendung der Laplace-Approximation

In diesem Abschnitt werden wir zunächst den Einsatz der Laplace-Approximation zur Berechnung des Posteriori-Erwartungswertes einer univariaten Posteriori-Verteilung skizzieren. Hier sind analytische Ergebnisse bekannt, die es erlauben, den Approximationsfehler genauer zu studieren. Die Laplace-Approximation kann allerdings auch bei mehrdimensionalen Posteriori-Verteilungen eingesetzt werden, was wir in einem weiteren Beispiel demonstrieren werden.

Sei $f(\theta \,|\, x)$ eine Posteriori-Verteilung. Angenommen, wir interessieren uns für ein bestimmtes Charakteristikum

$$\mathsf{E}\big(g(\theta) \,|\, x\big) = \int g(\theta) f(\theta \,|\, x) \, d\theta \tag{6.1}$$

dieser Verteilung, im einfachsten Fall also für den Posteriori-Erwartungswert $\mathsf{E}(\theta \,|\, x)$. Wenn man nicht mit konjugierten Priori-Verteilungen arbeitet, ist die Berechnung von (6.1) häufig nur numerisch möglich. Dazu schreiben wir

$$f(\theta \,|\, x) = \frac{f(x \,|\, \theta) f(\theta)}{\int f(x \,|\, \theta) f(\theta) \, d\theta},$$

sodass

$$\mathsf{E}\big(g(\theta) \,|\, x\big) = \frac{\int g(\theta) f(x \,|\, \theta) f(\theta) \, d\theta}{\int f(x \,|\, \theta) f(\theta) \, d\theta} \tag{6.2}$$

ein Quotient von zwei Integralen ist. Üblicherweise ist nun $x = (x_1, \ldots, x_n)$ eine Realisation aus einer Zufallsstichprobe $X = (X_1, \ldots, X_n)$, womit wir (6.2) schreiben können als

$$\mathsf{E}\big(g(\theta) \,|\, x\big) = \frac{\int \exp\big(-nh^*(\theta)\big) \, d\theta}{\int \exp\big(-nh(\theta)\big) \, d\theta}$$

mit

$$-nh(\theta) = \log f(x \mid \theta) + \log f(\theta)$$

$$\text{und} \quad -nh^*(\theta) = \log g(\theta) + \log f(x \mid \theta) + \log f(\theta).$$

Sei nun θ skalar und seien $\hat{\theta}$ und $\hat{\theta}^*$ die Minimumstellen von $h(\theta)$ bzw. $h^*(\theta)$, d. h. die Maximumstellen der Terme $-nh(\theta)$ bzw. $-nh^*(\theta)$. Ferner seien

$$\hat{\kappa} = \left. \frac{d^2 h(\theta)}{d\theta^2} \right|_{\theta=\hat{\theta}} \quad \text{und} \quad \hat{\kappa}^* = \left. \frac{d^2 h^*(\theta)}{d\theta^2} \right|_{\theta=\hat{\theta}^*}$$

die zugehörigen Krümmungen von $h(\theta)$ bzw. $h^*(\theta)$ am jeweiligen Minimum. Die Anwendung der Laplace-Approximation (siehe Anhang C.2.2) auf Zähler und Nenner liefert

$$\mathsf{E}\big(g(\theta) \mid x\big) \doteq \sqrt{\frac{\hat{\kappa}}{\hat{\kappa}^*}} \exp\left\{-n\big(h^*(\hat{\theta}^*) - h(\hat{\theta})\big)\right\}. \tag{6.3}$$

Im multivariaten Fall ergibt sich eine analoge Formel; im Wesentlichen muss man $\hat{\kappa}$ und $\hat{\kappa}^*$ durch die Determinanten der Hesse-Matrizen (vgl. Anhang B.5) ersetzen. Man beachte aber, dass g weiterhin eine reellwertige Funktion sein muss.

Beispiel 6.3 (Binomialverteilung)
Sei $\pi \mid x \sim \mathrm{Be}(x + 0.5, n - x + 0.5)$ das Resultat einer $\mathrm{Be}(0.5, 0.5)$-Priori für π und einer binomialen Likelihood vom Umfang n. Der Posteriori-Erwartungswert $\mathsf{E}(\pi \mid x) = (x + 0.5)/(n + 1)$ ist hier analytisch bekannt. Wir wollen nun trotzdem die Laplace-Approximation auf $\mathsf{E}(\pi \mid x)$ anwenden. In diesem Fall sind

$$f(x \mid \pi) = \binom{n}{x} \pi^x (1 - \pi)^{n-x}, \tag{6.4}$$

$$f(\pi) = B(0.5, 0.5)^{-1} [\pi(1 - \pi)]^{-\frac{1}{2}} \tag{6.5}$$

und $g(\pi) = \pi$, sodass sich die logarithmierten Integranden

$$
\begin{aligned}
-nh(\pi) &= \log f(\pi) + \log f(x \mid \pi) \\
&= -0.5 \log(\pi) - 0.5 \log(1 - \pi) + x \log(\pi) + (n - x) \log(1 - \pi) + const \\
&= (x - 0.5) \log(\pi) + (n - x - 0.5) \log(1 - \pi) + const
\end{aligned}
$$

$$\text{und} \quad -nh^*(\pi) = \log(\pi) - nh(\pi) = (x + 0.5) \log(\pi) + (n - x - 0.5) \log(1 - \pi) + const$$

ergeben, deren Ableitungen

$$\frac{d\big(-nh(\pi)\big)}{d\pi} = \frac{x - 0.5}{\pi} - \frac{n - x - 0.5}{(1 - \pi)} = \frac{\pi(1 - n) + x - 0.5}{\pi(1 - \pi)}$$

$$\text{bzw.} \quad \frac{d\big(-nh^*(\pi)\big)}{d\pi} = \frac{d\big(-nh(\pi)\big)}{d\pi} + \frac{1 - \pi}{\pi(1 - \pi)} = \frac{-n\pi + x + 0.5}{\pi(1 - \pi)}$$

sind. Die Minimumstellen von $h(\pi)$ und $h^*(\pi)$ sind die Nullstellen obiger Ableitungen, $\hat{\pi} = (x - 0.5)/(n - 1)$ bzw. $\hat{\pi}^* = (x + 0.5)/n$. Die Krümmung von $h(\pi)$ am Maximum ist

$$\hat{\kappa} = \left. \frac{d^2 h(\pi)}{d\pi^2} \right|_{\pi=\hat{\pi}} = -\frac{1}{n} \frac{d}{d\pi} \left. \frac{d\left(-nh(\pi)\right)}{d\pi} \right|_{\pi=\hat{\pi}}$$

$$= -\frac{1}{n} \cdot \frac{(1-n)\hat{\pi}(1-\hat{\pi})}{\{\hat{\pi}(1-\hat{\pi})\}^2} = \frac{n-1}{n} \cdot \{\hat{\pi}(1-\hat{\pi})\}^{-1}$$

$$= \frac{(n-1)^3}{n(x-0.5)(n-x-0.5)},$$

analog ergibt sich $\hat{\kappa}^* = n^2/((x + 0.5)(n - x - 0.5))$. Die Laplace-Approximation des Posteriori-Erwartungswertes ist also nach (6.3)

$$\mathsf{E}(\pi \mid x) \doteq \sqrt{\frac{(n-1)^3(x+0.5)(n-x-0.5)}{n^3(x-0.5)(n-x-0.5)}} \cdot \hat{\pi}^* \left(\frac{\hat{\pi}^*}{\hat{\pi}}\right)^{x-0.5} \left(\frac{1-\hat{\pi}^*}{1-\hat{\pi}}\right)^{n-x-0.5}$$

$$= \sqrt{\frac{(n-1)^3(x+0.5)}{n^3(x-0.5)}} \cdot \frac{x+0.5}{n} \left(\frac{(n-1)(x+0.5)}{n(x-0.5)}\right)^{x-0.5} \left(\frac{n-1}{n}\right)^{n-x-0.5}$$

$$= \frac{(x+0.5)^{x+1}(n-1)^{n+0.5}}{(x-0.5)^x n^{n+\frac{3}{2}}}.$$

Tabelle 6.1 vergleicht den wahren Posteriori-Erwartungswert und die zugehörige Laplace-Approximation für verschiedene Werte von n und x.

Die letzte Spalte gibt den relativen Fehler der Approximation bezogen auf den wahren Wert an. Bei gleichen relativen Häufigkeiten nimmt hier die Genauigkeit mit Vervierfachung des Stichprobenumfangs um mehr als eine Dezimalstelle zu. Da die Posteriori-Verteilung asymptotisch normalverteilt ist (vergleiche Abschnitt 5.5.2), sollte der Fehler der Laplace-Approximation für großen Stichprobenumfang sogar verschwinden, da die Laplace-Approximation des Integrals über eine Normalverteilung-Dichtefunktion exakt ist.   ■

In obigem Beispiel waren analytische Formeln für Modus und Krümmung der Posteriori-Dichtefunktion bekannt. Im Allgemeinen ist dies nicht der Fall, sodass man zur Anwendung der Laplace-Approximation zunächst die (uni- oder multivariate) Log-Posteriori-Dichtefunktion numerisch maximieren muss. Somit kommen die gleichen numerischen Verfahren wie bei der Maximierung von Log-Likelihoodfunktionen zum Einsatz, d. h. in R die Funktionen `optimize` bzw. `optim`. Wir skizzieren dies an folgendem Beispiel.

Tab. 6.1: Vergleich von Laplace-Approximation mit exaktem Wert bei Berechnung des Posteriori-Erwartungswerts im Binomialexperiment und Jeffreys Priori. Die letzte Spalte gibt den relativen Fehler der Approximation bezogen auf den wahren Wert an.

Beobachtung		Erwartungswert der Posteriori-Verteilung		
n	x	Exakt	Approximation	Fehler
5	1	0.25000	0.26378	0.05511
5	3	0.58333	0.56296	-0.03493
5	5	0.91667	0.87930	-0.04076
20	4	0.21429	0.21483	0.00254
20	12	0.59524	0.59396	-0.00214
20	20	0.97619	0.97374	-0.00251
80	16	0.20370	0.20374	0.00016
80	48	0.59877	0.59869	-0.00013
80	80	0.99383	0.99367	-0.00016

Beispiel 6.4 (Fortsetzung von Beispiel 6.2)

Zur Approximation des Posteriori-Erwartungswertes von μ und ρ bestimmen wir zunächst Modus und Krümmung der (unnormierten) Log-Posteriori-Dichtefunktion, implementiert in der Funktion `log.posterior.unnorm`, die für die Laplace-Approximation $-nh(\boldsymbol{\theta})$ darstellt:

```
> optimObj <- optim(c(0.5, 0.5), log.posterior.unnorm, counts = data,
+      control = list(fnscale = -1), hessian = TRUE)
> stopifnot(optimObj$convergence == 0)
> (mode <- optimObj$par)

[1] 0.4745306 0.4820972

> curvature <- optimObj$hessian
> (detCurvature <- det(curvature))

[1] 150874.2
```

Somit haben wir mit `mode` den Modus $\hat{\boldsymbol{\theta}} = (0.475, 0.482)^T$ erhalten und mit `curvature` die Hesse-Matrix $\hat{\boldsymbol{\kappa}}$, deren Determinante $|\hat{\boldsymbol{\kappa}}| = 150\,874.2$ wir als `detCurvature` gespeichert haben.

Setzen wir nun zunächst $g(\boldsymbol{\theta}) = \mu$. Nach der einfachen Implementierung von $-nh^*(\boldsymbol{\theta})$ verfahren wir genauso wie eben:

```
> log.mu.times.posterior.unnorm <- function(theta, counts) log(theta[1]) +
+      log.posterior.unnorm(theta, counts)
```

```
> muOptimObj <- optim(c(0.5, 0.5), log.mu.times.posterior.unnorm,
+     counts = data, control = list(fnscale = -1), hessian = TRUE)
> stopifnot(muOptimObj$convergence == 0)
> (muMode <- muOptimObj$par)
```

[1] 0.4840338 0.4739586

```
> muCurvature <- muOptimObj$hessian
> (muDetCurvature <- det(muCurvature))
```

[1] 173335.1

Der Modus der Funktion, die im Zähler der Erwartungswert-Näherung integriert wird, ist also $\hat{\boldsymbol{\theta}}^* = (0.484, 0.474)^T$ und die Determinante der Hesse-Matrix an diesem ist $|\hat{\boldsymbol{\kappa}}^*| = 173\,335.1$. Alle nötigen Größen sind nun vorhanden, um die multivariate Form von (6.3),

$$\mathsf{E}\big(g(\boldsymbol{\theta}) \,|\, x\big) \doteq \sqrt{\frac{|\hat{\boldsymbol{\kappa}}|}{|\hat{\boldsymbol{\kappa}}^*|}} \exp\left\{-n\big(h^*(\hat{\boldsymbol{\theta}}^*) - h(\hat{\boldsymbol{\theta}})\big)\right\}, \tag{6.6}$$

zu verwenden:

```
> (posteriorExpectationMu <- sqrt(detCurvature/muDetCurvature) *
+     exp(muOptimObj$value - optimObj$value))
```

[1] 0.4473913

Der Posteriori-Erwartungswert $\mathsf{E}(\mu \,|\, x) \doteq 0.447$ ist somit kleiner als der Teil des gemeinsamen Posteriori-Modus $\mathrm{Mod}(\mu \,|\, x) = 0.475$, was die schon in Abbildung 6.3a) zu beobachtende Linksschiefe von $f(\mu \,|\, x)$ unterstreicht.

Für den Parameter ρ können wir analog vorgehen; wir erhalten die Näherung $\mathsf{E}(\rho \,|\, x) \doteq 0.507$, was etwas höher als der entsprechende Teil des gemeinsamen Modus ist und damit zur leichten Rechtsschiefe der marginalen Posteriori-Dichte passt, vgl. Abbildung 6.3b). ∎

6.3   Monte-Carlo-Methoden

Zur Berechnung von Charakteristika der Posteriori-Verteilung sind meist Integrale zu berechnen. Bei konjugierten Priori-Verteilungen ist dies für die wichtigsten Größen, wie z. B. den Posteriori-Erwartungswert, analytisch möglich; in anderen Fällen muss man numerische Methoden oder Approximationen, wie z. B. Laplace-Approximationen aus Abschnitt C.2.2, verwenden. Ein dritter Ansatz sind sogenannte *Monte-Carlo-Methoden*.

6.3.1 Monte-Carlo-Integration

Wir nehmen an, dass es möglich ist, (unabhängige) Zufallszahlen aus der Posteriori-Verteilung zu erzeugen. Seien $\theta^{(1)}, \ldots, \theta^{(M)}$ solche Realisationen aus der Posteriori-Verteilung $f(\theta \mid x)$ eines, der Einfachheit halber, skalaren Parameters. Dann ist beispielsweise

$$\hat{\mathsf{E}}(\theta \mid x) = \frac{1}{M} \sum_{m=1}^{M} \theta^{(m)}$$

ein simulations-konsistenter Schätzer des Posteriori-Erwartungswertes

$$\mathsf{E}(\theta \mid x) = \int x f(\theta \mid x) dx.$$

Da wir die explizite Integration vermeiden, nennt man dieses Verfahren auch *Monte-Carlo-Integration*. *Simulations-Konsistenz* bedeutet hier, dass für $M \to \infty$ die Schätzung $\hat{\mathsf{E}}(\theta \mid x)$ fast sicher gegen $\mathsf{E}(\theta \mid x)$ konvergiert. Ebenso ist

$$\hat{\mathsf{E}}\big(g(\theta) \mid x\big) = \frac{1}{M} \sum_{m=1}^{M} g\big(\theta^{(m)}\big) \tag{6.7}$$

ein simulations-konsistenter Schätzer von $\mathsf{E}\big(g(\theta) \mid x\big)$. Diese Aussagen beweist man leicht mit dem starken Gesetz der großen Zahlen (vgl. Anhang A.2.3). Zu bemerken ist, dass die Aussage auch für abhängige Zufallsvariablen ihre Gültigkeit behält, d. h. auch bei abhängigen Realisationen aus der Posteriori-Verteilung sind alle hier besprochenen Verfahren anwendbar. Die Genauigkeit der Monte-Carlo-Schätzer wird bei positiv korrelierten Realisationen jedoch abnehmen.

Beispiel 6.5 (Binomialverteilung)

Zur Illustration betrachten wir wieder das Beispiel 6.3 mit einer Be(4.5, 1.5)-Posteriori-Verteilung. Angenommen wir wollen Posteriori-Erwartungswert und zusätzlich die Posteriori-Wahrscheinlichkeit $\mathsf{P}(\theta < 0.5 \mid x)$ durch Monte-Carlo bestimmen. Wir verwenden $M = 10\,000$ unabhängige Zufallszahlen, was für die meisten Charakteristika eine zufriedenstellende Genauigkeit liefert:

```
> M <- 10000
> theta <- rbeta(M, 4.5, 1.5)
> (Etheta <- mean(theta))

[1] 0.748382

> (Ptheta <- mean(theta < 0.5))

[1] 0.0875
```

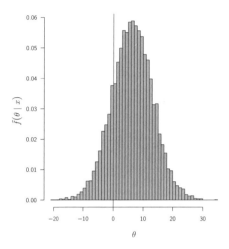

Abb. 6.4: Histogramm der simulierten Posteriori-Mittelwertsdifferenzen $\theta^{(j)}$, $j = 1, \ldots, M$

Die Werte sind also $\hat{\mathsf{E}}(\theta \,|\, x) = 0.748382$ und $\hat{\mathsf{P}}(\theta < 0.5 \,|\, x) = 0.0875$. Sie liegen damit sehr nahe am wahren Posteriori-Erwartungswert $\mathsf{E}(\theta \,|\, x) = 4.5/(1.5 + 4.5) = 0.75$ bzw. der (numerisch bestimmten) Wahrscheinlichkeit $\mathsf{P}(\theta < 0.5 \,|\, x) \approx 0.087713$. ∎

Beispiel 6.6 (Fischstudie)
In Beispiel 5.22 hatten wir bereits für die Gruppe der übergewichtigen Probanden mit fischloser Diät Bayesianische Inferenz für den Mittelwert μ_1 der Cholesterinsenkung durchgeführt, wenn die Varianz σ_1^2 der als normalverteilt angenommenen Reduktionen unbekannt ist. Nun wollen wir diese Gruppe mit den Probanden vergleichen, auf deren Speiseplan Fischgerichte standen, und die Frage beantworten, wie groß die Wahrscheinlichkeit ist, dass deren erwartete Cholesterinreduktion μ_2 tatsächlich kleiner ist als die bei Personen ohne Fischzusatz in der Nahrung.

Spezifizieren wir unabhängige nichtinformative Prioriverteilungen $f(\mu_i, \sigma_i^2) \propto \sigma_i^{-2}$ ($i = 1, 2$), so ergeben sich nach Beispiel 5.21 die marginalen Posteriori-Verteilungen von μ_i durch Einsetzen der suffizienten Statistiken der jeweiligen Daten x_i in (5.24) zu

$$\mu_1 \,|\, x_1 \sim \mathsf{t}\,(40.8,\ 23.44,\ 49) \tag{6.8}$$

$$\text{und} \quad \mu_2 \,|\, x_2 \sim \mathsf{t}\,(34.6,\ 21.78,\ 62)\,. \tag{6.9}$$

Die Posteriori-Verteilung der Differenz $\theta = \mu_1 - \mu_2$ kann nun einfach durch Simulation von M Zufallszahlen aus (6.8) bzw. (6.9) und anschließender Betrachtung der Differenzen $\theta^{(j)} = \mu_1^{(j)} - \mu_2^{(j)}$ geschätzt werden. Zur Simulation verwenden wir die R-Funktion rst, vgl. Tabelle A.2. In Abbildung 6.4 ist das Histogramm von $M = 10\,000$ Differenzen $\theta^{(j)}$, $j = 1, \ldots, M$, dargestellt. Die Wahrscheinlichkeit für eine geringere Reduktion des Cholesterinspiegels bei Fisch-angereicherter Diät, $\mathsf{P}(\theta > 0 \,|\, x)$, kann demnach auf 0.82 geschätzt werden.

Eine rigorose frequentistische Analyse dieses Modells mit ungleichen Varianzen in den zwei Gruppen ist wegen des berühmten *Behrens-Fisher-Problems* nicht möglich. Allerdings spricht bei diesen Daten wenig gegen die Annahme gleicher Varianzen, in welchem Fall der sogenannte Zwei-Stichproben-t-Test zum Einsatz käme. Auch hierzu gibt es ein komplementäres Bayesianisches Verfahren, das in diesem Fall sogar die analytische Berechnung der Posteriori-Verteilung erlaubt, siehe etwa Box und Tiao (1973). ∎

Die Einfachheit, mit der Monte-Carlo-Schätzungen erhalten werden, ist verblüffend. Ähnlich einfach lassen sich der Posteriori-Median oder andere Posteriori-Quantile, die Posteriori-Varianz, etc. durch die empirischen Analoga der Stichprobe $\theta^{(1)}, \ldots, \theta^{(M)}$ schätzen. Allerdings muss man sich die vergleichsweise schlechte Genauigkeit der Schätzer vergegenwärtigen, die auf die $1/\sqrt{n}$-Asymptotik der Präzision des arithmetischen Mittels zurückzuführen ist.

Auch HPD-Intervalle können unter Regularitätsvoraussetzungen leicht durch Monte-Carlo geschätzt werden. Dafür verwenden wir die charakterisierende Eigenschaft von HPD-Intervallen, dass diese die kleinste Intervallbreite unter allen Kredibilitätsintervallen zu einem bestimmten Niveau besitzen. Somit erhalten wir eine simulationskonsistente Schätzung des HPD-Intervalls, indem wir die Stichprobe aus der Posteriori-Verteilung zunächst ordnen, und dann alle möglichen empirischen Kredibilitätsintervalle zu dem gegebenen Niveau berechnen. Dasjenige, das die kleinste Breite besitzt, ist ein Monte-Carlo-Schätzer des HPD-Intervalls.

Beispiel 6.7 (Fortsetzung von Beispiel 6.5)

Wir wollen nun das 95%-HPD-Intervall durch Monte-Carlo schätzen und mit dem gleichendigen Kredibilitätsintervall vergleichen.

```
> M <- 10000
> thetaorder <- theta[order(theta)]
> level <- 0.05
> max.size <- round(M * level)
> size <- rep(NA, max.size)
> for (i in 1:max.size) {
+     lower <- thetaorder[i]
+     upper <- thetaorder[M - max.size + i]
+     size[i] <- upper - lower
+ }
> size.min <- which.min(size)
> HPD.lower <- thetaorder[size.min]
> HPD.upper <- thetaorder[M - max.size + size.min]
> GE.lower <- thetaorder[max.size/2]
```

```
> GE.upper <- thetaorder[M - max.size/2]
> c(HPD.lower, HPD.upper)

[1] 0.4355570 0.9983666

> c(GE.lower, GE.upper)

[1] 0.3647148 0.9763416
```

Im Vergleich dazu ist das mittels Methoden zur Nullstellensuche (vgl. Anhang C.1.1), numerisch bestimmte HPD-Intervall $[0.4360, 0.9983]$ und das, mit der Quantilsfunktion bestimmte gleichendige Kredibilitätsintervall $[0.3714, 0.9775]$.   ∎

6.3.2 Importance Sampling

Es gibt verfeinerte Verfahren zur Monte-Carlo-Integration, zu denen auch das sogenannte *Importance Sampling* gehört. Bisher haben wir ja bei der Schätzung von

$$\mathsf{E}\big(g(\theta)\,|\,x\big) = \int g(\theta)f(\theta\,|\,x)\,d\theta \tag{6.10}$$

durch (6.7) vorausgesetzt, dass Zufallszahlen aus $f(\theta\,|\,x)$ zur Verfügung stehen. Möglicherweise können aber nur Zufallszahlen aus einer anderen Verteilung mit Dichtefunktion $h(\theta)$ erzeugt werden. In diesem Fall lässt sich (6.10) leicht umschreiben zu

$$\mathsf{E}\big(g(\theta)\,|\,x\big) = \int g(\theta)\frac{f(\theta\,|\,x)}{h(\theta)}h(\theta)\,d\theta,$$

sodass nun mit den Zufallszahlen $\theta^{(1)}, \ldots, \theta^{(M)}$ aus $h(\theta)$

$$\hat{\mathsf{E}}\big(g(\theta)\,|\,x\big) = \frac{1}{M}\sum_{m=1}^{M} g(\theta^{(m)})\frac{f(\theta^{(m)}\,|\,x)}{h(\theta^{(m)})} \tag{6.11}$$

ein naheliegender Schätzer ist.

Beispiel 6.8 (Fortsetzung von Beispiel 6.5)
Wir betrachten nun wieder die Schätzung des Posteriori-Erwartungswerts und der Posteriori-Wahrscheinlichkeit $\mathsf{P}(\theta < 0.5\,|\,x)$ aus Beispiel 6.5. Nun wollen wir aber Realisationen von auf dem Einheitsintervall gleichverteilten Zufallszahlen verwenden. Die Anwendung von (6.11) liefert

```
> u <- runif(M)
> (Etheta.u <- mean(u * dbeta(u, 4.5, 1.5)))

[1] 0.7515174
```

```
> (Ptheta.u <- mean((u < 0.5) * dbeta(u, 4.5, 1.5)))
```

```
[1] 0.08725952
```

Auch hier erhalten wir offensichtlich ziemlich genaue Schätzungen der gesuchten Größen.   ∎

Die Kunst des Importance Sampling besteht nun darin, die Präzision der Monte-Carlo-
Schätzer durch geeignete Wahl von $h(\theta)$ zu erhöhen. Darauf wollen wir aber hier nicht
eingehen, sondern auf die einschlägige Literatur am Ende des Kapitels verweisen.

6.3.3   Die Verwerfungsmethode

Wir wollen an dieser Stelle schließlich auch die *Verwerfungsmethode* („Rejection Sampling") erwähnen, die zur Simulation aus einer Posteriori-Verteilung nützlich sein kann.
Ziel ist die Simulation einer Zufallszahl $X \sim f_X$, hierzu verwendet man zwei unabhängige Zufallsvariablen U und Z, wobei $U \sim \mathrm{U}(0,1)$ und $Z \sim f_Z$. Die Dichte f_Z ist
beliebig zu wählen, es muss jedoch ein $a \geq 1$ existieren mit

$$f_X(z) \leq a \cdot f_Z(z) \quad \text{für alle } z \in \mathbb{R}\,.$$

Betrachte zunächst

$$
\begin{aligned}
\mathrm{P}\big(Z \leq x \,|\, a \cdot U \cdot f_Z(Z) \leq f_X(Z)\big) &= \frac{\mathrm{P}\big(Z \leq x, a \cdot U \cdot f_Z(Z) \leq f_X(Z)\big)}{\mathrm{P}\big(a \cdot U \cdot f_Z(Z) \leq f_X(Z)\big)} \\[2mm]
&= \frac{\int_{-\infty}^{x} \mathrm{P}(a \cdot U \cdot f_Z(Z) \leq f_X(Z) \,|\, Z = z) f_Z(z)\, dz}{\int_{-\infty}^{+\infty} \mathrm{P}(a \cdot U \cdot f_Z(Z) \leq f_X(Z) \,|\, Z = z) f_Z(z)\, dz}\,.
\end{aligned}
$$

$$(6.12)$$

Nun ist

$$\mathrm{P}\big(a \cdot U \cdot f_Z(Z) \leq f_X(Z) \,|\, Z = z\big) = P\left(U \leq \frac{f_X(z)}{a \cdot f_Z(z)}\right) = \frac{f_X(z)}{a \cdot f_Z(z)}\,,$$

da nach Annahme $f_X(z)/(a \cdot f_Z(z)) \leq 1$ und $U \sim \mathrm{U}(0,1)$. Somit ist (6.12) gleich

$$\frac{\int_{-\infty}^{x} \frac{f_X(z)}{a \cdot f_Z(z)} f_Z(z)\, dz}{\int_{-\infty}^{+\infty} \frac{f_X(z)}{a \cdot f_Z(z)} f_Z(z)\, dz} = \frac{\int_{-\infty}^{x} f_X(z)\, dz}{\int_{-\infty}^{+\infty} f_X(z)\, dz} = \int_{-\infty}^{x} f_X(z)\, dz = F_X(x),$$

d. h. bedingt auf das Ereignis $E = \{a \cdot U \cdot f_Z(Z) \leq f_X(Z)\}$ hat die Zufallsvariable Z
die gewünschte Verteilungsfunktion F_X mit zugehöriger Dichtefunktion f_X. Der Algorithmus zur Erzeugung von $X \sim f_X$ mittels der Verwerfungsmethode lautet also:

1. Erzeuge unabhängige Zufallsvariablen $Z \sim f_Z$ und $U \sim \mathrm{U}(0,1)$.

2. Falls $U \leq \frac{f_X(Z)}{a \cdot f_Z(Z)}$, setze $X = Z$ (*acceptance step*).

3. Ansonsten gehe zurück zu 1 (*rejection step*).

Die Größe $\alpha(z) = f_X(z)/(a \cdot f_Z(z))$ nennt man *Akzeptanzwahrscheinlichkeit*, da die Realisation $Z = z$ aus f_Z mit genau dieser Wahrscheinlichkeit als Zufallszahl aus f_X akzeptiert wird. Jedes Paar (U, Z) erfüllt die Bedingung E mit Wahrscheinlichkeit a^{-1}:

$$P(a \cdot U \cdot f_Z(Z) \leq f_X(Z)) = \int_{-\infty}^{\infty} \frac{f_X(z)}{a \cdot f_Z(z)} f_Z(z) \, dz = \int_{-\infty}^{\infty} \frac{f_X(z)}{a} \, dz = a^{-1}.$$

Da die einzelnen Versuche unabhängig sind, folgt, dass die Anzahl der Versuche bis zum ersten Erfolg geometrisch verteilt ist. Also ist die erwartete Anzahl von Versuchen bis zur ersten erzeugten Zufallszahl gleich a – bei großen Werten von a ist der Algorithmus somit nicht sehr effizient.

Beispiel 6.9 (Fortsetzung von Beispiel 6.8)

Um aus der Posteriori-Verteilung $\theta \mid x \sim \text{Be}(4.5, 1.5)$ Zufallszahlen zu ziehen, verwenden wir nun den Rejection Sampling Algorithmus, wobei wir wiederum annehmen, nur gleichverteilte Zufallszahlen simulieren zu können. Die Bestimmung der Konstante a zur „Aufblähung" der Vorschlagsdichte $f_Z(\theta) = 1$ gelingt hier über die Berechnung der Zieldichte $f(\theta \mid x)$ an ihrem Modus,

$$a = f\big(\text{Mod}(\theta \mid x) \mid x\big) = f\left(\tfrac{4.5-1}{4.5+1.5-2} \mid x\right) \approx 2.6.$$

```
> alpha <- 4.5
> beta <- 1.5
> a <- dbeta((alpha - 1)/(alpha + beta - 2), alpha, beta)
> M <- 10000
> theta <- double(M)
> N <- 1
> while (N <= M) {
+       while (TRUE) {
+               u <- runif(1)
+               z <- runif(1)
+               if (u <= dbeta(z, alpha, beta)/(a * 1))
+                       break
+       }
+       theta[N] <- z
+       N <- N + 1
+ }
> (Etheta <- mean(theta))

[1] 0.7481542
```

```
> (Ptheta <- mean(theta < 0.5))
```

```
[1] 0.0882
```

Die Schätzungen für die wahren Werte 0.75 bzw. 0.0877 sind also auch hier recht gut.

■

6.4 Markov-Ketten-Monte-Carlo

Bei hochdimensionalen Posteriori-Verteilungen ist die Anwendung der einfachen Monte-Carlo-Verfahren häufig schwierig. Praktikabler sind sogenannte *Markov-Ketten-Monte-Carlo*-Methoden („Markov Chain Monte Carlo", MCMC). Hierbei wird eine *Markov-Kette* $\boldsymbol{\theta}^{(1)}, \ldots, \boldsymbol{\theta}^{(M)}, \ldots$ am Computer simuliert, die gegen die gewünschte (Posteriori-)Verteilung $f(\boldsymbol{\theta} \mid x)$ konvergiert. Somit erhält man (nach Konvergenz) auch hier Zufallszahlen aus der gewünschten Posteriori-Verteilung, die wie in Abschnitt 6.3 zur Monte-Carlo-Schätzung von Charakteristika der Posteriori-Verteilung verwendet werden können. Man beachte aber, dass die Zufallszahlen nun typischerweise abhängig sind; diese Abhängigkeit ist ja gerade ein charakterisierendes Kennzeichen von Markov-Ketten.

Bei MCMC hat man, ähnlich wie der Verwerfungsmethode, nun auch eine große Freiheit in der Auswahl der Zufallszahlen, mit denen der Algorithmus gewissermaßen „gefüttert" werden muss. Diese können zusätzlich auch vom derzeitigen Zustand $\boldsymbol{\theta}^{(m)}$ der Markov-Kette abhängen, wobei m den aktuellen Iterationsindex bezeichne. Die Zufallszahlen stammen aus einer mehr oder weniger beliebigen Verteilung mit Dichte $h(\boldsymbol{\theta} \mid \boldsymbol{\theta}^{(m)})$, wobei m den Iterationsindex bezeichne. Der sogenannte *Metropolis-Hastings-Algorithmus*, der fast allen MCMC-Verfahren zugrunde liegt, akzeptiert nun die vorgeschlagene Zufallszahl $\boldsymbol{\theta}^*$ aus $h(\boldsymbol{\theta} \mid \boldsymbol{\theta}^{(m)})$ mit Wahrscheinlichkeit

$$\alpha = \min\left\{1, \frac{f(\boldsymbol{\theta}^* \mid x)}{f(\boldsymbol{\theta}^{(m)} \mid x)} \cdot \frac{h(\boldsymbol{\theta}^{(m)} \mid \boldsymbol{\theta}^*)}{h(\boldsymbol{\theta}^* \mid \boldsymbol{\theta}^{(m)})}\right\},$$

d. h. $\boldsymbol{\theta}^{(m+1)}$ wird dann gleich $\boldsymbol{\theta}^*$ gesetzt, ansonsten setzt man $\boldsymbol{\theta}^{(m+1)} = \boldsymbol{\theta}^{(m)}$, $\boldsymbol{\theta}^*$ wird dann also abgelehnt. Die vorgeschlagene Zufallszahl $\boldsymbol{\theta}^*$ heisst auch *Vorschlagswert* oder einfach *Vorschlag* („proposal"). Man kann zeigen, dass dieser Algorithmus unter gewissen Regularitätsvoraussetzungen in der Tat gegen die Posteriori-Verteilung $f(\boldsymbol{\theta} \mid x)$ konvergiert.

Es ergeben sich nun verschiedene Spezialfälle. Ist die Vorschlagsdichte symmetrisch, d. h. $h(\boldsymbol{\theta}^{(m)} \mid \boldsymbol{\theta}^*) = h(\boldsymbol{\theta}^* \mid \boldsymbol{\theta}^{(m)})$, so erhält man den *Metropolis-Algorithmus* mit Akzeptanzwahrscheinlichkeit

$$\alpha = \min\left\{1, \frac{f(\boldsymbol{\theta}^* \mid x)}{f(\boldsymbol{\theta}^{(m)} \mid x)}\right\}.$$

Ein Spezialfall ist der sogenannte *Irrfahrts-Vorschlag* („random walk proposal"), bei dem zu dem derzeitigen Wert $\boldsymbol{\theta}^{(m)}$ eine Zufallszahl aus einer um Null symmetrischen Verteilung addiert wird.

Hängt die Vorschlagsdichte nicht von $\boldsymbol{\theta}^{(m)}$ ab, so spricht man von einem *Unabhängigkeits-Vorschlag* („independence proposal"). Ein weiterer wichtiger Spezialfall ergibt sich, wenn die Akzeptanzwahrscheinlichkeit α gleich Eins ist. Dies ist zunächst offensichtlich dann der Fall, wenn $h(\boldsymbol{\theta}^* \mid \boldsymbol{\theta}^{(m)}) = f(\boldsymbol{\theta}^* \mid x)$, d. h. wenn als Vorschlagsdichte die Posteriori-Verteilung gewählt wird. Da wir aber eben nicht aus der Posteriori-Verteilung simulieren können oder wollen, ist dies nicht praktikabel. Allerdings kann man diesen Ansatz modifizieren, und nur eine (der Einfachheit halber skalare) Komponente θ_p von $\boldsymbol{\theta}$ aus der *vollständig bedingten Dichte* $f(\theta_p \mid x, \boldsymbol{\theta}_{-p})$ ziehen, $\boldsymbol{\theta}_{-p}$ bezeichne hierbei den Vektor $\boldsymbol{\theta}$ ohne die Komponenten θ_p. Da offensichtlich $f(\theta_p \mid x, \boldsymbol{\theta}_{-p}) \propto f(\boldsymbol{\theta} \mid x)$ gilt, folgt auch in diesem Fall, dass sich die Akzeptanzwahrscheinlichkeit zu Eins vereinfacht. Dieses Verfahren muss nun noch über alle Komponenten iteriert werden, d. h. man erzeugt iterativ für alle Komponenten Zufallzahlen aus den vollständig bedingten Dichten und verwendet diese dann sofort als bedingende Größen in den vollständig bedingten Dichten der anderen Komponenten. Dieses Verfahren ist unter dem Namen *Gibbs Sampling* bekannt geworden.

Die Güte von MCMC Algorithmen hängt wesentlich von der Akzeptanzrate ab, d. h. von der relativen Häufigkeit der Akzeptanz der Vorschlagswerte nach Konvergenz der Markov-Kette. Bei Irrfahrts-Vorschlagswerten bedeutet eine zu große Akzeptanzrate, dass die Vorschlagsverteilung zu eng um den derzeitigen Wert zentriert ist, sodass der Algorithmus viele, aber häufig nur sehr kleine Schritte macht. Ist die Akzeptanzrate eines Irrfahrts-Vorschlags hingegen sehr klein, so werden nur sehr wenige Vorschläge akzeptiert und der Algorithmus wird lange in bestimmten Werten „festhängen". Empfohlen werden bei Irrfahrts-Vorschlägen Akteptanzraten zwischen 30 und 50%, dies kann durch eine geeignete Wahl der Varianz der Vorschlagsverteilung erreicht werden. Bei Unabhängigkeits-Vorschlägen verhält es sich anders, hier ist eine hohe Akzeptanzrate erwünscht, da die Vorschlagsdichte dann offensichtlich die Zielverteilung gut approximiert. Ein Extremfall ist das Gibbs Sampling, hier sind die Akzeptanzraten exakt gleich Eins.

Beispiel 6.10 (Screening-Test für Darmkrebs)
Wir wollen nun Gibbs Sampling auf die Problemstellung aus Abschnitt 1.2.5 anwenden, vergleiche hierzu auch die Likelihood-Ansätze in Beispiel 2.11 und Abschnitt 2.3.2. Für die Wahrscheinlichkeit π setzen wir eine $Be(0.5, 0.5)$-Priori an, sodass – bei bekanntem Z_0 – die Posteriori-Verteilung von π gleich

$$\pi \mid \boldsymbol{Z} \sim Be\left(0.5 + \sum_{k=0}^{6} k \cdot Z_k, \ 0.5 + \sum_{k=0}^{6}(6-k)Z_k\right) \tag{6.13}$$

wäre. Nun kennen wir aber Z_0 nicht, sondern nur die Verteilung von Z_0 bei bekanntem π (vgl. Beispiel 2.11):

$$Z_0 \mid \pi \sim \mathrm{NBin}(n, 1 - (1 - \pi)^N) - n. \tag{6.14}$$

Der Gibbs Sampler ist hier also denkbar leicht in R zu implementieren, wir simulieren iterativ aus (6.13) und (6.14). Man beachte, dass die Funktion `rnbinom` eine Zufallszahl aus einer anders parametrisierten negativen Binomialverteilung liefert: Nicht die Versuche sondern nur die Misserfolge bis zum n-ten Erfolg werden gezählt, was genau der Verteilung von Z_0 entspricht.

```
> data <- c(NA, 37, 22, 25, 29, 34, 49)
> n <- sum(data, na.rm = T)
> Z0 <- 10
> Z <- c(Z0, 37, 22, 25, 29, 34, 49)
> k <- c(0:6)
> nburnin <- 100
> niter <- 10000 + nburnin
> pisamples <- Z0samples <- rep(NA, niter)
> for (i in 1:niter) {
+     pi <- rbeta(1, 0.5 + sum(k * Z), 0.5 + sum((6 - k) * Z))
+     Z[1] <- rnbinom(1, size = n, prob = 1 - (1 - pi)^6)
+     pisamples[i] <- pi
+     Z0samples[i] <- Z[1]
+ }
> pisamples <- pisamples[-c(1:nburnin)]
> Z0samples <- Z0samples[-c(1:nburnin)]
```

Nach dem Entfernen der ersten Werte (sogenannter *Burn-in*), die noch nicht den Zufallszahlen aus den stationären Verteilungen entsprechen, ist es wichtig, sich auch immer die simulierten Markov-Ketten anzusehen, um diese zumindest „optisch" auf Konvergenz zu überprüfen. Nach Abbildung 6.5 scheint dies hier gewährleistet zu sein. Anschließend können beliebige Statistiken berechnet werden, z. B. Schätzungen für Quantile und Erwartungswerte:

```
> summary(pisamples)

   Min. 1st Qu.  Median    Mean 3rd Qu.    Max.
 0.5697  0.6144  0.6241  0.6240  0.6336  0.6795

> summary(Z0samples)

   Min. 1st Qu.  Median    Mean 3rd Qu.    Max.
 0.0000  0.0000  0.0000  0.5761  1.0000  6.0000
```

a) Pfad der Markov-Kette von π

b) Pfad der Markov-Kette von Z_0. Dargestellt sind die kumulierten relativen Häufigkeiten der Ausprägungen im aufgetretenen Bereich von 0 bis 6.

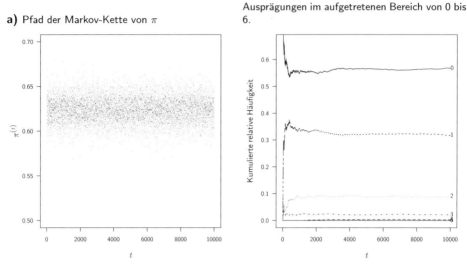

Abb. 6.5: Pfade der mittels Gibbs Sampling simulierten Markov-Ketten (ohne den Burn-in der ersten 100 Werte). Bei beiden scheint die stationäre Verteilung erreicht zu sein.

Die geschätzten Randverteilungen von π und Z_0 sind als Histogramme in Abbildung 6.6 dargestellt.   ∎

Die Anwendung von Gibbs Sampling erfordert, dass Zufallszahlen aus den vollständig bedingten Dichten erzeugt werden können. Dies ist in manchen Beispielen aber nicht

a) Empirische Posteriori-Verteilung von π

b) Empirische Posteriori-Verteilung von Z_0. Sie entspricht den Endwerten aus Abbildung 6.5b).

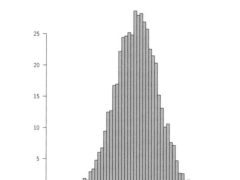

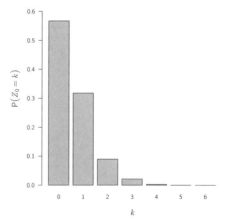

Abb. 6.6: Geschätzte Posteriori-Verteilungen

leicht durchzuführen. Dann bleiben zwei Auswege: Einerseits kann man versuchen über geeignete Algorithmen, insbesondere über die Verwerfungsmethode, doch Zufallszahlen aus der gewünschten vollständig bedingten Dichte zu erzeugen. Einfacher ist es aber meist, einen Metropolis-Hastings-Schritt zum Aufdatieren der einzelnen Komponenten von θ anzuwenden, man spricht dann häufig von „Metropolis-within-Gibbs", auch wenn diese Terminologie leicht irreführend ist. Wir wollen das Vorgehen an folgendem Beispiel illustrieren.

Beispiel 6.11 (Hardy-Weinberg-Ungleichgewicht)
Eine beliebte Erweiterung des in Abschnitt 1.2.4 vorgestellten Hardy-Weinberg-Gleichgewichts ist das sogenannte *Hardy-Weinberg-Ungleichgewicht*, das neben dem Parameter q einen weiteren Parameter, den *Ungleichgewichtsparameter d*, einführt:

$$\pi_1 = q^2 + d, \quad \pi_2 = 2q(1 - q) - 2d \quad \text{und} \quad \pi_3 = (1 - q)^2 + d. \qquad (6.15)$$

Für $d = 0$ erhält man das Hardy-Weinberg-Gleichgewicht. Offensichtlich stellt diese Erweiterung sicher, dass sich die Wahrscheinlichkeiten π_1, π_2 und π_3 zu Eins addieren, allerdings muss man noch zusätzlich

$$\max\left\{-q^2, -(1 - q)^2\right\} \leq d \leq q(1 - q) \qquad (6.16)$$

fordern, damit die einzelnen Wahrscheinlichkeiten auch im Einheitsintervall liegen. Die zugehörige Likelihoodfunktion von q und d ist also nur eine Reparametrisierung einer multinomialen Likelihood. Diese Reparametrisierung ermöglicht es recht einfach, die Hardy-Weinberg-Hypothese zu testen, indem man $H_0 : d = 0$ testet.

Eine Bayesianische Analyse beginnt nun mit der Festlegung von Priori-Verteilungen für q und d. Wegen (6.16) können diese Verteilungen nicht unabhängig sein, wir faktorisieren daher die Priori

$$f(q, d) = f(q)f(d \,|\, q)$$

und wählen für die marginale Priori von q eine Beta-Verteilung mit Parametern α und β und für die bedingte Priori von d gegeben q eine stetige Gleichverteilung auf dem durch (6.16) definierten Intervall.

Abbildung 6.7a) illustriert für $\alpha = \beta = 1$ die Priori-Abhängigkeit der zwei Parameter an Hand von 10 000 Simulationen aus der Priori recht deutlich. Man sieht aus Abbildung 6.7b), dass die marginale Priori des Parameters d alles andere als gleichverteilt ist, ja nicht einmal symmetrisch um Null ist. Zum Beispiel ist die Priori-Wahrscheinlichkeit für einen positiven Wert von d ungefähr gleich 0.756.

Die vollständig bedingten Dichten von q und d sind unhandlich und es ist nicht offensichtlich, wie man aus ihnen direkt simulieren kann. Daher verwenden wir nun Metropolis-Hastings-Vorschlagsdichten zum Aufdatieren der Parameter. Für q bietet es sich an, die Posteriori-Verteilung von q unter der Annahme $d = 0$ zu verwenden (vergleiche Beispiel 5.4):

$$q \,|\, x \sim \text{Be}(\alpha + 2x_1 + x_2, \beta + x_2 + 2x_3).$$

a) Plot von 10 000 Simulationen (q, d) aus der gemeinsamen Priori $f(q, d)$. Die schwarzen Linien zeigen die Grenzen aus (6.16).

b) Empirische marginale Priori-Verteilung von d in der Stichprobe

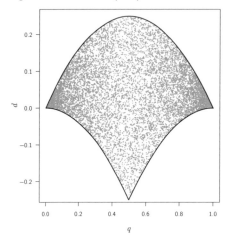
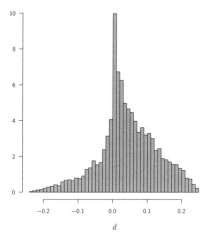

Abb. 6.7: Empirische Verteilungen von 10 000 simulierten Zufallsvektoren (q, d) aus der Priori $f(q, d)$ bei Wahl von $\alpha = \beta = 1$, d. h. einer Priori-Gleichverteilung von q

Da diese Vorschlagsdichte nicht vom aktuellen Wert von q abhängt, handelt es sich um einen Unabhängigkeits-Vorschlagswert. Für d wählen wir eine stetige Gleichverteilung der Breite $2s$ mit dem aktuellen Wert von d als Erwartungswert, die wir auf das Intervall (6.16) stutzen. Gäbe es nicht die zusätzliche Einschränkung des Parameterraums, so wäre dies ein Irrfahrts-Vorschlagswert. Den Skalenparameter s wählen wir empirisch so, dass die Akteptanzraten zwischen 30 und 50% liegen. Alternativ könnte man auch eine Gleichverteilung auf dem durch (6.16) definierten Intervall als Vorschlagsverteilung verwenden, allerdings erhielte man dann in unserem Datenbeispiel aus Beispiel 2.6 recht niedrige Akzeptanzraten.

Der folgende R-Code illustriert die Implementation dieses MCMC-Algorithmus.

```
> x <- c(233, 385, 129)
> lower <- function(q) {
+       lower <- pmax(-q^2, -(1 - q)^2)
+       return(lower)
+ }
> upper <- function(q) {
+       upper <- q * (1 - q)
+       return(upper)
+ }
> alpha <- 1
> beta <- 1
> scale <- 0.03
```

```
> myprob <- function(q, d) {
+       p1 <- q^2 + d
+       p2 <- 2 * q * (1 - q) - 2 * d
+       p3 <- (1 - q)^2 + d
+       p <- c(p1, p2, p3)
+       if (all(p >= 0) & all(p <= 1))
+            return(p)
+       else return(rep(NA, 3))
+ }
> niter <- 10000
> burnin <- 100
> qsamples <- rep(NA, niter)
> dsamples <- rep(NA, niter)
> q <- 0.5
> d <- 0
> qyes <- 0
> dyes <- 0
> for (i in -burnin:niter) {
+       first <- alpha + 2 * x[1] + x[2]
+       second <- beta + x[2] + 2 * x[3]
+       qstar <- rbeta(1, first, second)
+       if (is.na(sum(myprob(qstar, d))))
+            postdiff <- -Inf
+       else postdiff <- dmultinom(x, prob = myprob(qstar, d), log = T) -
+            dmultinom(x, prob = myprob(q, d), log = T)
+       priordiff <- dbeta(q, first, second, log = T) - dbeta(qstar,
+            first, second, log = T)
+       logacc <- postdiff + priordiff
+       if (log(runif(1)) <= logacc) {
+            q <- qstar
+            if (i > 0)
+                 qyes <- qyes + 1
+       }
+       first <- max(d - scale, lower(q))
+       second <- min(d + scale, upper(q))
+       dstar <- runif(1, min = first, max = second)
+       postdiff <- dmultinom(x, prob = myprob(q, dstar), log = T) -
+            dmultinom(x, prob = myprob(q, d), log = T)
+       priordiff <- dunif(d, min = first, max = second, log = T) -
+            dunif(dstar, min = first, max = second, log = T)
+       logacc <- postdiff + priordiff
```

```
+      if (log(runif(1)) <= logacc) {
+          d <- dstar
+          if (i > 0)
+              dyes <- dyes + 1
+      }
+      if (i > 0) {
+          qsamples[i] <- q
+          dsamples[i] <- d
+      }
+ }
```

Es ergeben sich die empirischen Akzeptanzraten `qyes/niter` $= 0.978$ und
`dyes/niter` $= 0.45$ beim Aufdatieren von q bzw. d. Die Abbildungen 6.8a) und 6.8b)
zeigen die Posteriori-Verteilungen von q und d bzw. marginal von d. Die Posteriori-Erwartungswerte werden durch die empirischen Mittelwerte $\hat{q}_{ML} = 0.569$ und
$\hat{d}_{ML} - 0.012$ geschätzt. Die Posteriori-Wahrscheinlichkeit $\mathsf{P}(d > 0 \,|\, x)$ wird geschätzt
durch 0.0827, ist also erheblich niedriger als die Priori-Wahrscheinlichkeit, aber immer
noch deutlich größer Null. Folglich kann man informell erkennen, dass die Annahme des
Hardy-Weinberg-Gleichgewichts bei den vorliegenden Daten nicht ganz unrealistisch
ist. Ähnliche Ergebnisse liefert auch eine Likelihood-Analyse, bei der sich die ML-
Schätzer (mit zugehörigen Standardfehler in Klammern) $\hat{q}_{ML} = 0.5696\,(0.0125)$ und
$\hat{d}_{ML} = -0.0125\,(0.0089)$ ergeben. Interpretieren wir diese Ergebnisse Bayesianisch, vergleiche hierzu die zweite Approximation in Abschnitt 5.5.2, so erhalten wir analytisch
die geschätzte Posteriori-Wahrscheinlichkeit

$$\hat{\mathsf{P}}(d > 0 \,|\, x) = 1 - \mathsf{P}\left(\frac{d - \hat{d}_{ML}}{se(\hat{d}_{ML})} \leq \frac{-\hat{d}_{ML}}{se(\hat{d}_{ML})}\right) \doteq 1 - \Phi\left(\frac{-\hat{d}_{ML}}{se(\hat{d}_{ML})}\right) = 0.0803.$$

Eine explizite Bayesianische Modellwahl werden wir in Beispiel 7.7 besprechen. ∎

Beispiel 6.12 (Screening-Test für Darmkrebs)
In Beispiel 6.2 hatten wir bereits für die Parameter μ und ρ des gestutzten Beta-
Binomial-Modells numerisch die gemeinsame Posterioriverteilung ermittelt, vgl. Ab-
bildung 6.2. Um die Posteriori-Verteilung der Falsch-Negativ-Rate γ zu schätzen, ver-
wenden wir nun Zufallszahlen aus $f(\boldsymbol{\theta} = (\mu, \rho)^T \,|\, x)$, die mittels eines Metropolis-
Samplers erzeugt werden. Daraus lassen sich dann Zufallszahlen $\gamma^{(m)} = \gamma(\boldsymbol{\theta}^{(m)})$ aus
der Posteriori-Verteilung von γ berechnen. Als Vorschlagsverteilung $h(\boldsymbol{\theta}^* \,|\, \boldsymbol{\theta}^{(m)})$ wählen
wir eine bivariate Normalverteilung mit dem vorigen Wert $\boldsymbol{\theta}^{(m)}$ als Erwartungswert
und einer Kovarianzmatrix, die proportional zur inversen negativen Krümmung der
Log-Posteriori am Posteriori-Modus ist (vgl. Abschnitt 5.5.2). Den Faktor zur Multiplikation dieser Matrix $\boldsymbol{K}$ adjustieren wir so, dass eine Akzeptanzrate zwischen 30 und
50% zu verzeichnen ist.

a) Die mit einem bivariaten Gaußkern berechnete Kerndichteschätzung (Benutzung der Funktion bkde2D aus dem KernSmoot-Paket mit Bandbreiten von 0.005 für q und d) der gemeinsamen Posteriori-Verteilung von q und d ist mit Konturlinien dargestellt.

b) Geschätzte marginale Posteriori-Verteilung von d

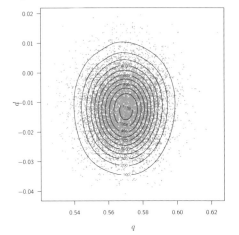

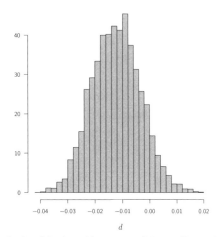

Abb. 6.8: Aus den 10 000 Zufallsvektoren (q, d) der Markov-Kette geschätzte Posteriori-Verteilungen von q und d bzw. marginal von d

In Abbildung 6.9 ist eine Kerndichteschätzung der Posteriori der Falsch-Negativ-Rate zu sehen, die auf den letzten 9000 Zufallszahlen basiert (1000 wurden als Burn-in verworfen). Die Verteilung ist deutlich rechtsschief; der Mittelwert wird mit 0.31 deutlich größer geschätzt als der Median mit 0.27. Das empirische 95%-HPD-Intervall ist $[0.08, 0.63]$. Im Vergleich mit dem ML-Schätzer $\hat{\gamma}_{ML} = 0.238$ aus Beispiel 4.10 sind beide Punktschätzer größer und die Unsicherheit ist gegenüber dem Profil-Likelihood-Intervall $[0.113, 0.554]$ höher. ∎

Beispiel 6.13 (Poisson-Verteilung)
Wir betrachten wiederum die Daten aus Abschnitt 1.2.6, bei dem für die 56 Regionen in Schottland beobachtete und erwartete Häufigkeiten von Lippenkrebs, x_i und e_i, $i = 1, \ldots, n$, vorliegen. Seien $x_1, \ldots, x_n$ unabhängige Realisationen aus einer Poisson-Verteilung $\mathrm{Po}(e_i \lambda_i)$ mit bekannten Zahlen $e_i > 0$ und unbekannten Parametern λ_i, die somit also von Region zu Region variieren dürfen. Wir wollen nun eine Priori-Verteilung für die logarithmierten Raten $\eta_i = \log \lambda_i$ wählen, die die räumliche Struktur der einzelnen Regionen berücksichtigt. Hier bietet sich die Verwendung eines *Gauß'schen Markov Zufallsfeldes* an, das man am einfachsten durch die bedingte Verteilung von η_i gegeben $\{\eta_j\}_{j \neq i}$ spezifiziert. Eine häufige Wahl ist

$$\eta_i \mid \{\eta_j\}_{j \neq i}, \sigma^2 \sim \mathrm{N}\left(\bar{\eta}_i, \frac{\sigma^2}{n_i}\right), \tag{6.17}$$

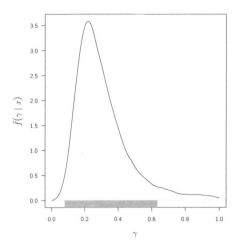

Abb. 6.9: Kerndichteschätzung von $f(\gamma \,|\, x)$ mittels der 9000 letzten Zufallszahlen aus dem Metropolis-Sampler und empirisches 95%-HPD-Intervall

wobei $\bar{\eta}_i = n_i^{-1} \sum_{j \sim i} \eta_j$ der Mittelwert der η_j in den n_i räumlich benachbarten Regionen von Region i ist und σ^2 ein unbekannter Varianzparameter. Für letzteren bietet sich eine inverse Gamma-Verteilung $\mathrm{IG}(\alpha, \beta)$ als Priori-Verteilung an. Für eine tiefergehende Beschreibung dieser Modellklasse siehe etwa Rue und Held (2005).

Zur Simulation aus der Posteriori-Verteilung mittels MCMC bietet sich ein Gibbs-Sampler über die $n + 1$ Parameter $\lambda_1, \ldots, \lambda_n, \sigma^2$ an. Die vollständig bedingte Dichte von σ^2 ist wieder invers Gamma,

$$\sigma^2 \,|\, \boldsymbol{\eta} \sim \mathrm{IG}\left(\alpha + \frac{n-1}{2}, \beta + \frac{1}{2}\sum_{i \sim j}(\eta_i - \eta_j)^2\right),$$

wobei im Skalenparameter über alle Paare von benachbarten Regionen $i \sim j$ summiert wird. Etwas schwieriger ist hingegen die Simulation aus den vollständig bedingten Dichten der λ_i, $i = 1, \ldots, n$, da sich die Poisson-Likelihood nicht analytisch mit der bedingten Log-Normal-Priori kombinieren lässt. Dieses Problem kann man mit einem Metropolis-Hastings-Schritt umgehen, wobei sich die Unabhängigkeits-Vorschlagsverteilung

$$\lambda_i \sim \mathrm{G}\left(x_i + \frac{\tilde{\mu}^2}{\tilde{\sigma}^2}, e_i + \frac{\tilde{\mu}}{\tilde{\sigma}^2}\right) \tag{6.18}$$

anbietet. Hintergrund für die Wahl ist, dass die bedingte Priori-Verteilung von $\lambda_i = \exp(\eta_i)$, die nach Definition (6.17) eine Log-Normalverteilung ist, durch eine Gamma-Verteilung $\mathrm{G}(\tilde{\mu}^2/\tilde{\sigma}^2, \tilde{\mu}/\tilde{\sigma}^2)$ mit gleichem Erwartungswert und gleicher Varianz approximiert werden kann. Die beiden Parameter $\tilde{\mu}$ und $\tilde{\sigma}^2$ sind Erwartungswert und Varianz der Log-Normalverteilung und hier durch

$$\tilde{\mu} = \exp\left(\bar{\eta}_i + \frac{\sigma^2}{2n_i}\right)$$

$$\text{und} \quad \tilde{\sigma}^2 = \left(\exp(\sigma^2/n_i) - 1\right)\exp(2\bar{\eta}_i + \sigma^2/n_i)$$

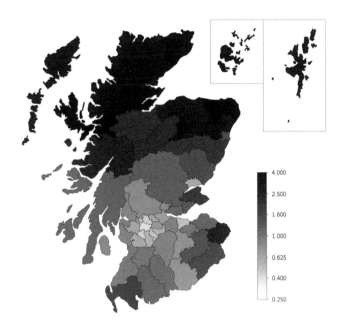

Abb. 6.10: Die geographische Verteilung des mittels der Posteriori-Erwartungswerte $E(\lambda_i \mid x)$ geschätzten relativen Risikos von Lippenkrebs in Schottland

gegeben, vgl. Tabelle A.2. Die Gamma-Verteilung ist konjugiert zur Poisson-Likelihood und kann somit analytisch mit ihr kombiniert werden, woraus sich (6.18) als Approximation an die vollständig bedingte Dichte vom λ_i ergibt.

Bei einer Simulation mit Länge 100 000 ergab sich nach dem Verwerfen der jeweils ersten 10 000 Werte im Mittel eine Akzeptanzrate von 94%. Vereinzelt war die Akzeptanzrate etwas niedriger, jedoch lag sie nie unter 67%. In Abbildung 6.10 sind die Schätzungen der Posteriori-Erwartungswerte $E(\lambda_i \mid x)$ abgebildet. Im Vergleich mit den unabhängigen ML-Schätzungen in Abbildung 1.2 sieht man deutlich glattere Schätzungen, da die räumliche Struktur der Regionen in Schottland berücksichtigt wurde. Die empirischen Bayes-Schätzer aus Abbildung 5.12 waren ebenfalls weniger extrem als die ML-Schätzer, obgleich dort die räumliche Anordnung der Regionen nicht berücksichtigt wurde. ■

Aufgaben

1. Sei $X \sim \text{Po}(e\lambda)$ bei bekanntem e eine Poissonverteilte Zufallsvariable und $\lambda \sim G(\alpha, \beta)$ *a priori*.

   a) Berechnen Sie den Posteriori-Erwartungswert von λ.

   b) Berechnen Sie nun die Laplace-Approximation des Posteriori-Erwartungswertes.

   c) Vergleichen Sie für $\alpha = 0.5$ und $\beta = 0$ die Laplace-Approximation mit dem exakten Erwartungswert bei der Beobachtung $x = 11$ und $e = 3.04$ bzw. $x = 110$ und $e = 30.4$. Berechnen Sie auch den relativen Fehler der Approximation.

   d) Betrachten Sie nun $\theta = \log(\lambda)$. Bestimmen Sie zunächst die Posteriori-Dichtefunktion mittels des Transformationssatzes für Dichten. Berechnen Sie daraus die Laplace-Approximation des Posteriori-Erwartungswertes von θ und vergleichen Sie diese wieder mit dem wahren Erwartungswert, den Sie diesmal numerisch mit der R-Funktion `integrate` für obige Daten bestimmen.

2. Zur Schätzung der relativen Chance θ aus Beispiel 4.8 sollen nun Bayesianische Methoden verwendet werden. Hierzu nehmen wir *a priori* zwei unabhängige $\text{Be}(0.5, 0.5)$-Verteilungen als Priori-Verteilungen für π_1 und π_2 an.

   a) Berechnen Sie die Posteriori-Verteilung von π_1 und π_2 für die in Tabelle 4.1 angegebenen Daten. Simulieren Sie aus diesen Posteriori-Verteilungen und berechnen Sie daraus Zufallszahlen aus der Posteriori-Verteilung von θ und $\eta = \log(\theta)$. Berechnen Sie damit ausgewählte Monte-Carlo-Schätzer (Posteriori-Erwartungswert, Posteriori-Median, gleichendiges Kredibilitätsintervall, HPD-Intervall) für θ und η und vergleichen Sie diese mit den Likelihood-Ergebnissen aus Beispiel 4.8.

   b) Versuchen Sie, die Dichte der Posteriori-Verteilung von θ und η analytisch zu berechnen. Berechnen Sie daraus mit numerischen Methoden den Posteriori-Erwartungswert und ein 95%-HPD-Kredibilitätsintervall und vergleichen Sie die Ergebnisse mit den Monte-Carlo-Schätzern.

3. In dieser Aufgabe wollen wir ein Bayesianisches hierarchisches Modell mit MCMC schätzen. Dazu betrachten wir unter Verwendung der Notation aus Beispiel 5.26 das Modell

$$\hat{\eta}_i \mid \eta_i \sim \text{N}\left(\eta_i, \sigma_i^2\right),$$
$$\eta_i \mid \nu, \tau \sim \text{N}\left(\nu, \tau^2\right),$$
$$\nu \sim \text{N}(0, 10)$$
$$\text{und} \quad \tau^2 \sim \text{IG}(1, 1),$$

wobei die logarithmierten empirischen relativen Chancen $\hat{\eta}_i$ und die zugehörigen Varianzen $\sigma_i^2 := 1/a_i + 1/b_i + 1/c_i + 1/d_i$ bekannt seien.

1. Leiten Sie zunächst die vollständig bedingten Verteilungen der unbekannten Parameter η_i ($i = 1, \ldots, n$) ν und τ^2 her.
2. Implementieren Sie nun einen Gibbs Sampler zur Simulation aus der zugehörigen Posteriori-Verteilung für die Daten aus Tabelle 1.1.
3. Berechnen Sie 95%-Monte-Carlo-Kredibilitätsintervalle für $\eta_i, i = 1, \ldots, n$ und ν und stellen Sie diese graphisch dar. Vergleichen Sie die Ergebnisse mit denen aus Abbildung 5.13.

Literaturhinweise

Ein Überblick über numerische Methoden in der Bayes-Inferenz ist in Evans und Swartz (1995) zu finden. Ripley (1987) und Devroye (1986) sind Klassiker zur stochastischen Simulation und Monte-Carlo-Inferenz, aktueller ist Robert und Casella (2004). Gute Übersichtsartikel zu Markov-Ketten-Monte-Carlo-Methoden sind in Gilks et al. (1996) zu finden. Weitere Klassiker sind Tierney (1994) und Besag et al. (1995).

7 Modellwahl

Übersicht

Parametrische statistische Inferenz beruht auf der Annahme eines Modells, das stochastische Eigenschaften der Daten X beschreibt. Doch wie kann man sich – bei gegebenen Daten $X = x$ – zwischen verschiedenen Modellen entscheiden? Modellwahl ist ein zentrales Problem der Statistik. Wir werden in diesem Kapitel sowohl klassische als auch Bayesianische Methoden kennenlernen, die einen bei dieser Entscheidung unterstützen können.

Häufig gibt es inhaltliche Überlegungen, die die Wahl eines passenden stochastischen Modells beeinflussen. So erscheint beispielsweise die Annahme einer Normalverteilung für binäre Beobachtungen inadäquat. In vielen anderen Fällen weiß man aber nicht, welches spezielle Modell man für vorliegende Daten wählen soll. Analysiert man beispielsweise Überlebenszeiten, so erscheint zunächst jede Verteilung mit positivem Träger sinnvoll: soll man nun die Exponential-, die Gamma- oder die Weibull-Verteilung wählen?

Zum Vergleich zweier „verschachtelter" („genesteter") Modelle $M_1 \subset M_2$ kann natürlich die verallgemeinerte Likelihood-Quotienten-Statistik (vergleiche Abschnitt 4.5)

$$W = 2 \log \frac{\max\limits_{\theta \in \Theta} L(\boldsymbol{\theta})}{\max\limits_{\theta \in H_0} L(\boldsymbol{\theta})} = 2\{l(\hat{\boldsymbol{\theta}}_{ML}; M_2) - l(\hat{\boldsymbol{\theta}}_{ML}; M_1)\}$$

verwendet werden, die unter H_0 („Modell M_1 liegt vor") asymptotisch einer χ^2-Verteilung folgt. Die Anzahl der Freiheitsgrade dieser Verteilung ist gleich der Differenz der Anzahl der (freien) Modell-Parameter. Hat beispielsweise das komplexere Modell M_2 einen Parameter mehr als das einfache Modell M_1 (alle übrigen Parameter seien identisch), so wird das Modell M_1 auf dem 5%-Niveau abgelehnt, wenn die doppelte Differenz W der beiden maximierten Log-Likelihoodfunktionen größer als $\chi^2_{1-0.05}(1) = 3.84$ ist.

Die Likelihood-Quotienten-Statistik (LQ-Statistik) ist eine sehr nützliche Methode zur Modellwahl und wird häufig verwendet. Als allgemeines Verfahren zur Modellwahl erscheint sie aber aus mehreren Gründen nicht geeignet. Zunächst können nur verschachtelte Modelle verglichen werden, der Vergleich von nicht-verschachtelten Modellen ist hingegen nicht möglich. Beispielsweise können wir mit einem LQ-Test nicht untersuchen, ob Überlebenszeiten besser mit einer Weibull- oder einer Gammaverteilung beschrieben werden können, da beide Modelle zwei Parameter haben. Zweitens ist das Vorgehen – wie bei allen statistischen Tests – unsymmetrisch: wir können das einfachere Modell niemals annehmen, sondern nur nicht ablehnen, sodass die Entscheidung *für* das einfachere Modell nicht möglich ist. Schließlich lässt sich der LQ-Test nicht ohne weiteres auf die Modellwahl zwischen mehr als zwei Modellen übertragen, da man die dann auftretenden p-Werte wegen der Problematik des multiplen Testens nicht oder nur schwer interpretieren kann.

Trotzdem gibt uns die Form der LQ-Statistik Hinweise, welche Größe bei der Modellwahl eine zentrale Rolle spielen muss. Wesentlich ist offensichtlich der maximale Wert der Likelihoodfunktion unter der jeweiligen Modellannahme, $L(\hat{\boldsymbol{\theta}}_{ML}; M_i), i = 1, 2$. Ein komplexeres Modell, in dem das einfachere Modell genestet ist, wird allerdings immer mit einer Erhöhung der Likelihood des ML-Schätzers einhergehen (im Extremfall bleibt sie konstant). Daher kann man nicht einfach die Werte der jeweiligen Likelihoodfunktionen vergleichen und das Modell mit der höchsten maximalen Likelihood auswählen. Letztendlich müssen auch die Dimensionen p_i der verschiedenen Modelle berücksichtigt werden.

Diese Bestrafung der *Modellkomplexität* ist im Einklang mit WILLIAM VON OCCAM, dessen berühmtes Zitat von 1320,

> *„Pluralitas non ponenda est sine necessitate"*
> (Ohne Notwendigkeit soll keine Vielfältigkeit hinzugefügt werden),

später unter dem Namen *Ockham's razor* statistisch interpretiert wurde. Beispielsweise schrieb JOHN PONCE OF CORK im Jahr 1639:

> *„Variation must be taken as random until there is positive evidence to the contrary; and new parameters in laws, when they are suggested, must be tested one at a time unless there is specific reason to the contrary."*

Wir werden sehen, dass alle in diesem Kapitel beschriebenen Ansätze zur Modellwahl, also sowohl Likelihood-Methoden (Abschnitt 7.1) als auch Bayes-Methoden (Abschnitt 7.2), in einer gewissen Form Modellkomplexität bestrafen. In einer weitergehenden Diskussion müssen wir uns die Frage stellen, ob es überhaupt ein „wahres" Modell gibt oder nicht alle Modelle mehr oder weniger schlechte Beschreibungen von vorliegenden Daten sind. Dieser Aspekt wird in Abschnitt 7.2.2 wichtig werden, in dem wir nicht ein Modell auswählen, sondern die Ergebnisse von verschiedenen Modellen kombinieren.

7.1   Likelihood-basierte Modellwahl

Der Wert der Log-Likelihood am ML-Schätzer $\hat{\boldsymbol{\theta}}_{ML}$ beschreibt die Güte der Modell-anpassung. Dieser wird im Folgenden mit einem Maß für die Modellkomplexität zu verschiedenen Modellwahlkriterien kombiniert, mit deren Hilfe auch nicht-verschachtelte Modelle verglichen werden können. Das Maß für die Modellkomplexität wird dabei in einer bestimmten Form von der Dimension p des Parametervektors $\boldsymbol{\theta}$ abhängen. Das Modell mit höchstem Kriteriumswert wird als bestes Modell ausgewählt. Wichtig ist dabei, alle Konstanten der Likelihood bzw. Log-Likelihood in die Berechnung von $L(\hat{\boldsymbol{\theta}}_{ML})$ einzubeziehen, da sonst der Vergleich zweier Modelle über ein Likelihood-basiertes Kriterium nicht sinnvoll ist.

7.1.1   Akaikes Informationskriterium

Bei *Akaikes Informationskriterium* (nach HIROTUGU AKAIKE, geb. 1927)

$$AIC = 2 \log L(\hat{\boldsymbol{\theta}}_{ML}) - 2p$$

wird der Wert der maximierten Log-Likelihood mit der Anzahl der Parameter p bestraft („penalized"). Da das Modell mit maximalem AIC als bestes Modell ausgewählt wird, genügt somit eine Differenz von $2q$, um ein komplexeres Modell mit q zusätzlichen Parametern zu präferieren. Bei $q = 1$ genügt also eine Differenz von 2; im Vergleich dazu benötigt der Likelihood-Quotienten-Test bei $\alpha = 0.05$ eine Differenz von 3.84 oder größer. Häufig, z. B. in der R-Funktion `AIC()`, wird das Kriterium negativ orientiert und das Modell mit minimalem $-AIC$ ausgewählt.

Wir verzichten hier auf eine Darstellung der ursprünglichen Herleitung von Akaikes Informationskriterium, da diese mathematisch recht anspruchsvoll ist und über das Niveau dieses Lehrbuches hinausgeht. AIC kann aber intuitiv als Kreuzvalidierungs-kriterium angesehen werden, was im Folgenden erläutert wird.

Zunächst halten wir fest, dass $\log L(\hat{\boldsymbol{\theta}}_{ML})$ nicht als Modellwahlkriterium verwendet werden kann, da sich der Wert der Log-Likelihood bei einem komplexeren Modell automatisch erhöht. Das zugrundeliegende Problem ist, dass die vorliegenden Daten zweimal verwendet werden: einerseits um $\hat{\boldsymbol{\theta}}_{ML}$ zu berechnen und andererseits um unser Modellwahlkriterium, die Log-Likelihood, zu berechnen. Besser ist es, die Daten in eine Lern- und eine Teststichprobe zu trennen. Während die Lernstichprobe zur Schätzung der Parameter dient, wird die Teststichprobe zur Evaluation des Modellwahlkriteriums eingesetzt. Eine häufig verwendete Idee ist, in der Schätzung der Parameter die i-te Beobachtung x_i wegzulassen, um dann die Log-Likelihood an eben diesem x_i zu evaluieren. Dieses Vorgehen kann man nun über alle Beobachtungen x_i iterieren und schließlich den mittleren Wert dieser Log-Likelihood-Werte berechnen. Statt sich beim Übergang zu einem komplexeren Modell automatisch zu erhöhen, wird sich bei zu großer Anpassung an die beobachteten Daten („overfitting") ein schlechterer Wert ergeben. Diese Methode ist auch unter dem Namen *Kreuzvalidierung* bekannt. Es stellt sich heraus, dass AIC (bis auf einen multiplikativen Faktor) asymptotisch gleich dem gemittelten Wert der kreuzvalidierten Log-Likelihood-Werte ist.

7.1.2 Schwarz'sches Kriterium

Alternativ wird auch häufig das *Bayes'sche Informationskriterium*

$$BIC = 2\log L(\hat{\boldsymbol{\theta}}_{ML}) - p\log(n)$$

verwendet, wobei n der Stichprobenumfang ist. Es ist auch als *Schwarz'sches Kriterium* bekannt. BIC bestraft Modellkomplexität im Allgemeinen (für $\log(n) \geq 2 \Leftrightarrow n \geq 8$) deutlicher als AIC. Eine Herleitung des BIC ist in Abschnitt 7.2.1 skizziert.

Beispiel 7.1 (Fortsetzung von Beispiel 4.16)
In Beispiel 4.16 haben wir den Likelihood-Quotienten-Test verwendet, um auf das Vorliegen des Hardy-Weinberg-Gleichgewichts zu testen. Es ergab sich eine Teststastik von $W = 1.96$, die bei einem Freiheitsgrad einem p-Wert von 0.16 entspricht. Die Annahme des Hardy-Weinberg-Gleichgewichts konnte also nicht abgelehnt werden.

Die zugehörigen maximalen Werte der Log-Likelihood waren -754.17 im Hardy-Weinberg-Gleichgewicht mit einem freien Parameter und -753.19 im trinomialen Modell mit zwei freien Parametern. Die zugehörigen Werte von AIC sind folglich $2(-754.17) - 2 = -1510.34$ bzw. $2(-753.19) - 4 = -1510.38$. AIC würde also das Hardy-Weinberg-Modell bevorzugen, wobei der Unterschied zum trinomialen Modell allerdings minimal ist. Würde man stattdessen BIC verwenden, so ist der Unterschied deutlicher. Mit $n = 747$, d.h. $\log(n) \approx 6.62$ ergeben sich BIC Werte von $2(-754.17) - 6.62 = -1514.96$ bzw. $2(-753.19) - 2 \cdot 6.62 = -1519.61$.

Zum Vergleich wollen wir nun noch untersuchen, ob ein Hardy-Weinberg-Gleichgewicht mit $q = 1/2$ oder $q \neq 1/2$ vorliegt. Hier ergibt sich die Likelihood-Quotienten-Teststatistik zu 29.05 (p-Wert: $7 \cdot 10^{-8}$), sodass $H_0 : q = 1/2$ deutlich abgelehnt wird. Dies ist in Übereinstimmung mit dem Standardfehler von $\hat{q}_{ML}$, aus dem sich beispielsweise ein 95%-Konfidenzintervall für q zu $[0.545, 0.595]$ berechnen lässt, das den Wert $q = 0.5$ nicht enthält. AIC und BIC sind wegen $p = 0$ nun identisch und gleich dem doppelten maximalen Wert der Log-Likelihood: $AIC = BIC = -1537.39$, also deutlich niedriger als die Werte im Hardy-Weinberg-Modell, und auch niedriger als die Werte im saturierten Trinomialmodell. In diesem Beispiel sprechen also sowohl AIC als auch BIC für das Hardy-Weinberg-Modell.   ∎

7.2 Bayesianische Modellwahl

Zur Entscheidung zwischen zwei Modellen M_1 und M_2 liegt es im Bayes-Kontext nahe, diese zunächst mit Priori-Wahrscheinlichkeiten $P(M_1)$ und $P(M_2)$ zu versehen, wobei natürlich $P(M_1) + P(M_2) = 1$ gelten muss. Nach Beobachtung der Daten x ist nun die Frage, wie die *Posteriori-Modellwahrscheinlichkeiten* $P(M_1 \mid x)$ bzw. $P(M_2 \mid x)$ lauten. Mit dem Satz von Bayes (vgl. Anhang A.1.8) lassen sich diese leicht ausrechnen:

$$P(M_i \mid x) = \frac{f(x \mid M_i)\, P(M_i)}{\sum_{j=1}^{2} f(x \mid M_j)\, P(M_j)}, \quad i = 1, 2.$$

Die *Posteriori-Chance* $P(M_1 \mid x)/P(M_2 \mid x)$ lässt sich daher als Produkt aus dem sogenannten *Bayes-Faktor* $B_{12} = f(x \mid M_1)/f(x \mid M_2)$ und der *Priori-Chance* $P(M_1)/P(M_2)$ darstellen,

$$\frac{P(M_1 \mid x)}{P(M_2 \mid x)} = \frac{f(x \mid M_1)}{f(x \mid M_2)} \cdot \frac{P(M_1)}{P(M_2)}.$$

Der Bayes-Faktor kann also als Quotient der Posteriori-Chance von M_1 und der Priori-Chance von M_1 interpretiert werden, d. h.

$$\left. \begin{matrix} B_{12} > 1 \\ B_{12} < 1 \end{matrix} \right\} \text{ wenn die Daten } x \text{ die Wahrscheinlichkeit von } M_1 \left\{ \begin{matrix} \text{erhöht} \\ \text{verringert} \end{matrix} \right\} \text{ haben.}$$

Falls die Modelle M_1 und M_2 vollständig spezifiziert sind, d. h. keine (möglicherweise) unbekannten Parameter enthalten, so ist der Bayes-Faktor einfach der Likelihood-Quotient. Anderenfalls muss man die *priori-prädiktive Verteilung*

$$f(x \mid M_i) = \int f(x \mid \boldsymbol{\theta}_i, M_i) \cdot f(\boldsymbol{\theta}_i \mid M_i) \, d\boldsymbol{\theta}_i, \quad i = 1, 2, \tag{7.1}$$

an den beobachteten Daten x evaluieren, $\boldsymbol{\theta}_i$ sind die (im Allgemeinen vektoriellen) unbekannten Parameter im Modell M_i. Man nennt diesen Wert die *marginale Likelihood* der Daten x.

Marginale Likelihood

Die marginale Likelihood $f(x \mid M)$ eines Modells M ist der Wert der priori-prädiktiven Verteilung an den beobachteten Daten x.

Bei diskreten Daten x kann man die marginale Likelihood somit als Wahrscheinlichkeit der Daten bei gegebenem Modell M_i interpretieren. Die marginale Likelihood $f(x \mid M_i)$ geht aus der gewöhnlichen Likelihood $f(x \mid \boldsymbol{\theta}_i, M_i)$ durch Integration bezüglich der Priori-Verteilung hervor. Man beachte, dass die Priori-Verteilung $f(\boldsymbol{\theta}_i \mid M_i)$ nicht uneigentlich sein darf, da anderenfalls $f(x \mid M_i)$ unbestimmt wäre.

Tab. 7.1: Faustregel zur Bewertung des Bayes-Faktors B_{12}

Stufe	Bayes-Faktor B_{12}	Beweiskraft für M_1 gegen M_2
1	1 bis 3	kaum der Rede wert
2	3 bis 20	positiv
3	20 bis 150	stark
4	ab 150	sehr stark

Aus numerischen Gründen wird oft der Logarithmus der marginalen Likelihood bzw. des Bayes-Faktors berechnet. Der Begriff des *Bayes-Faktors* geht auf Arbeiten von Sir Harold Jeffreys (1891–1989) zurück. Jeffreys gibt auch eine Faustregel zur Bewertung von Bayes-Faktoren, die von Kass und Raftery (1995) leicht modifiziert wurde, vgl. Tabelle 7.1.

Bayes-Faktor

Der Bayes-Faktor B_{12} ist der Quotient der marginalen Likelihood-Werte $f(x \mid M_i)$ von zwei Modellen M_1 und M_2.

Sehr hilfreich ist es nun, dass in konjugierten Familien die explizite Integration in (7.1) vermieden werden kann. Der Grund liegt darin, dass $f(x)$ (wir unterdrücken hier zur besseren Lesbarkeit die zusätzliche Bedingung auf M_i) ja als Nenner in der Posteriori-Verteilung

$$f(\boldsymbol{\theta} \mid x) = \frac{f(x \mid \boldsymbol{\theta}) f(\boldsymbol{\theta})}{f(x)}$$

auftaucht, somit ist $f(x)$ schlichtweg

$$f(x) = \frac{f(x \mid \boldsymbol{\theta}) f(\boldsymbol{\theta})}{f(\boldsymbol{\theta} \mid x)} \tag{7.2}$$

für alle $\boldsymbol{\theta} \in \Theta$. Man beachte, dass nun die Proportionalitätskonstanten in $f(x \mid \boldsymbol{\theta})$, $f(\boldsymbol{\theta})$ und $f(\boldsymbol{\theta} \mid x)$ wichtig sind. Diese sind in konjugierten Familien aber bekannt.

Beispiel 7.2 (Fortsetzung von Beispiel 5.4)
Unter Annahme einer $\text{Be}(\alpha, \beta)$-Priori-Verteilung für den Parameter q im Hardy-Weinberg-Gleichgewicht ergibt sich die Posteriori-Verteilung zu

$$q \mid \boldsymbol{x} \sim \text{Be}(\alpha + 2x_1 + x_2, \beta + x_2 + 2x_3),$$

vergleiche Beispiel 5.4. Die marginale Likelihood $f(\boldsymbol{x})$ lässt sich daher leicht über (7.2) ausrechnen:

$$
\begin{aligned}
f(\boldsymbol{x}) &= \frac{\frac{n!}{x_1!x_2!x_3!}(q^2)^{x_1}\big(2q(1-q)\big)^{x_2}\big((1-q)^2\big)^{x_3} \cdot \frac{1}{B(\alpha,\beta)}q^{\alpha-1}(1-q)^{\beta-1}}{\frac{1}{B(\alpha+2x_1+x_2,\,\beta+x_2+2x_3)}q^{\alpha+2x_1+x_2-1}(1-q)^{\beta+x_2+2x_3-1}} \\[2mm]
&= \frac{n!}{x_1!x_2!x_3!} \cdot \frac{2^{x_2}\,B(\alpha+2x_1+x_2,\,\beta+x_2+2x_3)}{B(\alpha,\beta)} \\[2mm]
&= \frac{n!}{x_1!x_2!x_3!} \cdot \frac{2^{x_2}\Gamma(\alpha+\beta)}{\Gamma(\alpha)\Gamma(\beta)} \cdot \frac{\Gamma(\alpha+2x_1+x_2)\Gamma(\beta+x_2+2x_3)}{\Gamma(\alpha+\beta+2n)}. \qquad (7.3)
\end{aligned}
$$

Im allgemeinen trinomialen Modell ergibt sich bei Annahme einer Dirichlet-Verteilung als Priori, d. h. $\boldsymbol{\pi} \sim \mathrm{D}_3(\boldsymbol{\alpha})$ mit $\boldsymbol{\alpha} = (\alpha_1, \alpha_2, \alpha_3)^T$, als priori-prädiktive Verteilung die *Multinomial-Dirichlet-Verteilung* mit Wahrscheinlichkeitsfunktion

$$
f(\boldsymbol{x}) = \frac{n!\,\Gamma\big(\sum_{j=1}^k \alpha_j\big)}{\prod_{j=1}^k \Gamma(\alpha_j)} \cdot \frac{\prod_{j=1}^k \Gamma(\alpha_j^*)}{\Gamma\big(\sum_{j=1}^k \alpha_j^*\big) \cdot \prod_{j=1}^k x_j!}
$$

wobei $\alpha_j^* = \alpha_j + x_j$, vergleiche Tabelle A.3.

Zum Vergleich des Hardy-Weinberg-Modells (M_1) mit dem allgemeinen trinomialen Modell (M_2) ergibt sich bei Verwendung einer $\mathrm{Be}(1,1)$- bzw. $\mathrm{D}_3\big((1,1,1)^T\big)$-Priori ein logarithmierter Bayes-Faktor von $\log(B_{12}) = 1.5$, also eine gewisse Präferenz für das einfachere Modell M_1 mit Annahme des Hardy-Weinberg-Gleichgewichts ($B_{12} = 4.3$). Vergleicht man dieses mit dem Modell M_3, das einen Hardy-Weinberg-Faktor von $q = 1/2$ postuliert, so ergibt sich ein logarithmierter Bayes-Faktor von $\log(B_{13}) = 11.1$, also eine überwältigende Präferierung des komplexeren Modells M_1 ($B_{13} = 65\,336$). Verwendet man hingegen eine $\mathrm{Be}(1/2, 1/2)$- bzw. eine $\mathrm{D}_3\big((1/2, 1/2, 1/2)^T\big)$-Verteilung *a priori*, so ergeben sich die logarithmierten Bayes-Faktoren $\log(B_{12}) = 1.8$ und $\log(B_{13}) = 10.6$, also qualitativ vergleichbare Werte.

Die Analyse mit dem Likelihood-Quotienten-Test in Beispiel 7.1 lieferte ein ähnliches Ergebnis: Während das Modell M_1 in Vergleich mit dem Modell M_2 nicht abgelehnt wurde, wurde M_3 im Vergleich mit M_1 deutlich abgelehnt. ∎

Beispiel 7.3 (Fischstudie)

Für die in der Fischstudie erhobenen Daten stellt sich die Frage, ob es tatsächlich Unterschiede in der mittleren Cholesterinsenkung zwischen den vier in Tabelle 1.3 definierten Schichten gibt. Diese Frage lässt sich mit einem *Partitionsmodell* Bayesianisch beantworten.

Nehmen wir zunächst an, dass alle Beobachtungen, egal welcher Schicht sie angehören, unabhängige Realisationen aus einer Normalverteilung mit unbekanntem Mittelwert μ sind. Dies definiert Modell M_1, bei dem es also keine Unterschiede zwischen den einzelnen Schichten gibt. Der Einfachheit halber nehmen wir an, dass die Varianz der zugrundeliegenden Normalverteilung gleich $\kappa^{-1} = 1000$ sei. Bei unbekannter Varianz ändert sich konzeptionell nichts am Vorgehen – dieser Fall wird in Aufgabe 2 skizziert.

Als Priori-Verteilung für μ wählen wir die konjugierte Normal-Verteilung mit Erwartungswert $\nu = 25$ und Standardabweichung $\lambda^{-1/2} = 12.5$. Das bedeutet, dass wir *a priori* die mittlere Cholesterinsenkung mit hoher Wahrscheinlichkeit im Bereich 0 bis 50 mg pro 100 ml erwarten. Die marginale Likelihood kann in diesem Modell explizit berechnet werden. Es ergibt sich

$$f(x\,|\,M_1) = \left(\frac{\kappa}{2\pi}\right)^{\frac{n}{2}} \left(\frac{\lambda}{n\kappa + \lambda}\right)^{\frac{1}{2}} \exp\left\{ -\frac{\kappa}{2} \left(\sum_{i=1}^{n} (x_i - \bar{x})^2 + \frac{n\lambda}{n\kappa + \lambda}(\bar{x} - \nu)^2 \right) \right\}. \quad (7.4)$$

Für die vorliegenden Daten erhält man den Wert $\log f(x\,|\,M_1) = -1514.43$.

Das Modell M_1 wollen wir nun vergleichen mit Modellen, die unterschiedliche Mittelwerte in den einzelnen Schichten erlauben. In Modell M_2 seien beispielsweise die Mittelwerte für Normal- und Übergewichtige, μ_1 und μ_2, unterschiedlich, die Fischdiät habe aber keinen Einfluss auf die mittlere Cholesterinsenkung. In diesem Modell partitionieren wir also die Daten in die zwei Gruppen Normal- und Übergewichtiger und verwenden nun in beiden Gruppen eine konjugierte Priori-Verteilung $N(\nu, \lambda^{-1})$ für μ_1 und μ_2. Analog zu oben können wir nun in jeder Gruppe die marginale Likelihood unter Verwendung von Formel (7.4) berechnen, wobei nun natürlich nur die Daten der jeweiligen Gruppen eingehen. Nehmen wir weiterhin an, dass μ_1 und μ_2 a priori unabhängig sind, so ergibt sich die marginale Likelihood von Modell M_2 als Produkt der marginalen Likelihood-Werte in den beiden Gruppen. Für die vorliegenden Daten erhält man den Wert $\log f(x\,|\,M_2) = -1507.86$, also einen deutlich höheren Wert als in Modell M_1. Der Bayes-Faktor von Modell M_2 im Vergleich zu Modell M_1 ist somit $B_{21} = \exp(-1507.86 - (-1514.43)) = 714.8$ und spricht deutlich für Modell M_2, also für Unterschiede in der mittleren Cholesterinsenkung zwischen Normal- und Übergewichtigen. Würde man *a priori* beiden Modellen die gleiche Wahrscheinlichkeit $\mathsf{P}(M_1) = \mathsf{P}(M_2) = 0.5$ zuordnen, so entspräche dies einer Posteriori-Wahrscheinlichkeit von $\mathsf{P}(M_2\,|\,x) = 0.9986$.

Wir wollen nun aber noch zwei weitere Modelle betrachten. Im dritten Modell M_3 postulieren wir Unterschiede zwischen den Behandlungsgruppen, aber nicht zwischen Normal- und Übergewichtigen. Analog zu Modell M_2 lässt sich auch hier die marginale Likelihood berechnen, die sich zu $\log f(x\,|\,M_3) = -1515.39$ ergibt. Interessanterweise ist diese niedriger als im Modell M_1, obwohl M_1 einen Parameter weniger besitzt. Dies illustriert, dass Bayesianische Modellwahl nicht notwendigerweise das komplexere Modell bevorzugt. Diesen Aspekt werden wir in Abschnitt 7.2.1 noch ausführlicher diskutieren.

Im vierten und letzten Modell M_4 seien schließlich alle vier Schichten unterschiedlich bezüglich der mittleren Cholesterinsenkung, sodass sich die marginale Likelihood nun als Produkt der marginalen Likelihoods in den vier Schichten ergibt. Man erhält $\log f(x\,|\,M_4) = -1509.6$, also einen niedrigeren Wert als im besten Modell M_2. Wiederum beobachten wir, dass das komplexeste Modell M_4 eine niedrigere marginale Likelihood als das einfachere Modell M_2 besitzt.

Bei Betrachtung aller vier Modelle mit gleichen Priori-Wahrscheinlichkeiten $P(M_i) = 0.25$ für $i = 1, \ldots, 4$ ergeben sich die Posteriori-Wahrscheinlichkeiten $P(M_1 \mid x) = 0.0012$, $P(M_2 \mid x) = 0.8499$, $P(M_3 \mid x) = 5 \cdot 10^{-4}$ und $P(M_4 \mid x) = 0.1484$. ■

Bayesianische Modellwahl hängt stark von der Priori-Verteilung ab. Während bei der Bayesianischen Schätzung von Parametern der Einfluss der Priori-Verteilung bei großen Stichproben vernachlässigbar ist, ist dies bei der Bayesianischen Modellwahl nicht der Fall. In der Definition der marginalen Likelihood haben wir bereits gesehen, dass man keine uneigentlichen Priori-Verteilungen verwenden kann, weil die marginale Likelihood dann nicht mehr definiert ist. Man könnte nun aber trotzdem auf die Idee kommen, mit möglichst nichtinformativen, aber immer noch integrierbaren Priori-Verteilungen zu arbeiten. Davon ist aber abzuraten, da man allgemein zeigen kann, dass im Grenzfall die Posteriori-Wahrscheinlichkeit des einfachsten Modells immer gegen 1 konvergiert, egal welche Information in den Daten steckt. Dieses Phänomen ist unter dem Namen *Lindley's Paradox* bekannt und verbietet es, bei der Bayesianischen Modellwahl mit vagen Priori-Verteilungen zu arbeiten.

Beispiel 7.4 (Fischstudie)
Wiederholen wir obige Analyse mit Priori-Varianz $\lambda^{-1} = 10^{10}$, so hat das einfachste Modell M_1 bereits eine Posteriori-Wahrscheinlichkeit von 0.87. Mit $\lambda^{-1} = 10^{100}$ ist die Posteriori-Wahrscheinlichkeit von M_1 effektiv gleich 1. ■

7.2.1 Herleitung des Schwarz'schen Kriteriums

In klassischen Ansätzen werden häufig *AIC*- und *BIC*-Kriterien zur Modellwahl herangezogen. Beide ergeben sich aus der Summe der maximierten Log-Likelihood und einem Strafterm für die Anzahl der Parameter im Modell. Dieser Strafterm für die erhöhte Modellkomplexität erhält bei *BIC* mehr Gewicht als bei *AIC*. Wir werden nun skizzieren, dass asymptotisch eine Modellwahl basierend auf dem Bayes'schen Informationskriterium *BIC* äquivalent zu einer Bayesianischen Modellwahl basierend auf der marginalen Likelihood ist.

Im Modell mit p-dimensionalem Parameter $\boldsymbol{\theta}$ lässt sich die marginale Likelihood $f(x)$ darstellen als

$$
\begin{aligned}
f(x) &= \int f(x \mid \boldsymbol{\theta}) f(\boldsymbol{\theta}) \, d\boldsymbol{\theta} \\
&= \int \exp\bigl\{\log f(x \mid \boldsymbol{\theta}) + \log f(\boldsymbol{\theta})\bigr\} \, d\boldsymbol{\theta} \\
&= \int \exp\biggl\{-n \underbrace{\left[-\frac{1}{n}\bigl(\log f(x \mid \boldsymbol{\theta}) + \log f(\boldsymbol{\theta})\bigr)\right]}_{= \, h(\boldsymbol{\theta})}\biggr\} \, d\boldsymbol{\theta} \\
&= \int \exp\bigl(-n h(\boldsymbol{\theta})\bigr) \, d\boldsymbol{\theta},
\end{aligned}
$$

sodass $-n h(\boldsymbol{\theta})$ die unnormierte Log-Posteriori ist. In dieser Form können wir nun die Laplace-Approximation (vgl. Anhang C.2.2) anwenden. Die Minimumsstelle $\tilde{\boldsymbol{\theta}}$ von $h(\boldsymbol{\theta})$ ist die Maximumsstelle von $-n h(\boldsymbol{\theta})$, also der Posteriori-Modus. Wenn wir mit $\boldsymbol{K}$ die Hesse-Matrix von h an der Stelle $\tilde{\boldsymbol{\theta}}$ (vgl. Anhang B.5) bezeichnen, so erhalten wir als Approximation für die log-marginale Likelihood

$$
\begin{aligned}
\log f(x) &\doteq \log\left\{\left(\frac{2\pi}{n}\right)^{\frac{p}{2}} |\boldsymbol{K}|^{-\frac{1}{2}} \exp\bigl(-n h(\tilde{\boldsymbol{\theta}})\bigr)\right\} \\
&= \frac{p}{2}\log(2\pi) - \frac{p}{2}\log(n) - \frac{1}{2}\log|\boldsymbol{K}| + \log f(x \mid \tilde{\boldsymbol{\theta}}) + \log f(\tilde{\boldsymbol{\theta}}).
\end{aligned}
$$

Für großen Stichprobenumfang n können nun Terme vernachlässigt werden, die konstant sind, d. h. zunächst $p/2 \cdot \log(2\pi)$ und $\log f(\tilde{\boldsymbol{\theta}})$. Man kann außerdem zeigen, dass $|\boldsymbol{K}|$, die Determinante der $(p \times p)$-Hesse-Matrix $\boldsymbol{K}$, durch eine Konstante beschränkt ist und somit ebenfalls vernachlässigt werden kann. Für großes n ist außerdem der Priori-Beitrag zur Posteriori im Vergleich zum Likelihood-Beitrag klein, sodass $\tilde{\boldsymbol{\theta}}$ gut durch den ML-Schätzer $\hat{\boldsymbol{\theta}}_{ML}$ ersetzt werden kann (vgl. Abschnitt 5.5.2). Insgesamt erhalten wir dadurch das aus Abschnitt 7.1.2 bekannte Bayes'sche Informationskriterium (BIC) als weitere Vereinfachung:

$$
2\log f(x) \doteq BIC = 2\log f(x \mid \hat{\boldsymbol{\theta}}_{ML}) - p\log(n).
$$

Man kann zeigen, dass unter gewissen Regularitätsbedingungen der Fehler dieser Approximation von der Ordnung $O(n^{-\frac{1}{2}})$ ist (vgl. Anhang B.9). Die Wahl des Modells mit dem größten BIC ist also asymptotisch äquivalent zur Bayesianischen Modellwahl.

Offensichtlich kann man $\exp(BIC/2)$ als approximative marginale Likelihood interpretieren, woraus sich dann auch Posteriori-Wahrscheinlichkeiten berechnen lassen. Weiterhin ist die halbe Differenz von BIC-Werten zweier unterschiedlicher Modelle approximativ gleich dem logarithmierten Bayes-Faktor. Man muss sich allerdings vergegenwärtigen, dass bei der Berechnung des BIC die Priori-Verteilung nicht eingeht. Diese hat aber selbst bei großen Stichprobenumfängen einen nicht unerheblichen

Einfluss auf die marginale Likelihood. Aus BIC-Werten ermittelte Posteriori-Wahrscheinlichkeiten werden daher im Allgemeinen nur sehr grob mit aus vollen Bayes-Ansätzen ermittelten Posteriori-Wahrscheinlichkeiten übereinstimmen. Im nun folgenden Beispiel ist die Übereinstimmung aber nicht schlecht.

Beispiel 7.5 (Fischstudie)
Wir wollen am Beispiel der Fischstudie studieren, wie weit die Modellwahl mit BIC einem vollen Bayesianischen Ansatz ähnelt. Man erhält die Werte -3030.7, -3019.8, -3035.7, -3029.9 für BIC in den Modellen M_1 bis M_4, was approximativ den logarithmierten marginalen Likelihood-Werten $f(x \mid M_1) \doteq -1515.3$, $f(x \mid M_2) \doteq -1509.9$, $f(x \mid M_3) \doteq -1517.8$ und $f(x \mid M_4) \doteq -1515$ entspricht. Es ergaben sich also qualitativ durchaus ähnliche Werte wie in Beispiel 7.3. Rechnet man die BIC-Werte bei Annahme von gleichen Priori-Modellwahrscheinlichkeiten zu Posteriori-Modellwahrscheinlichkeiten um, so erhält man die Werte $\mathsf{P}(M_1 \mid x) \doteq 0.0044$, $\mathsf{P}(M_2 \mid x) \doteq 0.9889$, $\mathsf{P}(M_3 \mid x) \doteq 4 \cdot 10^{-4}$ und $\mathsf{P}(M_4 \mid x) \doteq 0.0064$.

Zum Vergleich haben wir noch die Werte von AIC für die vier Modelle M_1 bis M_4 berechnet. Man erhält die Werte -3026.9, -3012.4, -3023.2 und -3015.8, also wiederum eine (wenn auch nicht so deutliche) Präferenz für Modell M_2.   ∎

7.2.2 Bayesianische Modellmittlung

Nach Berechnung der Posteriori-Modellwahrscheinlichkeiten $\mathsf{P}(M_k \mid x)$ kann das MAP-Modell ($Maximum$-a-$posteriori$) mit der höchsten Wahrscheinlichkeit ausgewählt werden, falls man sich für ein bestimmtes Modell entscheiden will. Steht jedoch die Posteriori-Verteilung für unbekannte Parameter $\boldsymbol{\theta}$ – über alle betrachteten Modelle $M_1, \ldots, M_K$ hinweg – im Vordergrund, so berechnet man stattdessen die marginale Posteriori-Verteilung von $\boldsymbol{\theta}$,

$$f(\boldsymbol{\theta} \mid x) = \sum_{k=1}^{K} f(\boldsymbol{\theta} \mid x, M_k) \cdot \mathsf{P}(M_k \mid x).$$

Damit berücksichtigt man bei der Schätzung von $\boldsymbol{\theta}$ die Modellunsicherheit.

Beispiel 7.6 (Fischstudie)
In Beispiel 7.3 war das Modell M_2 das MAP-Modell. Von primärem Interesse in dieser Studie ist die mittlere Cholesterinsenkung μ_i in den verschiedenen Behandlungsgruppen. Im Modell M_2 ist der Posteriori-Erwartungswert gleich $\hat{\mu}_1 = 22.2$ für Normalgewichtige und $\hat{\mu}_2 = 36.7$ für Übergewichtige, egal ob sie Fischgerichte gegessen haben oder nicht. Die Schätzungen der mittleren Cholesterinsenkung in den anderen Modellen sind in Tabelle 7.2 dargestellt. Zusätzlich ist die modellgemittelte Schätzung dargestellt. Die modellgemittelten Schätzungen sind den Schätzungen im MAP-Modell M_2

Tab. 7.2: Geschätzte Senkung des Cholesterinspiegels 28 Tage nach Beginn der Diät (in mg pro 100 ml) in der Fischstudie

Gewicht	Behandlung	Cholesterinsenkung nach Modell				
		M_1	M_2	M_3	M_4	Modellgemittelt
Normalgewichtig	Ohne Fisch	27.7	22.2	29.1	23.4	22.4
Normalgewichtig	Mit Fisch	27.7	22.2	26.2	21.2	22.1
Übergewichtig	Ohne Fisch	27.7	36.7	29.1	39.0	37.0
Übergewichtig	Mit Fisch	27.7	36.7	26.2	33.7	36.2

recht ähnlich. Da das Modell M_4 aber eine nicht unerhebliche Posteriori-Wahrscheinlichkeit von $P(M_4 \mid x) = 0.1484$ besitzt, ist der Einfluss der Schätzungen von Modell M_4 noch sichtbar. ∎

7.2.3 Numerische Berechnung der marginalen Likelihood

Die Berechnung der marginalen Likelihood $f(x)$ stellt im nicht-konjugierten Fall die größte Herausforderung in der Bayes-Statistik dar.

Berechnung durch numerische Integration

Wenn die nötige Integration in (7.1) nicht analytisch durchgeführt werden kann, ist es zunächst naheliegend, numerische Methoden zur Integralberechnung zu nutzen.

Beispiel 7.7 (Fortsetzung von Beispiel 6.11)

Wir wollen uns nun Bayesianisch zwischen dem in Beispiel 6.11 formulierten Hardy-Weinberg-Ungleichgewicht (M_2) und dem Hardy-Weinberg-Gleichgewicht (M_1) entscheiden.

Die marginale Likelihood im Hardy-Weinberg-Modell M_1 ist in (7.3) gegeben und ergibt sich bei den Priori-Parametern $\alpha = \beta = 1$ zu $f(x \mid M_1) = 1.5 \cdot 10^{-5}$. Schwieriger ist dagegen die Berechnung der marginalen Likelihood im Ungleichgewichts-Modell M_2. Nehmen wir a priori für q wie in Beispiel 6.11 eine Gleichverteilung und für $d \mid q$ eine Gleichverteilung auf dem durch (6.16) beschränkten Intervall an, so ergibt sich

$$f(x) = \int_0^1 \left(u(q) - l(q)\right)^{-1} \left\{ \int_{l(q)}^{u(q)} (q^2 + d)^{x_1} \left(2q(1-q) - 2d\right)^{x_2} \left((1-q)^2 + d\right)^{x_3} dd \right\} dq$$
$$\cdot \frac{n!}{x_1! \, x_2! \, x_3!}$$

mit den bekannten Grenzen

$$l(q) = \max\left\{-q^2, -(1-q)^2\right\} \quad \text{und} \quad u(q) = q(1-q).$$

Diese Integration ist nur numerisch möglich, sodass wir die R-Funktion `integrate` verwenden (vgl. dazu Anhang C.2.1). Wir erhalten $f(x \mid M_2) = 2.1 \cdot 10^{-6}$, sodass der Bayes-Faktor mit $B_{12} = 7.44$ eine positive Beweislast für das Hardy-Weinberg-Modell anzeigt. Dies ist vergleichbar mit den Ergebnissen aus Beispiel 7.2, wobei aber dort mit der Multinomialverteilung eine andere Parametrisierung des allgemeineren Modells gewählt wurde. ∎

Beispiel 7.8 (Screening-Test für Darmkrebs)

In der klassischen Inferenz wurde das Beta-Binomial-Modell dem Binomial-Modell aufgrund der Teststatistiken des χ^2-Anpassungstests deutlich vorgezogen (vgl. Beispiel 4.17). Wollen wir uns nun in der Bayes-Inferenz zwischen dem einfachen Modell M_2 aus Beispiel 6.1 und dem flexibleren Modell M_1 aus Beispiel 6.2 entscheiden, berechnen wir den Bayes-Faktor

$$B_{12} = \frac{f(x \mid M_1)}{f(x \mid M_2)},$$

wobei Zähler und Nenner bereits bei Berechnung der Posteriori-Dichten der Modelle M_1 bzw. M_2 benötigt wurden. Da die nötige Integration nicht analytisch durchgeführt werden konnte, wurde wieder die Funktion `integrate` verwendet. Es ergibt sich $B_{12} = 1.62 \cdot 10^{39}$ und damit wiederum eine sehr starke Beweiskraft für das Beta-Binomial- gegenüber dem Binomial-Modell. ∎

Monte-Carlo-Schätzung der marginalen Likelihood

In komplexeren Modellen sind numerische Methoden ebenso wie die Laplace-Approximation nur mit recht großem Aufwand bzw. mit nicht unerheblichem Fehler verbunden. Daher liegt es nahe zu fragen, ob man nicht durch Anwendung von (MC)MC außer Schätzungen der Posteriori-Verteilung auch eine Schätzung der marginalen Likelihood eines Modells erhält. Diese Frage ist zunächst zu bejahen. Allerdings sind auch hier die Schätzungen mit größerem Fehler bzw. größerem Aufwand verbunden. Wir wollen dies an drei möglichen Verfahren illustrieren.

Zunächst halten wir fest, dass die Gleichung

$$f(x) = \int f(x \mid \boldsymbol{\theta}) f(\boldsymbol{\theta}) \, d\boldsymbol{\theta}$$

die direkte Anwendung der Monte-Carlo-Integration (siehe Abschnitt 6.3) unter Verwendung von Zufallszahlen $\boldsymbol{\theta}^{(1)}, \ldots, \boldsymbol{\theta}^{(M)}$ aus der Priori-Verteilung $f(\boldsymbol{\theta})$ ermöglicht. Es ergibt sich der Monte-Carlo-Schätzer

$$\hat{f}(x) = \frac{1}{M} \sum_{m=1}^{M} f(x \mid \boldsymbol{\theta}^{(m)}), \tag{7.5}$$

a) Verlauf der Schätzers (7.5) für die marginale Likelihood als Funktion der verwendeten Simulationen aus der Priori-Verteilung. Dargestellt ist der Logarithmus des Schätzers für fünf verschiedene Simulationen. Die Endwerte $\log \hat{f}(x)$ unterscheiden sich um maximal $9.07 \cdot 10^{-2}$ bei einem mittleren Endwert von -440.455.

b) Vergleich der (auf gleichen Wertebereich normierten) Priori-Dichte $\mathrm{Be}(0.5, 0.5)$ (durchgezogene Linie) und der Likelihoodfunktion (gestrichelte Linie), in die die Priori-Zufallszahlen eingesetzt werden.

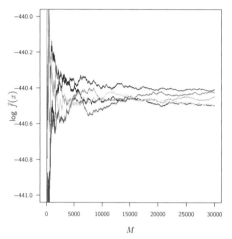
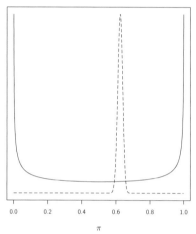

Abb. 7.1: Anwendung der Schätzung (7.5) im Binomialmodell beim Darmkrebs-Screening

das arithmetische Mittel der Likelihoodwerte von den Zufallszahlen aus der Priori-Verteilung. Wir wollen dies an Beispiel 6.10 illustrieren.

Beispiel 7.9 (Fortsetzung von Beispiel 6.10)
Im betrachteten Binomialmodell ist der Parameter $\theta = \pi$ skalar, die beobachteten Daten x sind $Z_1, \ldots, Z_k$. Da Z_0 unbeobachtet ist, ist die Likelihoodfunktion hier die einer auf positive Werte gestutzten Binomialverteilung (vgl. Beispiel 2.11),

$$f(x \mid \pi) = \prod_{k=1}^{N} \left\{ \binom{N}{k} \pi^k (1-\pi)^{N-k} \right\}^{Z_k} \Big/ \big(1 - (1-\pi)^N\big)^n \tag{7.6}$$

mit $N = 6$ Tests pro Proband und einer Gesamtzahl von $n = 196$ positiv getesteten Probanden. Als Priori-Verteilung für π hatten wir Jeffreys' Priori $\mathrm{Be}(0.5, 0.5)$ verwendet, aus der wir nun $M = 30\,000$ Zufallszahlen ziehen und deren mittleren Likelihoodwert berechnen. Um ein Gefühl für die Variabilität des Schätzers (7.5) zu bekommen, sind in Abbildung 7.1a) die Schätzungen in Abhängigkeit des Stichprobenumfangs $m = 1, \ldots, M$ für fünf verschiedene Simulationen zu sehen. Für $M = 30\,000$ reichen die Schätzwerte von $\exp(-440.497)$ bis $\exp(-440.407)$. ∎

Die Varianz des Schätzers (7.5) wird typischerweise recht groß werden, wenn die Likelihoodfunktion im Vergleich zur Priori-Verteilung relativ konzentriert ist, d. h. die

Likelihoodfunktion an den meisten Zufallszahlen aus der Priori-Verteilung sehr niedrige Werte nahe Null, an sehr wenigen Zufallszahlen aber sehr hohe Werte hat. Dies war auch im Beispiel 7.9 der Fall, da die Priori-Dichte ganz andere Schwerpunkte als die Likelihoodfunktion hat, vgl. Abbildung 7.1b). Daher erscheint es wünschenswert, Zufallszahlen aus der Posteriori-Verteilung $f(\boldsymbol{\theta} \,|\, x)$, und nicht aus der Priori-Verteilung, zu verwenden. Zur direkten Anwendung des Importance Sampling müssten wir aber dann die Posteriori-Verteilung $f(\boldsymbol{\theta} \,|\, x)$ inklusive Proportionalitätskonstante kennen, letztere ist aber gleich der inversen marginalen Likelihood, die wir ja eben nicht kennen.

Der Trick ist nun, das Integral

$$\int f(\boldsymbol{\theta})\, d\boldsymbol{\theta} = \int \frac{f(\boldsymbol{\theta})}{f(\boldsymbol{\theta} \,|\, x)} f(\boldsymbol{\theta} \,|\, x)\, d\boldsymbol{\theta},$$

von dem wir natürlich wissen, dass es gleich Eins ist, durch Importance Sampling zu schätzen. Ziehen wir also $\boldsymbol{\theta}^{(1)}, \ldots, \boldsymbol{\theta}^{(M)}$ aus der Posteriori-Verteilung $f(\boldsymbol{\theta} \,|\, x)$, so ergibt sich folgender „Schätzer" obigen Integrals:

$$1 = \frac{1}{M} \sum_{m=1}^{M} \frac{f(\boldsymbol{\theta}^{(m)})}{f(\boldsymbol{\theta}^{(m)} \,|\, x)} = \frac{1}{M} \sum_{m=1}^{M} \frac{f(x)}{f(x \,|\, \boldsymbol{\theta}^{(m)})}.$$

Umstellen liefert uns einen Schätzer für die marginale Likelihood, nämlich

$$\hat{f}(x) = \left\{ \frac{1}{M} \sum_{m=1}^{M} \frac{1}{f(x \,|\, \boldsymbol{\theta}^{(m)})} \right\}^{-1}, \tag{7.7}$$

das harmonische Mittel der Likelihoodwerte an den Zufallszahlen aus der Posteriori-Verteilung. Leider hat dieser Schätzer ebenfalls recht schlechte statistische Eigenschaften. Da die inverse Likelihood meist keine endliche Varianz besitzt, ist der Schätzer in Anwendungen recht instabil, obwohl er nach dem Gesetz der großen Zahlen zumindest simulations-konsistent ist.

Beispiel 7.10 (Fortsetzung von Beispiel 7.9)
Über die Likelihood (7.6) und Anwendung von (7.7) ergibt sich die Schätzung

$$\hat{f}(x) = M \left\{ \sum_{m=1}^{M} \left(1 - (1 - \pi^{(m)})^N\right)^n \prod_{k=1}^{N} \left[\binom{N}{k} (\pi^{(m)})^k (1 - \pi^{(m)})^{N-k} \right]^{-Z_k} \right\}^{-1}. \tag{7.8}$$

In Abbildung 7.2 ist diese Schätzung der marginalen Likelihood als Funktion von M dargestellt, wobei die Ziehungen aus der Posteriori-Verteilung von π mittels Gibbs Sampling wie in Beispiel 6.10 gewonnen wurden.   ∎

Ein dritter Ansatz ergibt sich aus der Formel

$$f(x) = \frac{f(x \,|\, \boldsymbol{\theta}) f(\boldsymbol{\theta})}{f(\boldsymbol{\theta} \,|\, x)}, \tag{7.9}$$

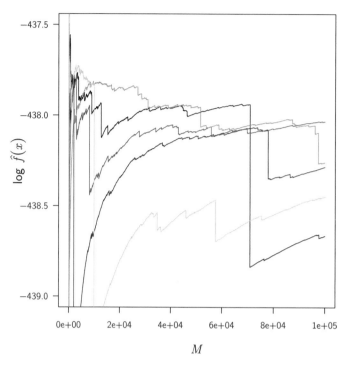

Abb. 7.2: Verlauf der Schätzers (7.8) für die marginale Likelihood im Binomialmodell beim Darmkrebs-Screening als Funktion der verwendeten Simulationen aus der Posteriori-Verteilung. Dargestellt ist der Logarithmus des Schätzers für fünf verschiedene Markov-Ketten. Es fällt auf, dass immer wieder Sprünge, also starke Veränderungen der Schätzungen auftreten. Die Endwerte $\log \hat{f}(x)$ unterscheiden sich um maximal $6.32 \cdot 10^{-1}$ bei einem mittleren Endwert von -438.339.

die einfach eine Umstellung des Satzes von Bayes ist und für alle $\boldsymbol{\theta} \in \Theta$ gilt. Auswerten wird man diese Identität typischerweise an einem Punkt, der im Zentrum der Posteriori-Verteilung liegt, z. B. dem Posteriori-Mittelwert oder dem Posteriori-Modus, da man für eine feste Anzahl von simulierten Zufallszahlen aus der Posteriori dort eine höhere Genauigkeit der Dichteschätzung erwarten kann. Die einzige Größe, die in obiger Gleichung unbekannt ist, ist der Nenner $f(\boldsymbol{\theta} \,|\, x)$; diesen kennt man typischerweise nur ohne die hier nötige Normalisierungskonstante $f(x)$, die wir ja berechnen möchten. Die Darstellung

$$f(\boldsymbol{\theta} \,|\, x) = \int f(\boldsymbol{\theta} \,|\, x, z) f(z \,|\, x) \, dz$$

ermöglicht nun die Monte-Carlo-Schätzung von $f(\boldsymbol{\theta} \,|\, x)$ in der Situation von latenten, d. h. unbeobachteten Daten z, falls zumindest Zufallszahlen aus $f(z \,|\, x)$ zur Verfügung stehen. Die Vorstellung ist hier die, dass $\boldsymbol{\theta}$ ein Parametervektor ist, der ebenso wie z beim Gibbs Sampling als ganzer Block aufdatiert wird. Gibbs Sampling wird hier also mit Zufallszahlen aus den zwei vollständig bedingten Dichten $f(\boldsymbol{\theta} \mid x, z)$ und $f(z \mid x, \boldsymbol{\theta})$ durchgeführt. Man erhält somit beim Gibbs Sampling Zufallszahlen aus der marginalen Posteriori $f(z \mid x)$, die man dann in die vollständig bedingte Dichte von $\boldsymbol{\theta}$ einsetzt, um eine Schätzung

$$\hat{f}(\boldsymbol{\theta} \mid x) = \frac{1}{M} \sum_{m=1}^{M} f(\boldsymbol{\theta} \mid x, z^{(m)})$$

der gesuchten Posteriori $f(\boldsymbol{\theta} \mid x)$ zu erhalten. Man beachte, dass die vollständig bedingte Dichte $f(\boldsymbol{\theta} \mid x, z)$ zumindest beim Gibbs Sampling auch wirklich inklusive Normalisierungskonstante bekannt ist.

Beispiel 7.11 (Fortsetzung von Beispiel 7.10)
Wir wollen diese Methode nun wieder am Screening-Beispiel illustrieren. Hierbei ist $\boldsymbol{\theta}$ die unbekannte Wahrscheinlichkeit π und die unbeobachteten Daten sind $z = Z_0$. Der Wert der Dichte $f(\pi \mid x)$ am geschätzten Posteriori-Erwartungswert $\hat{\mathsf{E}}(\pi) = 0.624$ lässt sich so direkt schätzen:

$$\hat{f}\big(\hat{\mathsf{E}}(\pi) \mid x\big) = \frac{1}{M} \sum_{m=1}^{M} f(0.624 \mid x, Z_0^{(m)}) = 27.889,$$

wobei wir $M = 10^5$ Simulationen von $Z_0 \mid x$ aus dem Gibbs Sampling und (6.13) verwenden. Einsetzen in Gleichung (7.9) liefert die Monte-Carlo-Schätzung der marginalen Log-Likelihood

$$\log \hat{f}(x) = \log f(x \mid 0.624) + \log f(0.624) - \log 27.889 = -440.469,$$

die doch relativ nahe an der ersten Schätzung $\log \hat{f}(x) = -440.455$ liegt. ∎

Aufgaben

1. Wir möchten nun zum einführenden Beispiel zurückkehren und ein adäquates Modell für die Überlebenszeitdaten der PBC-Patienten aus Beispiel 1.2.8 finden. Dabei sollen auch die rechtszensierten Beobachtungen berücksichtigt werden.

   a) Benutzen Sie den Code aus Beispiel 4.9, um die maximale Log-Likelihood im Weibull-Modell zu ermitteln (Ergebnis: -424.0043).

   b) Berechnen Sie für das Gammamodell, das für unzensierte Daten bereits in Beispiel 2.3 beschrieben wurde, in der Parametrisierung mit μ und ϕ in analoger Vorgehensweise zu 1a) die maximierte Log-Likelihood (Ergebnis: -424.0047).

   c) Im Exponentialmodell aus Beispiel 2.7 kann der ML-Schätzer analytisch gefunden werden. Setzen Sie diesen in die Log-Likelihoodfunktion ein, um schließlich $l(\hat{\lambda}_{ML}) = -424.0243$ zu erhalten.

d) Vergleichen Sie die drei Modelle mittels AIC und BIC.

2. Wiederholen Sie die in Beispiel 7.3 geschilderte Analyse der Fischstudie mit nun
   unbekannter Varianz κ^{-1}. Verwenden Sie hierzu die in Beispiel 5.17 beschriebene
   konjugierte Normal-Gamma-Verteilung als Priori-Verteilung für κ und μ.

   a) Berechnen Sie zunächst durch die in (7.2) beschriebene Umstellung des Satzes
   von Bayes die marginale Likelihood in diesem Modell.

   b) Berechnen Sie nun explizit die Posteriori-Wahrscheinlichkeiten der (a priori
   gleich wahrscheinlichen) vier Modelle M_1 bis M_4, wobei Sie als Priori-Verteilung für κ und μ eine NG$(25, 5, 1, 1000)$-Verteilung verwenden.

   c) Studieren Sie das Verhalten der Posteriori-Wahrscheinlichkeiten für unterschiedliche Parameter der NG-Priori-Verteilung.

3. Gegeben sei eine Zufallsstichprobe $X_1, \ldots, X_n$ aus einer Normalverteilung mit Mittelwert μ und bekannter Varianz λ^{-1}, für die wir zwei Modelle vergleichen wollen.
   im ersten Modell (M_1) sei der Parameter μ bei $\mu = \mu_0$ fixiert. Im zweiten Modell
   (M_2) sei der Parameter μ unbekannt mit Priori-Verteilung $\mu \sim \mathrm{N}(\nu, \lambda^{-1})$, wobei ν
   und λ fixiert seien.

   a) Man berechne analytisch den Bayes-Faktor B_{12} von Modell M_1 im Vergleich mit
   Modell M_2.

   b) Man berechne exemplarisch für die vier in der Fischstudie vorliegenden Daten-
   sätze den Bayes-Faktor für $\mu_0 = 0$, $\nu = 0$ und $\lambda = 1/100$.

   c) Man zeige, dass, egal welche Daten und welcher Stichprobenumfang n vorliegen,
   der Bayes-Faktor für $\lambda \to 0$ gegen ∞ strebt.

4. Zum Vergleich der Modelle

$$M_0 : X \sim \mathrm{N}(0, \sigma^2)$$
$$\text{und} \quad M_1 : X \sim \mathrm{N}(\mu, \sigma^2)$$

bei bekanntem σ^2 wollen wir den Bayes-Faktor berechnen.

   a) Man zeige dann, dass für den Bayes-Faktor B_{01} bei beliebiger Priori-Verteilung
   für μ gilt:

$$B_{01} \geq \exp\left\{-\frac{1}{2}z^2\right\},$$

   wobei $z = x/\sigma$ unter Annahme von Modell M_0 standardnormalverteilt ist. Man
   nennt $\exp(-1/2z^2)$ den *Minimum-Bayes-Faktor*.

   b) Man berechne für verschiedene Werte von z einerseits den zugehörigen p-Wert
   $2(1 - \Phi(z))$ des einfachen Gauß-Tests und andererseits den Minimum-Bayes-
   Faktor, und vergleiche die Ergebnisse.

Literaturhinweise

Davison (2003, Abschnitt 4.7) gibt eine gute Übersicht über verschiedene Aspekte der Modellwahl. Eine ausführlichere Darstellung findet sich in Burnham und Anderson (2002). Ein schöner Übersichtsartikel zur Bayesianischen Modellwahl ist Kass und Raftery (1995). Minimum-Bayes-Faktoren sind bereits in Edwards et al. (1963) zu finden, siehe auch Berger und Sellke (1987), Goodman (1999) und Sellke et al. (2001). Verschiedene Verfahren zur Monte-Carlo-Schätzung der marginalen Likelihood sind in Newton und Raftery (1994) und Chib (1995) beschrieben.

8 Prognose

Wir wollen uns nun abschließend der Prognose zukünftiger Daten widmen. Das Szenario ist folgendes: Seien $x_1, \ldots, x_n$ beobachtete Realisationen einer Zufallsstichprobe $X_1, \ldots, X_n \sim f(x; \theta)$ mit unbekanntem Parameter θ. Ziel ist die Prognose einer neuen Beobachtung $Y = X_{n+1}$, die ebenfalls aus $f(x; \theta)$ stammt. Dabei sollen natürlich die beobachteten Daten $x_1, \ldots, x_n$ berücksichtigt werden.

Wir sind nicht nur an einer *Punktprognose* $\hat{Y}$ interessiert, sondern wollen allgemeiner eine *Prognoseverteilung* mit *Prognosedichte* $f(y)$ berechnen. Die Punktprognose ergibt sich dann aus der Prognoseverteilung; häufig wird z. B. der Erwartungswert der Prognoseverteilung verwendet. Ein 95%-*Prognoseintervall* erhält man beispielsweise durch die Berechnung der 2.5%- und 97.5%-Quantile der Prognoseverteilung. Wie in früheren Abschnitten werden wir im Allgemeinen $f(y)$ als Dichtefunktion bezeichnen, auch wenn Y möglicherweise eine diskrete Zufallsvariable ist.

8.1 Plug-in-Prognose

Das naive Vorgehen zur Berechnung einer Prognoseverteilung ist die sogenannte *Plug-in-Prognose*. Hierzu verwendet man die zugrundeliegende Dichtefunktion $f(x; \theta)$ der Daten und ersetzt den unbekannten Parameter θ durch den ML-Schätzer $f(x; \hat{\theta}_{ML})$. So erhält man die Plug-in-Prognoseverteilung

$$Y \sim f(y) = f(y; \hat{\theta}_{ML}), \tag{8.1}$$

wobei $\hat{\theta}_{ML}$ auf Basis von $X_1, \ldots, X_n$ berechnet wurde. Indem man den wahren, aber unbekannten Parameterwert θ durch dessen ML-Schätzer $\hat{\theta}_{ML}$ ersetzt, ignoriert man allerdings die Unsicherheit, die der Schätzung $\hat{\theta}_{ML}$ zugrundeliegt. Die Plug-in-Prognose führt daher im Allgemeinen zu zu kleinen Prognoseintervallen. Da man sie einfach berechnen kann, ist sie aber trotzdem sehr beliebt.

Beispiel 8.1 (Poisson-Verteilung)
Sei $n = 1$ Beobachtung x aus einer Poisson-Verteilung $X \sim \text{Po}(e_x\lambda)$ beobachtet. Ziel sei die Prognose von $Y \sim \text{Po}(e_y\lambda)$, wobei sowohl $e_x > 0$ als auch $e_y > 0$ bekannt seien. Da der ML-Schätzer von λ gleich $\hat{\lambda}_{ML} = x/e_x$ ist, lautet die Plug-in-Prognose $Y \sim \text{Po}(x \cdot e_y/e_x)$.

Beispielsweise sind in Beispiel 1.2.6 in einer bestimmten Region in Schottland innerhalb von fünf Jahren $x = 11$ Lippenkrebsfälle bei $e_x = 3.04$ erwarteten Fällen beobachtet. Man möchte nun die Anzahl der Fälle in den nächsten fünf Jahren vorhersagen, wobei wir der Einfachheit halber annehmen, dass $e_x = e_y$ gilt. Dann ist die Plug-in-Prognoseverteilung von Y eine Poisson-Verteilung mit Parameter $x \cdot e_y/e_x = x = 11$, sodass Erwartungswert und Varianz der Plug-in-Prognose gleich 11 sind. Das Intervall $[5, 17]$ stellt dann ein mögliches 95%-Prognoseintervall dar.

Hätte man hingegen keinen Fall ($x = 0$) in dieser Region beobachtet, wäre die Plug-in-Prognose eine degenerierte Poisson-Verteilung mit Parameter Null. Man würde also mit absoluter Sicherheit davon ausgehen, dass auch in Zukunft kein Fall beobachtet wird, was sicherlich eine unrealistische Einschätzung ist. ∎

Das vorangegangene Beispiel verdeutlich recht drastisch, dass die Plug-in-Prognose unbefriedigend ist, und man versuchen sollte, die Unsicherheit in den geschätzten Parametern in der Prognose zu berücksichtigen. Dieses Ziel kann man sowohl mit Likelihood- als auch mit Bayes-Methoden erreichen.

8.2 Likelihood-Prognose

In diesem Abschnitt werden wir zwei Likelihood-basierte Prognoseverfahren kennenlernen, die die Unsicherheit in den geschätzten Parametern berücksichtigen.

8.2.1 Prädiktive Likelihood

Ein mögliches Vorgehen zur Bestimmung einer Prognoseverteilung von $Y = X_{n+1}$ basiert auf der sogenannten prädiktiven Likelihood. Dazu betrachten wir formal zunächst die Likelihoodfunktion bezüglich der Beobachtungen $X = (X_1, \ldots, X_n)$ und Y, $L(\theta; x, y) = f(x, y; \theta)$. Da Y aber nicht beobachtet ist, betrachten wir diese bei festem x als Funktion von θ *und* y.

Definition 8.1 (Erweiterte Likelihoodfunktion)
Die *erweiterte Likelihoodfunktion* $L(\theta, y)$ ist die Likelihoodfunktion der Beobachtungen $X_1, \ldots, X_n$ und Y, betrachtet als Funktion von θ und y bei festem x:

$$L(\theta, y) := f(x, y; \theta).$$

◆

Im Regelfall sind $X_1, \ldots, X_n$ und Y unabhängige Beobachtungen aus einer Verteilung mit Dichtefunktion $f(x; \theta)$, dann ist

$$f(x, y; \theta) = f(y; \theta) \prod_{i=1}^{n} f(x_i; \theta).$$

Zur Bestimmung der prädiktiven Likelihood von y muss man nun den Parameter θ eliminieren, was formal genauso wie bei einem Profil-Likelihood-Ansatz geschieht, vergleiche hierzu Abschnitt 4.3.

Definition 8.2 (Prädiktive Likelihood)
Die *prädiktive Likelihoodfunktion*, kurz *prädiktive Likelihood*, $L_p(y)$ ergibt sich als das Maximum der erweiterten Likelihoodfunktion $L(\theta, y)$ bzgl. θ bei festem y, d. h.

$$L_p(y) = \max_{\theta} L(\theta, y) = L(\hat{\theta}(y), y).$$

◆

Da Y eine Zufallsvariable ist, kann man die prädiktive Likelihood $L_p(y)$ jetzt sogar als (nicht-normierte) Dichtefunktion interpretieren, insbesondere lassen sich nach Normierung geeignete Prognoseintervalle konstruieren. Wir nennen die resultierende Prognoseverteilung die *prädiktive Likelihood-Prognose* mit Dichtefunktion $f_p(y) = L_p(y)/\int L_p(y)\, dy$.

Beispiel 8.2 (Normalverteilung)
Sei $X_1, \ldots, X_n$ eine Zufallsstichprobe aus einer $N(\mu, \sigma^2)$-Verteilung, aus der eine zukünftige Beobachtung Y prognostiziert werden soll. Die Varianz σ^2 sei bekannt, der Erwartungswert μ sei unbekannt. Die gemeinsame Dichtefunktion von X und Y lautet

$$f(x, y; \mu) = C \cdot \exp\left(-\frac{1}{2\sigma^2}\left[\sum_{i=1}^{n}(x_i - \mu)^2 + (y - \mu)^2\right]\right)$$

$$= C \cdot \exp\left(-\frac{1}{2\sigma^2}\left[\sum_{i=1}^{n}(x_i - \bar{x})^2 + n(\bar{x} - \mu)^2 + (y - \mu)^2\right]\right),$$

woraus sich die erweiterte Likelihoodfunktion

$$L(\mu, y) = \exp\left(-\frac{1}{2\sigma^2}\left[n(\bar{x} - \mu)^2 + (y - \mu)^2\right]\right)$$

ergibt. Diese wird bei festem y durch

$$\hat{\mu}(y) = \frac{n\bar{x} + y}{n + 1}$$

maximiert. Durch Einsetzen von $\hat{\mu}(y)$ in $L(\mu, y)$ erhält man die prädiktive Likelihood

$$
\begin{aligned}
L_p(y) = L(\hat{\mu}(y), y) &= \exp\left\{ -\frac{1}{2\sigma^2} \left[n\left(\bar{x} - \frac{n\bar{x} + y}{n + 1} \right)^2 + \left(y - \frac{n\bar{x} + y}{n + 1} \right)^2 \right] \right\} \\
&= \exp\left\{ -\frac{1}{2\sigma^2} \left[n\left(\frac{y - \bar{x}}{n + 1} \right)^2 + \left(\frac{ny - n\bar{x}}{n + 1} \right)^2 \right] \right\} \\
&= \exp\left\{ -\frac{1}{2\sigma^2} (n + n^2) \left(\frac{y - \bar{x}}{n + 1} \right)^2 \right\} \\
&= \exp\left\{ -\frac{1}{2\sigma^2} \frac{n}{n + 1} (y - \bar{x})^2 \right\},
\end{aligned}
$$

was sich leicht als Kern einer Normalverteilungsdichte mit Erwartungswert $\bar{x}$ und Varianz $(1 + 1/n)\sigma^2$ identifizieren lässt. Somit unterscheidet sich die prädiktive Likelihood-Prognose

$$Y \sim \mathrm{N}\left(\hat{\mu}_{ML}, \sigma^2\left(1 + \tfrac{1}{n}\right) \right)$$

von der Plug-in-Prognose $Y \sim \mathrm{N}(\hat{\mu}_{ML}, \sigma^2)$ nur durch die größere Varianz. Die prädiktive Likelihood-Prognose liefert daher etwas größere Prognoseintervalle, da die Unsicherheit des ML-Schätzers $\hat{\theta}_{ML}$ in der Vorhersage berücksichtigt wurde.   ∎

Beispiel 8.3 (Fortsetzung von Beispiel 8.1)
Wir wollen nun die prädiktive Likelihood-Prognose im Beispiel 8.1 herleiten. Die erweiterte Likelihood von λ und y ist, nach Eliminierung von multiplikativen Konstanten, gleich

$$L(\lambda, y) = \frac{e_y^y}{y!} \lambda^{x+y} \exp\left(-(e_x + e_y)\lambda \right).$$

Diese wird bei festem y durch

$$\hat{\lambda}(y) = \frac{x + y}{e_x + e_y}$$

maximiert. Setzt man dies wieder in $L(\lambda, y)$ ein, so erhält man die prädiktive Likelihood

$$L_p(y) = \frac{e_y^y}{y!} \left(\frac{x + y}{e_x + e_y} \right)^{x+y} \exp\left(-(x + y) \right).$$

Diese Funktion lässt sich numerisch normieren, wenn die nötige unendliche Summation von $L_p(y)$ an einer Obergrenze y_{max} abgebrochen wird. Unter Verwendung von z. B. $y_{max} = 1000$ erhält man dann die Wahrscheinlichkeitsfunktion $f_p(y)$ der Prognosevertilung, aus der man Erwartungswert und Varianz berechnen kann. Für $x = 11$ und $e_x = e_y = 3.04$ lauten diese 11.498 bzw. 22.998. Während der Erwartungswert der Plug-in- und der prädiktiven Likelihood-Prognose noch grob übereinstimmen, ist die Varianz der prädiktiven Likelihood-Prognose mehr als doppelt so groß. Entsprechend besitzt das Prognoseintervall $[5, 17]$, das unter Annahme der Plug-in-Prognoseverteilung den zu prognostizierenden Wert mit Wahrscheinlichkeit 0.95 enthält, jetzt nur noch eine Prognosewahrscheinlichkeit von 0.84. ∎

8.2.2 Bootstrap-Prognose

Ein anderer Ansatz, die Unsicherheit der Schätzung $\hat{\theta}_{ML}$ in der Prognose zu berücksichtigen, ist folgender: Sei $f(\hat{\theta}_{ML}; \theta)$ (im frequentistischen Sinn) die Dichtefunktion des ML-Schätzers $\hat{\theta}_{ML}$ in Abhängigkeit vom wahren, aber unbekannten Parameter θ. Dann liegt es nahe, die zu optimistische Prognoseverteilung (8.1) durch

$$Y \sim \int f(y; \hat{\theta}_{ML}) f(\hat{\theta}_{ML}; \theta) \, d\hat{\theta}_{ML} =: g(y; \theta) \qquad (8.2)$$

zu ersetzen, sodass $\hat{\theta}_{ML}$ gewissermaßen aus $f(y; \hat{\theta}_{ML})$ „herausintegriert" wird. Bei diskreten Beobachtungen muss man natürlich das Integral durch eine Summe ersetzen. Die Idee, den unbekannten Parameter aus der Likelihoodfunktion herauszuintegrieren kann Bayesianisch motiviert werden, vergleiche hierzu Abschnitt 8.3.

Ein Problem der Verteilung (8.2) ist aber, dass $g(y; \theta)$ noch vom wahren, aber unbekannten Parameter θ abhängt. Ein mögliches Vorgehen ist nun, θ in $g(y; \theta)$ durch $\hat{\theta}_{ML}$ zu ersetzen. Dies führt zu der sogenannten *Bootstrap-Prognoseverteilung*

$$f(y) = g(y; \hat{\theta}_{ML}). \qquad (8.3)$$

Diese verbesserte Prognose nennt man – aus Gründen, die wir auf Seite 240 kennenlernen werden – die *Bootstrap-Prognose*.

Beispiel 8.4 (Fortsetzung von Beispiel 8.2)
Seien $X_1, \dots, X_n$ eine Zufallsstichprobe aus einer $N(\mu, \sigma^2)$-Verteilung mit $\theta = \mu$ unbekannt und σ^2 bekannt. Der ML-Schätzer $\hat{\mu}_{ML} = \bar{X}$ hat Verteilung $\hat{\mu}_{ML} \sim N(\mu, \sigma^2/n)$; man beachte, dass dies nicht nur asymptotisch, sondern sogar im Endlichen gilt. Somit ist

$$g(y; \mu) = \int \frac{1}{\sqrt{2\pi}} \frac{1}{\sigma} \exp\left(-\frac{1}{2} \frac{(y - \hat{\mu}_{ML})^2}{\sigma^2}\right) \cdot \frac{1}{\sqrt{2\pi}} \frac{\sqrt{n}}{\sigma} \exp\left(-\frac{1}{2} \frac{(\hat{\mu}_{ML} - \mu)^2}{\sigma^2/n}\right) d\hat{\mu}_{ML}$$

$$= \frac{1}{2\pi} \cdot \frac{\sqrt{n}}{\sigma^2} \int \exp\left\{-\frac{1}{2} \left[\frac{(\hat{\mu}_{ML} - y)^2}{\sigma^2} + \frac{(\hat{\mu}_{ML} - \mu)^2}{\sigma^2/n}\right]\right\} d\hat{\mu}_{ML}.$$

Mit $\tau^2 = \sigma^2/(1+n)$ und

$$c = \tau^2 \left(\frac{y}{\sigma^2} + \frac{n}{\sigma^2} \cdot \mu \right) = \frac{y + n \cdot \mu}{1 + n}$$

erhält man (vgl. Anhang B.4)

$$g(y; \mu) = \frac{1}{2\pi} \cdot \frac{\sqrt{n}}{\sigma^2} \int \exp \left\{ -\frac{1}{2} \left[\frac{(\hat{\mu}_{ML} - c)^2}{\tau^2} + \frac{(y - \mu)^2}{\sigma^2 \left(1 + \frac{1}{n} \right)} \right] \right\} d\hat{\mu}_{ML}$$

$$= \frac{1}{2\pi} \cdot \frac{\sqrt{n}}{\sigma^2} \exp \left\{ -\frac{1}{2} \cdot \frac{(y - \mu)^2}{\sigma^2 \left(1 + \frac{1}{n} \right)} \right\} \cdot \underbrace{\int \exp \left(-\frac{1}{2} \cdot \frac{(\hat{\mu}_{ML} - c)^2}{\tau^2} \right) d\hat{\mu}_{ML}}_{= \sqrt{2\pi} \cdot \tau = \sigma \sqrt{2\pi}/\sqrt{1+n}}$$

$$= \frac{1}{\sqrt{2\pi}} \cdot \frac{1}{\sigma} \cdot \frac{1}{\sqrt{1 + \frac{1}{n}}} \exp \left\{ -\frac{1}{2} \frac{(y - \mu)^2}{\sigma^2 \left(1 + \frac{1}{n} \right)} \right\},$$

also eine Normalverteilungsdichte mit Erwartungswert μ und Varianz $(1 + 1/n)\sigma^2$. Nun ersetzen wir μ in $g(y; \mu)$ durch $\hat{\mu}_{ML}$ und können die Bootstrap-Prognose als eine Normalverteilung mit Erwartungswert $\hat{\mu}_{ML}$ und Varianz $(1 + 1/n)\sigma^2$ identifizieren. Somit liefern die prädiktive Likelihood- und die Bootstrap-Prognose in diesem Fall identische Ergebnisse, vergleiche Beispiel 8.2. ∎

Beispiel 8.5 (Fortsetzung von Beispiel 8.3)
Sei $X \sim \text{Po}(e_x \lambda)$, dann ist der ML-Schätzer $\hat{\lambda}_{ML} = x/e_x$. Da X eine Poisson-Verteilung mit Parameter $e_x \lambda$ besitzt, gilt für die Wahrscheinlichkeitsfunktion von $\hat{\lambda}_{ML}$:

$$f(\hat{\lambda}_{ML}; \lambda) = \frac{(e_x \lambda)^{e_x \hat{\lambda}_{ML}}}{(e_x \hat{\lambda}_{ML})!} \cdot \exp(-e_x \lambda) \quad \text{für } \hat{\lambda}_{ML} = 0, \frac{1}{e_x}, \frac{2}{e_x}, \dots.$$

Man erhält für (8.3) somit

$$f(y) = \sum_{t=0, \frac{1}{e_x}, \dots} \frac{(e_y t)^y}{y!} \exp(-e_y t) \cdot \frac{(e_x \hat{\lambda}_{ML})^{e_x t}}{(e_x t)!} \cdot \exp(-e_x \hat{\lambda}_{ML})$$

$$= \frac{\exp(-e_x \hat{\lambda}_{ML})}{y!} \left(\frac{e_y}{e_x} \right)^y \sum_{s=0}^{\infty} \frac{s^y (e_x \hat{\lambda}_{ML})^s}{s!} \exp \left\{ -\frac{e_y}{e_x} s \right\},$$

wobei in der letzten Umformung die Substitution $s = t \cdot e_x$ verwendet wurde. Die Summe in der letzten Gleichung lässt sich analytisch kaum vereinfachen. Daher liegt es nahe, stattdessen einen Monte-Carlo-Schätzer des Integrals (8.3) zu berechnen:

$$\hat{f}(y) = \frac{1}{m} \sum_{i=1}^{m} f(y; \hat{\lambda}^{(i)}). \tag{8.4}$$

Hier bezeichnen $\hat{\lambda}^{(1)}, \ldots, \hat{\lambda}^{(m)}$ Zufallszahlen aus der frequentistischen Verteilung von $\hat{\lambda}_{ML}$, wobei der darin auftretende wahre Parameter λ durch den beobachteten ML-Schätzer $\hat{\lambda}_{ML}$ ersetzt wird. In R lässt sich dies besonders leicht durchführen, wie folgender Code zeigt:

```
> x <- 11
> ex <- 3.04
> ey <- 3.04
> traeger <- c(0:1000)
> (lambdahat <- x/ex)
> set.seed(1)
> m <- 10000
> lambdasample <- rpois(m, lambda = lambdahat * ex)/ex
> ghat <- rep(0, length(traeger))
> for (i in 1:m) ghat <- ghat + dpois(traeger, lambda = lambdasample[i] *
+     ey)
> ghat <- ghat/m
> (eg <- sum(ghat * traeger))
> eg2 <- sum(ghat * traeger^2)
> (varg <- eg2 - eg^2)
```

Man erhält einen empirischen Mittelwert eg = 11.0068 der Bootstrap-Prognose-Verteilung, der sehr nahe am ML-Schätzer lambdahat liegt. Die empirische Prognose-Varianz varg = 22.0758 ist jedoch größer als bei der Plug-in-Prognose, bei der sie ja gleich dem ML-Schätzer ist. Die resultierende Prognose-Verteilung ist der prädiktiven Likelihood-Prognose recht ähnlich, vgl. Abbildung 8.1.

Zu bemerken bleibt, dass man Erwartungswert und Varianz der Prognose Y auch analytisch mit dem Satz vom iterierten Erwartungswert und dem Varianzzerlegungssatz (vgl. Anhang A.1.7) berechnen kann:

$$\mathsf{E}(Y) = \mathsf{E}(\mathsf{E}(Y \mid \hat{\lambda})) = \mathsf{E}(e_y\hat{\lambda}) = e_y\hat{\lambda}_{ML}$$

$$\text{und} \quad \mathrm{Var}(Y) = \mathsf{E}(\mathrm{Var}(Y \mid \hat{\lambda})) + \mathrm{Var}(\mathsf{E}(Y \mid \hat{\lambda}))$$

$$= \mathsf{E}(e_y\hat{\lambda}) + \mathrm{Var}(e_y\hat{\lambda})$$

$$= e_y\hat{\lambda}_{ML} + \frac{e_y^2}{e_x}\hat{\lambda}_{ML}.$$

In unserem Fall ($e_x = e_y = 3.04$ und $\hat{\lambda}_{ML} = 11/3.04$) ergibt sich somit $\mathsf{E}(Y) = 11$ und $\mathrm{Var}(Y) = 22$. Die obigen empirischen Schätzer unterscheiden sich davon natürlich noch leicht, da sie mit Monte-Carlo-Fehler behaftet sind.   ∎

Die Umsetzung der Monte-Carlo-Variante der Prognoseverteilung (8.3) benötigt Zufallszahlen aus der Verteilung des ML-Schätzers $\hat{\theta}_{ML}$, wobei der darin auftretende wahre

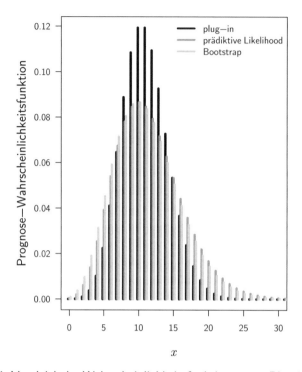

Abb. 8.1: Vergleich der Wahrscheinlichkeitsfunktionen von Plug-in-, prädiktiver Likelihood- und Bootstrap-Prognose-Verteilung im Poissonbeispiel (die Balken sind jeweils um ihren x-Wert zentriert).

Parameter θ durch $\hat{\theta}_{ML}$ ersetzt wird. Kennt man diese Verteilung jedoch nicht, gibt es zwei Alternativen: Zum einen kann man auf die asymptotische Normalverteilung des ML-Schätzers vertrauen und diese als Approximation für $f(\hat{\theta}_{ML}; \theta)$ verwenden. Ein anderer approximativer, aber genauerer Ansatz basiert auf dem *Bootstrap-Prinzip*: Man zieht Stichproben vom gleichen Umfang n *mit* Zurücklegen aus den ursprünglichen Daten. Aus jeder dieser Stichproben berechnet man den zugehörigen ML-Schätzer. Die so gewonnene Stichprobe aus $f(\hat{\theta}_{ML}; \theta)$ setzt man schließlich wie in (8.4) in die Likelihoodfunktion ein.

Die empirische Verteilung der ML-Schätzer ist unter gewissen Regularitätsbedingungen eine (ziemlich gute) Approximation der tatsächlichen Verteilung des ML-Schätzers. Daher auch der Name „bootstrap", was sich aus eigener Kraft hochzuarbeiten bedeutet. Dies geht auf die Geschichte des Barons Münchhausen zurück, der behauptete, er könne sich selber an seinen eigenen Schuhschlaufen in die Luft heben. In Beispiel 8.5 ist jedoch ein Bootstrap-Ansatz nicht möglich, da nur $n = 1$ Beobachtung vorlag.

Die skizzierten Verfahren lassen sich ohne weiteres auf vektorielles Y bzw. θ erweitern.

8.3   Bayes-Prognose

Der Bayes-Ansatz ist vielleicht der natürlichste Ansatz zur Herleitung einer Prognoseverteilung. Zentral ist dabei der Begriff der prädiktiven Verteilung.

8.3.1   Die prädiktive Verteilung

Wir betrachten wiederum eine Zufallsstichprobe $X_1, \ldots, X_n$ aus einer Verteilung mit Dichtefunktion $f(x \mid \theta)$ und wollen nun die nächste Beobachtung $Y = X_{n+1}$ vorhersagen. Dazu wird offensichtlich die *prädiktive Verteilung* von $Y \mid x$ benötigt, also die Verteilung von Y bei beobachteten Daten x. Diese kann man durch Anwendung elementarer Regeln der Wahrscheinlichkeitsrechnung leicht ausrechnen:

$$f(y \mid x) = \int f(y, \theta \mid x)\, d\theta = \int f(y \mid \theta, x) \cdot f(\theta \mid x)\, d\theta$$

$$= \int f(y \mid \theta) \cdot f(\theta \mid x)\, d\theta. \tag{8.5}$$

Die letzte Umformung ist möglich, da X und Y, gegeben θ, bedingt unabhängig sind. Zur Berechnung von $f(y \mid x)$ muss man also den Parameter θ aus dem Produkt der Likelihood $f(y \mid \theta)$ und der Posteriori-Dichte $f(\theta \mid x)$ „rausintegrieren". Daher nennt man $f(y \mid x)$ auch *posteriori-prädiktive Verteilung* im Gegensatz zur priori-prädiktiven Verteilung

$$f(x) = \int f(x \mid \theta) f(\theta)\, d\theta, \tag{8.6}$$

die in der Bayesianischen Modellwahl eine zentrale Rolle spielt, vgl. Abschnitt 7.2.

Es ist wichtig zu realisieren, dass $f(y \mid x)$ *ungleich* der naiven Plug-in-Prognose $f(y \mid \hat{\theta})$ ist; in letzterer wird die Posteriori-Verteilung $f(\theta \mid x)$ in (8.5) durch eine Punkt-Verteilung in $\hat{\theta}$ (typischerweise der Maximum-Likelihood-Schätzer) ersetzt. Die Bayes-Prognose berücksichtigt also automatisch die Unsicherheit in der Parameterschätzung. Wie wir in Abschnitt 5.5 gesehen haben, ist die Posteriori-Verteilung aber (unter Regularitätsbedingungen) asymptotisch normalverteilt mit Erwartungswert gleich dem ML-Schätzer und asymptotisch verschwindender Varianz. Daher sollten sich für zunehmenden Stichprobenumfang n die Bayes- und die Plug-in-Prognose mehr und mehr ähneln.

Konjugierte Priori-Familien zeichnen sich dadurch aus, dass die Posteriori-Verteilung $f(y \mid \theta)$ zur selben Verteilungsklasse gehört wie die Priori-Verteilung $f(\theta)$; rein technisch gesehen gibt es dann keinen Unterschied zwischen der Berechnung der priori-prädiktiven Verteilung (8.6) und der posteriori-prädiktiven Verteilung (8.5), da $f(\theta)$ und $f(\theta \mid x)$ zur selben Verteilungsklasse gehören und auch die Likelihoodfunktionen $f(x \mid \theta)$ und $f(y \mid \theta)$ identisch sind. Bei Kenntnis der priori-prädiktiven Verteilung kann daher die posteriori-prädiktive Verteilung leicht berechnet werden.

Beispiel 8.6 (Fortsetzung der Beispiele 8.2 und 8.4)

Sei $X_1, \dots, X_n$ eine Zufallsstichprobe aus einer $N(\mu, \sigma^2)$-Verteilung, aus der eine weitere Beobachtung $Y = X_{n+1}$ vorhergesagt werden soll. Die Varianz σ^2 sei bekannt. Gesucht ist die Bayesianische Prognoseverteilung $Y \mid x$. Unter Annahme einer nicht-informativen Priori-Verteilung $f(\mu) \propto 1$ für μ folgt für die Posteriori-Verteilung (vergleiche Beispiel 5.10)

$$\mu \mid x \sim N\left(\bar{x}, \frac{\sigma^2}{n}\right).$$

Die prädiktive Verteilung von $Y \mid x$ hat somit die Dichte

$$
\begin{aligned}
f(y \mid x) &= \int f(y \mid \mu) \cdot f(\mu \mid x)\, d\mu \\
&= \int \frac{1}{\sqrt{2\pi}} \frac{1}{\sigma} \exp\left(-\frac{1}{2} \cdot \frac{(y-\mu)^2}{\sigma^2}\right) \cdot \frac{1}{\sqrt{2\pi}} \frac{\sqrt{n}}{\sigma} \exp\left(-\frac{1}{2} \cdot \frac{n(\mu-\bar{x})^2}{\sigma^2}\right) d\mu \\
&= \frac{1}{2\pi} \cdot \frac{\sqrt{n}}{\sigma^2} \int \exp\left\{-\frac{1}{2}\left[\frac{(\mu-y)^2}{\sigma^2} + \frac{n(\mu-\bar{x})^2}{\sigma^2}\right]\right\} d\mu.
\end{aligned}
$$

Diese Verteilung ist offensichtlich identisch mit der Bootstrap-Prognoseverteilung, siehe Beispiel 8.4, d. h. es folgt sofort

$$Y \mid x \sim N\left(\bar{x}, \sigma^2\left(1 + \tfrac{1}{n}\right)\right).$$

Exakt das gleiche Resultat lieferte nicht nur die Bootstrap-, sondern auch die prädiktive Likelihood-Prognose, vgl. Beispiel 8.2.   ■

Nachzutragen ist, dass man bei zusätzlich unbekannter Varianz σ^2 und Referenz-Priori $f(\mu, \sigma^2) \propto \sigma^{-2}$ eine t-Verteilung als prädiktive Verteilung erhält:

$$Y \mid x \sim t\left(\bar{x}, \left(1 + \frac{1}{n}\right) \cdot \frac{\sum_{i=1}^n (x_i - \bar{x})^2}{n-1}, n-1\right),$$

vergleiche Aufgabe 2.

Weitere prädiktive Verteilungen sind in Tabelle 8.1 aufgeführt. Exemplarisch besprechen wir nun den Fall Poisson-verteilter Beobachtungen.

Beispiel 8.7 (Fortsetzung von Beispiel 8.3 und 8.5)

Sei $X \sim Po(e_x \lambda)$ und $\lambda \sim G(\alpha, \beta)$ a priori, sodass sich als Posteriori-Verteilung

$$\lambda \mid x \sim G\left(\alpha + x, \beta + e_x\right)$$

ergibt. Dann folgt die priori-prädiktive Verteilung

$$
\begin{aligned}
f(x) &= \frac{f(x \mid \lambda) f(\lambda)}{f(\lambda \mid x)} \\
&= \frac{\left\{\frac{(e_x \lambda)^x}{x!} \exp(-e_x \lambda)\right\} \cdot \frac{\beta^\alpha}{\Gamma(\alpha)} \lambda^{\alpha-1} \exp(-\beta\lambda)}{\frac{(\beta+e_x)^{\alpha+x}}{\Gamma(\alpha+x)} \lambda^{\alpha+x-1} \exp(-(\beta+e_x)\lambda)} \\
&= \frac{\beta^\alpha}{\Gamma(\alpha)} \frac{e_x^x \Gamma(\alpha+x)}{x!} (\beta + e_x)^{-(\alpha+x)},
\end{aligned}
$$

Tab. 8.1: Übersicht von prädiktiven Verteilungen in konjugierten Familien

Likelihood $f(x \mid \theta)$	Priori $f(\theta)$	Prädiktive Verteilung $f(x)$
Binomial	Beta	Beta-Binomial
Poisson	Gamma	Poisson-Gamma
Exponential	Gamma	Gamma-Gamma
Normal (Varianz bekannt)	Normal	Normal
Normal (Varianz unbekannt)	Inverse Gamma	t-Verteilung
Normal (beide unbekannt)	Normal-Gamma	t-Verteilung

also eine Poisson-Gamma-Verteilung mit Parametern α, β und e_x, vergleiche Anhang A.3. Falls man sich nun nicht für die priori-prädiktive Verteilung $f(x)$ von X, sondern für die posteriori-prädiktive Verteilung $f(y \mid x)$ einer zukünftigen Beobachtung Y interessiert, muss man (vgl. (8.6) mit (8.5)) nur x durch y, e_x durch e_y und die Priori-Parameter α und β durch die Posteriori-Parameter $\tilde{\alpha} = \alpha + x$ bzw. $\tilde{\beta} = \beta + e_x$ ersetzen. Somit ist die posteriori-prädiktive Verteilung $f(y \mid x)$ eine Poisson-Gamma-Verteilung mit Parametern $\alpha + x$, $\beta + e_x$ und e_y.

Unter Verwendung von Jeffreys' Priori ($\alpha = 1/2$, $\beta = 0$, vergleiche Tabelle 5.3) ergeben sich einfache Formeln für Erwartungswert und Varianz von $Y|x$:

$$\mathsf{E}(Y|x) = \frac{e_y}{e_x}\left(x + \frac{1}{2}\right),$$

$$\mathrm{Var}(Y|x) = \left(1 + \frac{e_y}{e_x}\right)\frac{e_y}{e_x}\left(x + \frac{1}{2}\right).$$

In unserem Zahlenbeispiel mit $x = 11$, $e_x = e_y = 3.04$ ergibt sich somit $\mathsf{E}(Y) = 11.5$ und $\mathrm{Var}(Y) = 23$. Die Ergebnisse der prädiktiven Likelihood-Prognose kommen somit der Bayes-Prognose sehr nahe, die Bootstrap-Prognose hat etwas kleinere Werte. Die Kennwerte der verschiedenen Prognose-Verteilungen sind in Tabelle 8.2 zusammengefasst. ∎

Tab. 8.2: Kennwerte der verschiedenen Prognoseverteilungen bei $x = 11$, $e_x = e_y = 3.04$. Die Momente der Bootstrap-Prognoseverteilung sind nicht die empirisch geschätzten, sondernd die exakten Werte.

Prognoseverteilung	Erwartungswert	Varianz
Plug-in	11.000	11.000
prädiktive Likelihood	11.498	22.998
Bootstrap	11.000	22.000
Bayes	11.500	23.000

Beispiel 8.8 (Laplacesches Folgegesetz)
Das Laplacesche Folgegesetz ist eine berühmte Formel, die im 18. Jahrhundert von
PIERRE-SIMON LAPLACE (1749–1827) hergeleitet wurde. Laplace stellte sich die Frage,
wie wahrscheinlich es ist, dass morgen die Sonne aufgeht, wenn sie in den letzten n
Tagen x-mal aufgegangen ist. Laplace war natürlich besonders am Fall $x = n$ interes-
siert.

Sei also (unter einer möglicherweise unrealistischen Unabhängigkeitsannahme)
$X_1, \ldots, X_n$ eine Zufallsstichprobe aus einer B(π)-Verteilung, somit

$$X = \sum_{i=1}^{n} X_i \sim \text{Bin}(n, \pi).$$

A priori sei $\pi \sim \text{Be}(\alpha, \beta)$, sodass die Posteriori-Verteilung $\pi \mid x \sim \text{Be}(\alpha + x, \beta + n - x)$
ist. Die zukünftige Beobachtung $Y = X_{n+1} \sim \text{B}(\pi)$ soll prognostiziert werden. Nun
hat $Y \mid x$ offensichtlich eine Beta-Binomial-Verteilung mit Parametern 1, $\alpha + x$ und
$\beta + n - x$, vergleiche Anhang A.3. Der Erwartungswert von $Y \mid x$ ist daher $\mathsf{E}(Y \mid x) = (\alpha + x)/(\alpha + \beta + n)$.

Laplace interessierte sich besonders für den Fall $\alpha = \beta = 1$, also den Fall einer
Priori-Gleichverteilung. Dann ist der Erwartungswert von $Y \mid x$ gleich der posteriori-
prädiktiven Wahrscheinlichkeit für einen Erfolg gleich

$$\mathsf{P}(Y = 1 \mid x) = \frac{x + 1}{n + 2},$$

entsprechend ist

$$\mathsf{P}(Y = 0 \mid x) = \frac{n - x + 1}{n + 2}.$$

Selbst wenn die Sonne in den letzten $n = 1\,000\,000$ Tagen immer aufgegangen ist, d. h.
$x = n$, wäre – ohne weiteres Vorwissen – die Wahrscheinlichkeit dafür, dass sie morgen
nicht aufgeht, gleich

$$\mathsf{P}(Y = 0 \mid x) = \frac{1}{1\,000\,002} \approx 10^{-6},$$

also größer Null.

Natürlich kann man das Laplacesche Folgegesetz auch auf Bernoulli-Folgen mit in-
teressanteren Mustern anwenden, ein Beispiel für eine solche Folge von Ereignissen ist
in Tabelle 8.3 gegeben.   ∎

8.3.2 Modellgemittelte Prognosen

In Abschnitt 7.2.2 haben wir die Bayesianische Modellmittlung kennengelernt, die es
erlaubt, Schätzungen von verschiedenen Modellen in einer Posteriori-Verteilung zu

Tab. 8.3: Sukzessive Veränderung der posteriori-prädiktiven Wahrscheinlichkeit für Erfolg π bei „Start" mit Priori $\pi \sim$ Be$(1,1)$, d. h. E$(\pi) = 1/2$.

neue Beobachtung	$P(Y = 1 \,|\, \text{bisherige Daten})$
(Start)	1/2
1	2/3
1	3/4
0	3/5
1	4/6
0	4/7
1	5/8
1	6/9
0	6/10
0	6/11
1	7/12
1	8/13
$\vdots$	$\vdots$

kombinieren. Völlig analog dazu lassen sich auch Prognosen aus verschiedenen Modellen kombinieren: Seien $M_1, \ldots, M_K$ die betrachteten Modelle und $f(y \,|\, x, M_k)$ die Prognosedichte im Modell M_k, so erhält man die modellgemittelte Prognosedichte

$$f(y \,|\, x) = \sum_{k=1}^{K} f(y \,|\, x, M_k) \cdot \mathsf{P}(M_k \,|\, x),$$

wobei wie in Abschnitt 7.2.2 die Posteriori-Modellwahrscheinlichkeiten $\mathsf{P}(M_k \,|\, x)$ als Gewichte auftreten. Die modellgemittelte Prognose berücksichtigt somit die Modellunsicherheit.

Beispiel 8.9 (Fortsetzung von Beispiel 8.8)
Im einfachsten Fall unterscheiden sich zwei Modelle nur durch eine unterschiedliche Priori-Verteilung bei gleicher Likelihood. In dem in Beispiel 8.8 skizzierten Problem verwendete Laplace eine Priori-Gleichverteilung, d. h. eine Be$(1,1)$-Verteilung, für die unbekannte Wahrscheinlichkeit π. Eine andere Wahl hätte vielleicht Jeffreys getroffen, und eine Be$(0.5, 0.5)$-Verteilung als Priori-Verteilung gewählt, eben Jeffreys' Priori. Im Folgenden nennen wir die Laplacesche Priori-Verteilung das Modell M_L und Jeffreys' Priori das Modell M_J. In Beispiel 8.8 haben wir gesehen, dass für $x = n = 1\,000\,000$ im Modell M_L die prädiktive Wahrscheinlichkeit dafür, dass morgen die Sonne nicht aufgeht, gleich $\mathsf{P}(Y = 0 \,|\, x, M_L) = 1/1\,000\,002 \approx 10^{-6}$ ist. Im Modell M_J ergibt sich

$P(Y = 0 \,|\, x, M_J) = 0.5/1\,000\,001 \approx 5 \cdot 10^{-7}$, also ungefähr eine halb so große Wahrscheinlichkeit wie in Modell M_L.

Zur Berechnung der modellgemittelten Prognose setzen wir zunächst gleiche Priori-Wahrscheinlichkeiten für die zwei Modelle fest, d. h. $P(M_L) = P(M_J) = 0.5$. Nun benötigen wir die Posteriori-Wahrscheinlichkeiten der zwei Modelle, die wir über die marginale Likelihood, also über die Dichte der Beta-Binomial-Verteilung, berechnen. Es ergeben sich sehr unterschiedliche Werte, nämlich $P(M_L \,|\, x) = 0.002$ und $P(M_J \,|\, x) = 0.998$. Die deutlich höhere Posteriori-Wahrscheinlichkeit des Modells M_J liegt in der „Badewannenform" der Dichte von Jeffreys' Priori begründet: sehr große und sehr kleine Werte der Wahrscheinlichkeit π werden *a priori* bevorzugt, sehr große werden von den Daten $x = n$ auch unterstützt. Entsprechend liegt die modellgemittelte Prognose $P(Y = 0 \,|\, x)$ nahe bei $P(Y = 0 \,|\, x, M_J)$:

$$
\begin{aligned}
P(Y = 0 \,|\, x) &= P(Y = 0 \,|\, x, M_L)\, P(M_L \,|\, x) + P(Y = 0 \,|\, x, M_J)\, P(M_J \,|\, x) \\
&= (1 \cdot 10^{-6}) \cdot 0.002 + (5 \cdot 10^{-7}) \cdot 0.998 \\
&= 5.0088 \cdot 10^{-7}.
\end{aligned}
$$

■

Modellgemittelte Prognosen sind mehr als eine Spielerei mit elementarer Wahrscheinlichkeitsrechnung. Häufig muss man davon ausgehen, dass man mit einem statistischen Modell nicht exakt die Wahrheit wiederspiegeln kann. Aber auch wenn es ein "richtiges" Modell gibt, ist es ungewiss, ob wir es als einen möglichen Modellkandidaten berücksichtigt haben. Bei Ungewissheit, welches Modell auf vorliegende Daten passt, wird die modellgemittelte Prognose im Allgemeinen bessere Prognosen liefern als Prognosen, die nur auf einem Modell basieren, siehe etwa Denison et al. (2002).

8.4 Bewertung von Prognosen

Eine der Hauptaufgaben von statistischen Methoden ist die Vorhersage von zukünftigen Ereignissen. Wie wir gesehen haben, liefern sowohl Likelihood- als auch Bayes-Ansätze eine Prognoseverteilung $f(y)$, also eine probabilistische Prognose, im Gegensatz zur deterministischen Punktprognose. Bisher wurde aber nicht diskutiert, welche Güteeigenschaften eine probabilistische Prognose haben sollte.

Wir werden in diesem Abschnitt solche Eigenschaften diskutieren. Anschließend werden wir Bewertungsregeln kennenlernen, die es erlauben, die Güte einer probabilistischen Prognose durch den Vergleich mit dem tatsächlich eingetretenen Ereignis zu quantifizieren.

8.4.1 Trennschärfe und Kalibrierung

Zur Beurteilung der Güte eines statistischen Modells vergleicht man die tatsächlich gemachten Beobachtungen mit den zugehörigen Prognoseverteilungen. Dabei sind (mindestens) zwei Aspekte wichtig: zum einen *Trennschärfe* („discrimination") und zum anderen *Kalibrierung* („calibration"). Trennschärfe beschreibt, wie gut das Modell unterschiedliche Beobachtungen durch unterschiedliche Prognosen vorhersagen kann. Die Punktprognose geht hier zentral ein, die Unsicherheit der Prognose wird möglicherweise gar nicht berücksichtigt. Kalibrierung berücksichtigt hingegen die gesamten Prognoseverteilung. Gemeint ist damit meist die statistische Übereinstimmung zwischen den Vorhersageverteilungen und den tatsächlich gemachten Beobachtungen. So sollten beispielsweise im Mittel nur fünf von hundert Beobachtungen außerhalb der 95%-Prognoseintervalle liegen.

Eine weitergehende Diskussion dieser Begriffe hängt davon ab, ob die Vorhersageverteilung diskret oder stetig ist. Wir werden im Folgenden zunächst binäre Prognoseverteilungen $f(y_i)$ betrachten, die vollständig durch die Prognosewahrscheinlichkeiten $P(Y_i = 1) = \pi_i$ beschrieben werden können. Im Anschluss werden wir den stetigen univariaten Fall diskutieren.

Binäre Prognosen

Bei einer binären Variable $Y_i \in \{0, 1\}$ wird es keine perfekte Übereinstimmung zwischen den Vorhersagewahrscheinlichkeiten $\pi_i \in [0, 1]$ und den tatsächlich beobachteten Realisationen $y_i \in \{0, 1\}$ geben. Die Trennschärfe einer binären Vorhersage beschreibt hier die Fähigkeit, die Klassenzugehörigkeit ($y_i = 0$ oder $y_i = 1$) korrekt zu prognostizieren. Die Klassifizierung wird üblicherweise durch Festlegung eines Schwellenwertes π_S geschehen, der den Wahrscheinlichkeiten π_i die Ausprägungen $y_i = 0$ bzw. $y_i = 1$ zuordnet, je nachdem ob $\pi_i < \pi_S$ oder $\pi_i \geq \pi_S$ gilt. Diese Zuordnung ist offensichtlich nicht speziell an die Wahrscheinlichkeiten π_i gekoppelt, genauso gut könnte man beispielsweise $\text{logit}(\pi_i)$ mit Schwellenwert $\text{logit}(\pi_S)$ zur Klassifikation verwenden.

Kalibrierung ist hingegen direkt mit den Prognosewahrscheinlichkeiten π_i verbunden und beinhaltet, dass im Mittel $100 \cdot \pi_i\%$ der Ereignisse mit Prognosewahrscheinlichkeit π_i auch tatsächlich eintreten. Beispielsweise sollten Ereignisse, die mit einer Wahrscheinlichkeit von 80% vorhergesagt werden, im Mittel in vier von fünf Fällen eintreten.

Gute Trennschärfe geht nicht notwendigerweise mit guter Kalibrierung einher, wie folgendes fiktives Beispiel zeigt.

Beispiel 8.10 (Prognose von Fußballspielen)

Zur Illustration wollen wir uns der Prognose des Ausgangs von Fußballspielen widmen, wobei wir der Einfachheit halber den Ausgang des i-ten Fußballspiels in Heimsieg ($y_i = 1$) und Unentschieden oder Auswärtssieg ($y_i = 0$) dichotomisieren.

Aus Erfahrung weiß man, dass ca. 50% aller professionellen Fußballspiele von der Heimmannschaft gewonnen werden. Eine mögliche Strategie ist es daher, egal welche Mannschaften gegeneinander spielen, immer $\pi_i = 0.5$ zu wählen. Eine solche Prognose ist perfekt kalibriert, besitzt aber offensichtlich keine Trennschärfe. Da nur die Häufigkeit des interessierenden Ereignisses eingeht, nennen wir diese Strategie die *Prävalenz-Prognose*.

Ein Fußballexperte wird die Spiele vielleicht in zwei gleichgroße Gruppen einteilen, wobei er in der ersten Gruppe einen Heimsieg mit Wahrscheinlichkeit $\pi_i = 0.8$ vorhersagt, während er in der zweiten Gruppe einen Heimsieg eher unwahrscheinlich findet ($\pi_i = 0.2$). Tatsächlich sei es nun so, dass alle Spiele in der ersten Gruppe von der Heimmannschaft gewonnen werden, während alle Spiele in der zweiten Gruppe nicht mit einem Heimsieg enden. Die Prognose des Experten hat dann optimale Trennschärfe, ist aber nicht kalibriert, da nicht 80% sondern 100% der Spiele in der ersten Gruppe, und nicht 20% sondern 0% der Spiele in der zweiten Gruppe mit einem Heimsieg enden. Wir wollen diese Prognose die *Experten-Prognose* nennen.

Beiden Kriterien wäre natürlich mit der perfekten Prognose $\pi_i = 1$ bei allen Heimsiegen und $\pi_i = 0$ bei allen Unentschieden und Auswärtssiegen Genüge getan, in der Realität wird es aber eine solche perfekte Prognose nicht geben. Diese optimale Prognose nennen wir daher die *Orakel-Prognose*.   ∎

Das mit Abstand am häufigsten verwendete Maß für Trennschärfe von binären Prognosen ist die sogenannte *Area under the Curve (AUC)*, auch *c-Index* genannt, die häufig als Fläche unter der sogenannten *ROC-Kurve* definiert ist. Die *AUC* ist im Allgemeinen eine Zahl zwischen Null und Eins, wobei nur Werte größer als 0.5 eine gewisse Klassifikationsgüte widerspiegeln. *AUC* kann aber auch anders definiert werden:

Definition 8.3 (*AUC*)

Die *AUC* ist die Wahrscheinlichkeit, dass ein zufällig ausgewähltes Ereignis i, das eingetreten ist ($y_i = 1$), eine größere prognostizierte Wahrscheinlichkeit besitzt als ein zufällig ausgewähltes Ereignis j, das nicht eingetreten ist ($y_j = 0$):

$$AUC = \mathsf{P}(\pi_i > \pi_j).$$

Falls unterschiedliche Ereignisse möglicherweise gleiche Wahrscheinlichkeiten besitzen, muss man diese Definition noch erweitern zu

$$AUC = \mathsf{P}(\pi_i > \pi_j) + \frac{1}{2}\mathsf{P}(\pi_i = \pi_j).$$

◆

Man beachte, dass AUC nicht über die Wahrscheinlichkeiten π_i definiert werden muss, denn alternativ könnte man jede streng monotone Transformation, wie z. B. logit(π_i), verwenden. Für vorliegende Prognosen π_i und Beobachtungen y_i kann AUC einfach durch die sogenannte *Wilcoxon-Rangsummenstatistik* geschätzt werden, die auch einen Standardfehler liefert.

Zur empirischen Beurteilung der Kalibrierung von binären Prognosen muss man die Wahrscheinlichkeiten zunächst gruppieren. In der Praxis bildet man dazu Gruppen von identischen oder, falls dies nicht möglich ist, von zumindest ähnlich großen Prognosewahrscheinlichkeiten $\pi_1, \ldots, \pi_J$. Dabei sollten die Gruppen ungefähr gleich groß sein und Beobachtungen mit gleichen Vorhersagewahrscheinlichkeiten nicht in getrennten Gruppen sein. Für jedes π_j bezeichne nun n_j die Anzahl der prognostizierten Ereignisse und $\bar{y}_j$ die relative Häufigkeit des prognostizierten Ereignisses in der j-ten Gruppe. Die Gesamtanzahl der Prognosen sei N.

Definition 8.4 (Sanders Kalibrierungsmaß)
Sanders Kalibrierungsmaß ist durch

$$S = \frac{\sum_{j=1}^{J} n_j (\bar{y}_j - \pi_j)^2}{N}$$

definiert.   ◆

Kleinere Werte von S sind besser, im Fall perfekter Kalibrierung ist $S = 0$.

Die Gruppierung der Daten erlaubt auch die Definition eines alternativen Maßes für Trennschärfe.

Definition 8.5 (Murphy Resolution)
Die *Murphy Resolution* ist

$$M = \frac{\sum_{j=1}^{J} n_j (\bar{y}_j - \bar{y})^2}{N},$$

wobei $\bar{y} = N^{-1} \sum_{i=1}^{N} y_i$ die Prävalenz bezeichnet.   ◆

Die Murphy Resolution ist ein Maß, das möglichst groß sein sollte. Die Murphy Resolution ist aber im Vergleich zu AUC weit weniger gebräuchlich, da es die Ordnung der Prognosen nicht berücksichtigt. In der Tat wird eine Prognose, die immer falsch klassifiziert, maximale Murphy Resolution besitzen. Beschränkt man sich aber auf Prognosen mit $AUC \geq 0.5$, so ist die Murphy Resolution durchaus ein vernünftiges Maß, dem wir in Abschnitt 8.4.2 wieder begegnen werden.

Tab. 8.4: Vergleich der verschiedenen Prognosen im Fußball-
beispiel anhand von AUC, Sanders Kalibrierungsmaß (S), der
Murphy Resolution (M) und dem Brier-Score (BS)

Prognose	AUC	S	M	BS
Prävalenz	0.5	0	0	0.25
Experten	1	0.04	0.25	0.04
Orakel	1	0	0.25	0
invertierte Orakel	0	1	0.25	1

Beispiel 8.11 (Fortsetzung von Beispiel 8.10)
Die Werte von AUC, Sanders Kalibrierungsmaß und der Murphy Resolution sind in
Tabelle 8.4 für die drei verschiedenen Prognosen aus Beispiel 8.10 zusammengefasst.
Zusätzlich ist zur Illustration noch die Güte der invertierten Orakel-Prognose, die
alle Spiele falsch klassifiziert, angegeben. Die Prävalenz-Prognose ist perfekt kalibriert
($S = 0$), besitzt aber keine Trennschärfe ($AUC = 0.5$ bzw. $M = 0$). Die Experten-
Prognose ist hingegen nicht perfekt kalibriert ($S = 0.04 > 0$), klassifiziert hingegen
immer richtig ($AUC = 1$). Die Orakel-Prognose klassifiziert ebenfalls immer richtig und
ist auch perfekt kalibriert, während die invertierte Orakel-Prognose die schlechtesten
Werte von AUC und S besitzt, die möglich sind. Die Werte der Murphy Resolution sind
aber bei der Experten-, der Orakel-, und der invertierten Orakel-Prognose gleich, da
die Murphy Resolution zwar Trennschärfe, aber nicht die Richtung der Klassifikation
berücksichtigt. Die Werte des Brier-Scores in der letzten Spalte sind in Beispiel 8.14
besprochen.   ■

Stetige Prognosen

Wir wollen nun stetige Prognosen mit Prognosedichte $f(y)$ und zugehöriger Verteilungsfunktion $F(y)$ betrachten. Hier bietet sich folgende Größe zur Überprüfung von
Kalibrierung an:

Definition 8.6 (PIT-Wert)
Der PIT-Wert („probability integral transform") ist der Wert der Prognose-
Verteilungsfunktion $F(y) = \mathsf{P}(Y \leq y)$ am tatsächlich beobachteten Wert y_b:

$$PIT = F(y_b).$$

◆

Perfekt kalibrierte Prognosen haben auf dem Einheitsintervall gleichverteilte PIT-Wer-
te. Durch Darstellung in einem Histogramm kann man somit Kalibrierung bei unabhängigen Prognosen leicht überprüfen.

a) Plug-in-Prognose **b)** Bayes-Prognose

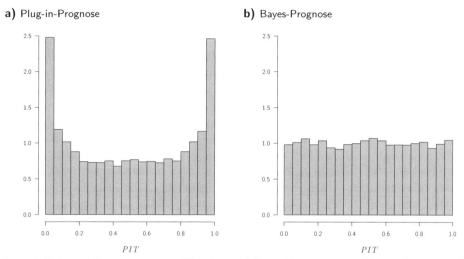

Abb. 8.2: PIT-Histogramme zur Plug-in- und Bayes-Prognose von Y aus einer normalverteilten Realisation $X = x$ bei bekannter Varianz

Beispiel 8.12 (Normalverteilung)

Seien X und Y unabhängige standardnormalverteilte Zufallsvariablen. Ziel sei die Prognose von Y nach der Beobachtung $X = x$. Man weiß zwar, dass Y normalverteilt ist mit Varianz $\sigma^2 = 1$, hat aber keine Informationen über den Erwartungswert μ.

Die Plug-in-Prognose lautet in diesem Fall $Y \sim \mathrm{N}(x, 1)$, während die Bayes-Prognose bei Verwendung von Jeffreys' Priori (ebenso wie die prädiktive Likelihood- oder auch die Bootstrap-Prognose) $Y \sim \mathrm{N}(x, 2)$ vorhersagt, vergleiche Beispiel 8.6. Basierend auf $M = 10\,000$ unabhängigen Realisationen von X haben wir entsprechend viele Plug-in- und Bayes-Prognoseverteilungen für Y berechnet. Nach Simulation der Realisationen von Y wurden die zugehörigen PIT-Werte ermittelt. Diese sind in Abbildung 8.2 dargestellt.

Es ist gut zu erkennen, dass die Plug-in-Prognose nicht richtig kalibriert ist, da das zugehörige PIT-Histogramm nicht dem einer Gleichverteilung entspricht, sondern die für zu kleine Prognosevarianzen typische „Badewannenform" hat. Die Bayes-Prognose ist hingegen augenscheinlich perfekt kalibriert, was sich auch leicht analytisch zeigen lässt:

$$\mathrm{P}\left(Y \leq Y_b\right) = P\left(\frac{Y - X}{\sqrt{2}} \leq \frac{Y_b - X}{\sqrt{2}}\right) = \Phi\left(\frac{Y_b - X}{\sqrt{2}}\right) = \Phi\left(Z\right) = \mathrm{U}(0, 1),$$

wobei ausgenutzt wurde, dass $Z = (Y_b - X)/\sqrt{2}$ eine standardnormalverteilte Zufallsvariable ist. Die Orakel-Prognose $Y \sim N(0, 1)$, die weiß, aus welcher Verteilung die Beobachtungen Y stammen, ist natürlich ebenfalls perfekt kalibriert.   ∎

Wie bei binären Ereignissen ist perfekte Kalibrierung nicht hinreichend für eine gute Prognose. In obigem Beispiel muss die Orakel-Prognose besser sein als die Bayes-

Prognose, beide sind aber offensichtlich perfekt kalibriert. Folglich muss die Prognose auch trennscharf, also möglichst präzise sein.

Zur Bewertung der Präzision von stetigen Prognosen beschränkt man sich häufig auf die Punktprognose $\hat{Y}$, meist den Erwartungswert $\mathsf{E}(Y)$ der Prognoseverteilung. Ein besonders häufig verwendetes Kriterium für die Trennschärfe einer stetigen Prognose ist der *quadrierte Prognosefehler*

$$QPF = (\hat{Y} - y_b)^2.$$

Die Reduktion der Prognoseverteilung auf eine Punktprognose ignoriert offensichtlich die Unsicherheit in der Prognose. Somit berücksichtigt der quadrierte Prognosefehler (ähnlich wie AUC) nicht, ob die zugrundeliegende Prognoseverteilung korrekt kalibriert ist. Im nun folgenden Abschnitt werden wir Größen kennenlernen, die eine gemeinsame Quantifizierung von Kalibrierung und Trennschärfe erlauben.

8.4.2 Bewertungsregeln

Um die gesamte Prognoseverteilung bei der Bewertung der Prognose zu berücksichtigen, betrachtet man sogenannte *Bewertungsregeln* („scoring rules").

Definition 8.7 (Bewertungsregeln)
Eine *Bewertungsregel* $S(f(y), y_b)$ ordnet der Wahrscheinlichkeits- bzw. Dichtefunktion $f(y)$ einer Prognoseverteilung und dem tatsächlich beobachteten Wert y_b eine reelle Zahl zu.   ◆

Häufig sind Bewertungsregeln negativ orientiert, d. h. kleinere Werte von $S(f(y), y_b)$ deuten auf eine bessere Prognose hin. Es ist sinnvoll, nur korrekte Bewertungsregeln („proper scoring rules") zu verwenden, die folgendes Kriterium erfüllen müssen:

Definition 8.8 (Korrekte Bewertungsregeln)
Eine Bewertungsregel $S(f_1(y), y_b)$ heißt *korrekt*, wenn die erwartete Bewertung $\mathsf{E}[S(f_1(y), Y_b)]$ bezüglich $Y_b \sim f_2(y)$ dann minimal wird, wenn $f_1 = f_2$ ist. Ist das Minimum sogar eindeutig, so heißt die Bewertungsregel *strikt korrekt* („strictly proper").   ◆

Bei strikt korrekten Bewertungsregeln lohnt es sich also nicht, von der tatsächlichen Verteilung $f_2(y)$ der zu prognostizierenden Größe Y_b abzurücken, da die erwartete Bewertung genau dann optimal wird, wenn man die Prognoseverteilung $f_1(y) = f_2(y)$ verwendet.

In der Praxis wird man Bewertungsregeln bei möglichst vielen Ereignissen anwenden, um so eine bessere Basis zur Beurteilung der Güte der betrachteten Prognose zu haben. Eine strikt korrekte Bewertungsregel kann auch bei mehreren Ereignissen verwendet werden, weil die Summe und auch der Mittelwert der Bewertungen dann immer noch strikt korrekt ist.

Beispiel 8.13 (Brier-Score)
Sei $Y \sim B(\pi_1)$ die Prognoseverteilung für ein binäres Ereignis, d. h.

$$f(y) = \begin{cases} \pi_1 & \text{für } y = 1 \\ 1 - \pi_1 & \text{für } y = 0 \end{cases}.$$

Der *Brier-Score*

$$BS(f(y), y_b) = (y_b - \pi_1)^2 \tag{8.7}$$

ist strikt korrekt.

Beweis: Sei $Y_b \sim B(\pi_2)$ die tatsächliche Verteilung von Y_b. Dann ist der erwartete Brier-Score gleich

$$\begin{aligned} \mathsf{E}[BS(f(y), Y_b)] &= \mathsf{E}(Y_b - \pi_1)^2 \\ &= \mathsf{E}(Y_b^2) - 2\pi_1 \mathsf{E}(Y_b) + \pi_1^2 \\ &= \mathsf{E}(Y_b) - 2\pi_1\pi_2 + \pi_1^2 \\ &= \pi_2 - 2\pi_1\pi_2 + \pi_1^2. \end{aligned}$$

Somit ist

$$\frac{d\,\mathsf{E}[BS(f(y), Y_b)]}{d\,\pi_1} = -2\pi_2 + 2\pi_1,$$

woraus durch Nullsetzen sofort $\pi_1 = \pi_2$ folgt. Ein Blick auf die zweite Ableitung

$$\frac{d^2\,\mathsf{E}[BS(f(y), Y_b)]}{d\,\pi_1^2} = 2$$

zeigt, dass dieses Minimum auch eindeutig ist. □

Bei Verwendung der tatsächlichen Erfolgswahrscheinlichkeit π_2 wird somit die erwartete Bewertung minimal. ∎

Die nun folgende Zerlegung des Brier-Score verdeutlicht, dass der Brier-Score sowohl Trennschärfe als auch Kalibrierung misst. Dazu stellen wir zunächst fest, dass der Brier-Score der Prävalenz-Prognose offensichtlich gleich $\bar{y}(1 - \bar{y})$ ist und eine obere Schranke für nützliche Prognosen darstellt. In der *Murphy Zerlegung* werden die Prognosen zunächst wie in Abschnitt 8.4.1 gruppiert, was die Zerlegung

$$BS = \bar{y}(1 - \bar{y}) + S - M \tag{8.8}$$

des Brier-Scores erlaubt. Diese Umformung verdeutlicht, dass im Brier-Score sowohl Trennschärfe als auch Kalibrierung berücksichtigt werden: ersteres durch Sanders Kalibrierungsmaß S, letzteres durch die Murphy Resolution M.

Beispiel 8.14 (Fortsetzung von Beispiel 8.10)
In der letzten Spalte von Tabelle 8.4 ist auch der Brier-Score angegeben. Der Brier-Score ordnet die vier Prognosen durch Kombination von Trennschärfe und Kalibrierung in einer offensichtlich sehr vernünftigen Weise: Die Orakel-Prognose schneidet am besten ab, gefolgt von der Experten-Prognose und der Prävalenz-Prognose. Die invertierte Orakel-Prognose schneidet am schlechtesten ab.   ∎

Nun folgt exemplarisch eine Bewertungsregel, die nicht korrekt ist.

Beispiel 8.15 (Absoluter Score)
Sei $Y \sim \mathrm{B}(\pi_1)$ wie in Beispiel 8.13 die Prognoseverteilung für ein binäres Ereignis. Der absolute Score

$$AS(f(y), y_b) = |y_b - \pi_1|$$

ist dann nicht korrekt.

Beweis: Sei $Y_b \sim \mathrm{B}(\pi_2)$ die tatsächliche Verteilung von Y_b. Dann ist der erwartete absolute Score gleich

$$
\begin{aligned}
\mathsf{E}[AS(f(y), Y_b)] &= \mathsf{E}\,|Y_b - \pi_1| \\
&= (1 - \pi_1)\pi_2 + \pi_1(1 - \pi_2) \\
&= \pi_1(1 - 2\pi_2) + \pi_2.
\end{aligned}
$$

Der absolute Score ist somit nicht korrekt, da die erwartete Bewertung nicht durch $\pi_1 = \pi_2$, sondern durch

$$
\pi_1 = \begin{cases} 0 & \text{für } \pi_2 < 1/2 \\ 1 & \text{für } \pi_2 > 1/2 \end{cases}
$$

minimiert wird. Für $\pi_2 = 1/2$ ist der erwartete Score gleich $1/2$ und somit unabhängig von π_1.   □

                                                                                          ∎

Beispiel 8.16 (Logarithmischer Score)
Sei $Y \sim \mathrm{B}(\pi_1)$ wiederum die Prognoseverteilung für ein binäres Ereignis. Der *logarithmische Score*

$$LS(f(y), y_b) = -\log f(y_b)$$

ist strikt korrekt.

Beweis: Der erwartete logarithmische Score ist gleich

$$
\begin{aligned}
\mathsf{E}[LS(f(y), Y_b)] &= -\mathsf{E}\log f(Y_b) \\
&= -\log(\pi_1)\pi_2 - \log(1 - \pi_1)(1 - \pi_2).
\end{aligned}
$$

Somit ist

$$\frac{d\,\mathsf{E}[LS(f(y), Y_b)]}{d\,\pi_1} = -\pi_2/\pi_1 + (1 - \pi_2)/(1 - \pi_1),$$

woraus durch Nullsetzen $\pi_1 = \pi_2$ folgt. Durch Berechnung der zweiten Ableitung verifiziert man, dass dieses Minimum auch eindeutig ist. □

∎

Der logarithmische Score ist nicht nur bei binären Ereignissen strikt korrekt, sondern bei beliebigen Formen der Wahrscheinlichkeits- bzw. Dichtefunktion von Y. Ist die Prognoseverteilung beispielsweise eine Normalverteilung, d. h. $Y \sim \mathsf{N}(\mu, \sigma^2)$, so ist der logarithmische Score gleich

$$LS(f(y), y_b) = \frac{1}{2}\left(\log(2\pi) + \log(\sigma^2) + \frac{(y_b - \mu)^2}{\sigma^2}\right).$$

Alternativ dazu kann man den „continuous ranked probability score" (CRPS) verwenden, der durch

$$CRPS(f(y), y_b) = \int (F(t) - I_{\{t \geq y_b\}})^2 dt$$

definiert ist und ebenfalls für beliebige Prognoseverteilungen mit Verteilungsfunktion $F(y)$ strikt korrekt ist. Der CRPS steht in engem Bezug zum Brier-Score (8.7). Für festes t ist

$$I_{\{t \geq y_b\}} = \begin{cases} 1 & \text{für } y_b \leq t \\ 0 & \text{für } y_b > t \end{cases}$$

mit zugehöriger prognostizierter Erfolgswahrscheinlichkeit $\mathsf{P}(Y \leq t) = F(t)$. Somit ist $(F(t) - I_{t \geq y_b})^2$ bei festem t einfach der Brier-Score und der CRPS kann daher als Integral über den Brier-Score für alle möglichen Schwellenwerte t angesehen werden. Man kann zeigen, dass sich der CRPS umformen lässt zu

$$CRPS(f(y), y_b) = \mathsf{E}\,|Y_1 - y_b| - \frac{1}{2}\,\mathsf{E}\,|Y_1 - Y_2|,$$

wobei Y_1 und Y_2 unabhängige Zufallsvariablen mit Dichtefunktion $f(y)$ bzw. Verteilungsfunktion $F(y)$ sind. Diese Darstellung erlaubt bei bestimmten Prognoseverteilungen eine Vereinfachung der Formel für den CRPS. Beispielsweise lautet der CRPS bei einer normalverteilten Prognose $Y \sim \mathsf{N}(\mu, \sigma^2)$

$$CRPS(f(y), y_b) = \sigma\left(\tilde{y}_b(2\Phi(\tilde{y}_b) - 1) + 2\phi(\tilde{y}_b) - \frac{1}{\sqrt{\pi}}\right), \tag{8.9}$$

wobei $\tilde{y}_b = (y_b - \mu)/\sigma$. Eine Herleitung ist in Aufgabe 5 besprochen.

Tab. 8.5: Vergleich der verschiedenen Prognosen im Normalverteilungsbeispiel anhand des logarithmischen Scores (LS), CRPS und des quadratischen Prognosefehlers (QPF)

Prognose	LS	$CRPS$	QPF
Plug-in	1.9172	0.9215	1.9966
Bayes	1.7647	0.7969	1.9966
Orakel	1.4097	0.5513	0.9816

Beispiel 8.17 (Fortsetzung von Beispiel 8.12)
Für die in Beispiel 8.12 diskutierten Prognosen haben wir sowohl den logarithmischen Score als auch den CRPS für jede der $M = 10\,000$ unabhängigen Realisationen von X und Y berechnet und anschließend gemittelt. Wie man in Tabelle 8.5 sieht, schneidet die Plug-in-Prognose bei beiden Scores am schlechtesten ab, die Bayes-Prognose ist immer besser. Die mangelnde Kalibrierung der Plug-in-Prognose zeigt sich hier deutlich. Noch besser ist (natürlich) die Orakel-Prognose. In der Tabelle ist auch der mittlere quadrierte Prognosefehler angegeben. Dieser ist bei der Plug-in- und bei der Bayes-Prognose exakt gleich groß, da beide Prognosen dieselbe Punktvorhersagen liefern. Die realistischere Varianz der Bayes-Prognose wird also im mittleren quadrierten Prognosefehler nicht berücksichtigt. Die Orakel-Prognose schneidet auch hier wieder am besten ab.   ∎

Aufgaben

1. Fünf Ärzte nehmen an einer Studie zur Untersuchung der Wirkung eines Medikaments gegen Migräne teil. Arzt $i = 1, \ldots, 5$ behandelt n_i Patienten mit dem neuen Medikament, wobei sich zeigt, dass es bei y_i der Patienten einen positiven Effekt hat. Sei π die Wahrscheinlichkeit, dass ein XY-Erkrankter positiv auf das Medikament reagiert. Angenommen

$$n = (3, 2, 4, 4, 3) \quad \text{und} \quad y = (2, 1, 4, 3, 3).$$

   a) Geben Sie einen Ausdruck für die Likelihood $L(\pi)$ in der obigen Studie an.

   b) Spezifizieren Sie eine konjugierte Priori-Verteilung $f(\pi)$ für π und wählen Sie angemessene Werte für deren Parameter. Bestimmen Sie anschließend mit diesen Parametern die Posteriori-Verteilung $f(\pi \mid n, y)$.

   c) Ein sechster Arzt möchte mit $n_6 = 5$ Patienten an der Studie teilnehmen. Bestimmen Sie die posteriori-prädiktive Verteilung für y_6 (die Anzahl der fünf Patienten, auf die das Medikament einen positiven Effekt haben wird).

d) Berechnen Sie auch die prädiktive Likelihood-Prognose.

2. Sei $X_1, \ldots, X_n$ eine Zufallsstichprobe aus einer $N(\mu, \sigma^2)$-Verteilung, aus der eine weitere Beobachtung $Y = X_{n+1}$ vorhergesagt werden soll. Sowohl der Erwartungswert μ als auch die Varianz σ^2 seien unbekannt.

   a) Bestimmen Sie zunächst die Plug-in-Prognoseverteilung.

   b) Berechnen Sie nun die prädiktive Likelihood- und die Bootstrap-Prognoseverteilung.

   c) Bestimmen Sie schließlich unter Annahme der Referenz-Priori $f(\mu, \sigma^2) \propto \sigma^{-2}$ die Bayes-Prognoseverteilung.

3. Beweisen Sie die Murphy Zerlegung (8.8) des Brier-Scores.

4. Untersuchen Sie, ob die Bewertungsregel

$$S(f(y), y_b) = -f(y_b)$$

bei einer binären Beobachtung Y korrekt ist.

5. Zeigen Sie, dass sich der CRPS bei einer normalverteilten Prognose zu (8.9) umformen lässt. Verwenden Sie hierzu die Formeln für den Erwartungswert der Halb-Normal-Verteilung aus Anhang A.3.

Literaturhinweise

Ein klassisches Werk zur statistischen Prognose ist Geisser (1993). Für theoretische Eigenschaften der Likelihood-Prognose sowie weitere Vorschläge verweisen wir auf Pawitan (2001, Kapitel 16) und die sehr ausführliche Darstellung in Young und Smith (2005, Kapitel 10), hier ist auch die Bayes-Prognose beschrieben. Bernardo und Smith (2000) geben eine ausführlichere Diskussion des Bayes-Ansatzes. Eine Einführung in die Bewertung von Prognosen liefert O'Hagan et al. (2006, Kapitel 8). Einen theoretische Dastellung von Bewertungsregeln findet sich in Gneiting und Raftery (2007), Kalibrierung ist ausführlich in Gneiting et al. (2007) besprochen.

Anhang A Ergänzungen aus der Stochastik

Übersicht

In diesem Anhang werden ausgewählte Resultate und Definitionen aus der Stochastik, die in diesem Buch benutzt wurden, aufgeführt. Elementare Wahrscheinlichkeitsrechung ist nicht enthalten. Hier verweisen wir den Leser auf die zahlreiche Literatur, insbesondere auch auf Grimmett und Stirzaker (2001) und Williams (2001), die einen modernen Zugang wählen.

A.1 Ungleichungen und Rechenregeln

In diesem Abschnitt sind einige wichtige Resultate der Wahrscheinlichkeitsrechung, die in der Statistik häufig verwendet werden, aufgeführt. Grenzwertsätze folgen in Abschnitt A.2.

A.1.1 Jensen'sche Ungleichung

Sei X eine Zufallsvariable mit endlichem Erwartungswert $\mathsf{E}(X)$ und $g(x)$ eine *konvexe* Funktion (bei existierender zweiter Ableitung ist dies gleichbedeutend mit $g''(x) \geq 0$ für alle $x \in \mathbb{R}$). Dann gilt:

$$\mathsf{E}\big(g(X)\big) \geq g\big(\mathsf{E}(X)\big).$$

Ist $g(x)$ *streng konvex* ($g''(x) > 0$ für alle reellen x) und zusätzlich X fast sicher nicht konstant („*nicht degeneriert*"), so gilt sogar

$$\mathsf{E}\big(g(X)\big) > g\big(\mathsf{E}(X)\big).$$

Analog gilt für *(streng) konkave* Funktionen $g(x)$

$$\mathsf{E}\big(g(X)\big) \le g\big(\mathsf{E}(X)\big)$$

bzw.

$$\mathsf{E}\big(g(X)\big) < g\big(\mathsf{E}(X)\big).$$

A.1.2 Kullback-Leibler-Diskrepanz und Entropie

Seien $f_X(x)$ und $f_Y(y)$ zwei Dichtefunktionen bzw. Wahrscheinlichkeitsfunktionen von Zufallsvariablen X und Y. Die Größe

$$D(f_X, f_Y) := \mathsf{E}\left(\log \frac{f_X(X)}{f_Y(X)}\right)$$

heißt *Kullback-Leibler-Diskrepanz* (nach SOLOMON KULLBACK, 1907–1994, und RICHARD LEIBLER, 1914–2003) und misst gewissermaßen den „Abstand" zwischen f_X und f_Y, wobei aber im Allgemeinen

$$D(f_X, f_Y) \ne D(f_Y, f_X)$$

gilt, da $D(f_X, f_Y)$ asymmetrisch definiert ist. Somit ist D auch kein Distanzmaß im üblichen Sinne. Es besteht ein enger Bezug zur *Entropie*

$$- \mathsf{E}(\log f_X(X)),$$

die ein Maß für den Informationsgehalt einer Zufallsvariable $X \sim f_X(x)$ ist.

A.1.3 Informationsungleichung

Seien X und Y nun Zufallsvariablen mit gleichen Trägern. Dann gilt:

$$D(f_X, f_Y) = \mathsf{E}\left(\log \frac{f_X(X)}{f_Y(X)}\right) = \mathsf{E}\left(\log f_X(X)\right) - \mathsf{E}\left(\log f_Y(X)\right) \ge 0,$$

wobei Gleichheit nur dann gilt, wenn $f_X(x) = f_Y(x)$ für alle $x \in \mathbb{R}$.

A.1.4 Korrelation und Cauchy-Schwarz'sche Ungleichung

Sei (X, Y) ein bivariater Zufallsvektor. Zur Quantifizierung der linearen Abhängigkeit zwischen X und Y werden die Kovarianz und die Korrelation verwendet.

Sei zunächst $g : \mathbb{R}^2 \to \mathbb{R}$ eine beliebige Funktion. Dann gilt

$$\mathsf{E}\big(g(X, Y)\big) = \sum_{x, y} g(x, y) \cdot f_{X,Y}(x, y)$$

und somit insbesondere $E(X \cdot Y) = \sum_{x,y} xy \cdot f_{X,Y}(x, y)$.

Die *Kovarianz* von X und Y ist nun definiert durch

$$\mathrm{Cov}(X, Y) = E\Big\{ \big(X - E(X)\big)\big(Y - E(Y)\big) \Big\} = E(XY) - E(X)\, E(Y),$$

sodass $\mathrm{Cov}(X, X) = \mathrm{Var}(X)$. Die *Korrelation* von X und Y ist

$$\rho(X, Y) = \frac{\mathrm{Cov}(X, Y)}{\sqrt{\mathrm{Var}(X)\,\mathrm{Var}(Y)}},$$

wobei $\mathrm{Var}(X) > 0$ und $\mathrm{Var}(Y) > 0$ erfüllt sein muss.

Eine wichtige Eigenschaft der Korrelation ist

$$|\rho(X, Y)| \le 1, \tag{A.1}$$

was mit Hilfe der *Cauchy-Schwarz'schen Ungleichung* (nach AUGUSTIN LOUIS CAUCHY, 1789–1857, und HERMANN AMANDUS SCHWARZ, 1843–1921), die für Zufallsvariablen X und Y mit endlichen zweiten Momenten

$$\big[E(XY)\big]^2 \le E\big(X^2\big)\, E\big(Y^2\big) \tag{A.2}$$

sichert, gezeigt werden kann:

Beweis: Wendet man (A.2) auf die Zufallsvariablen $X - E(X)$ und $Y - E(Y)$ an, so erhält man

$$\Big[E\big((X - E(X))(Y - E(Y))\big)\Big]^2 \le E\big((X - E(X))^2\big)\, E\big((Y - E(Y))^2\big).$$

Division der linken durch die rechte Seite ergibt

$$\rho^2 = \frac{[\mathrm{Cov}(X, Y)]^2}{\mathrm{Var}(X)\,\mathrm{Var}(Y)} \le 1,$$

also (A.1). Man kann ferner zeigen, dass die Grenzen $\rho = +1$ bzw. $\rho = -1$ erreicht werden, falls $a, b, c \in \mathbb{R}$ existieren, sodass $P(aX + bY = c) = 1$ gilt. Falls Y linear in X steigt bzw. fällt, ist die Korrelation $+1$ bzw. -1. $\qquad\qquad\square$

A.1.5   Randverteilungen

Die *gemeinsame Verteilungsfunktion* $F_{\boldsymbol{X}}$ eines Zufallsvektors $\boldsymbol{X} = (X_1, X_2, \ldots, X_n)^T$ ist die Funktion $F_{\boldsymbol{X}} : \mathbb{R}^n \to [0, 1]$ mit

$$F_{\boldsymbol{X}}(\boldsymbol{x}) = P(\boldsymbol{X} \le \boldsymbol{x}) = P(X_1 \le x_1, X_2 \le x_2, \ldots, X_n \le x_n),$$

wobei $\boldsymbol{x} = (x_1, x_2, \ldots, x_n)^T$ eine Realisierung von $\boldsymbol{X}$ ist. Aus der gemeinsamen Verteilungsfunktion $F_{\boldsymbol{X}}(\boldsymbol{x})$ können die *Randverteilungen* (*Marginalverteilungen*) von einzelnen Komponenten bestimmt werden: Mit $i \in \{1, \ldots, n\}$ und

$$\boldsymbol{X}_{-i} := (X_1, \ldots, X_{i-1}, X_{i+1}, \ldots, X_n)^T$$

gilt

$$F_{X_i}(x_i) = \lim_{\boldsymbol{x}_{-i} \to +\infty} F_{\boldsymbol{X}}(\boldsymbol{x}),$$

wobei der Grenzwert für $x_1 \to +\infty, \ldots, x_{i-1} \to +\infty, x_{i+1} \to +\infty, \ldots, x_n \to +\infty$ bei festem x_i gemeint ist. Meist bestimmt man aber die *Marginale Dichtefunktion* bzw. *marginale Wahrscheinlichkeitsfunktion* als

$$f_{X_i}(x_i) = \int_{\boldsymbol{x}_{-i} \in \mathcal{T}_{-i}} f(\boldsymbol{x}) \, d\boldsymbol{x} \quad \text{bzw.} \quad \mathsf{P}(X_i = x_i) = \sum_{\boldsymbol{x}_{-i} \in \mathcal{T}_{-i}} \mathsf{P}(\boldsymbol{X} = \boldsymbol{x}),$$

wobei jeweils über den „bedingten Träger" $\mathcal{T}_{-i} := \{\boldsymbol{x}_{-i} \in \mathbb{R}^{n-1} | (\boldsymbol{x}_{-i}^T, x_i)^T \in \mathcal{T}\}$ ausgehend vom Träger $\mathcal{T} = \{\boldsymbol{x} \in \mathbb{R}^n | f(\boldsymbol{x}) > 0\}$ des Zufallsvektors $\boldsymbol{X}$ integriert bzw. summiert wird.

A.1.6 Bedingte Verteilungen

Seien X, Y zwei diskrete Zufallsvariablen auf dem gleichen Wahrscheinlichkeitsraum. Die *bedingte Verteilungsfunktion von Y gegeben $X = x$* ist definiert als

$$F_{Y \mid X}(y \mid x) = \mathsf{P}(Y \leq y \mid X = x)$$

für alle $x \in \mathbb{R}$ mit $\mathsf{P}(X = x) > 0$. Die zugehörige *bedingte Wahrscheinlichkeitsfunktion* lautet

$$\mathsf{P}(Y = y \mid X = x) = \frac{\mathsf{P}(X = x, Y = y)}{\mathsf{P}(X = x)}.$$

Falls X und Y zwei stetige Zufallsvariablen mit gemeinsamer Dichtefunktion $f_{X,Y}(x, y)$ sind, so ist die *bedingte Verteilungsfunktion von Y gegeben $X = x$* definiert als

$$F_{Y \mid X}(y \mid x) = \int_{-\infty}^{y} \frac{f_{X,Y}(x, v)}{f_X(x)} \, dv$$

für alle $x \in \mathbb{R}$ mit $f_X(x) > 0$. Die *bedingte Dichtefunktion* von Y gegeben $X = x$ lautet

$$f_{Y \mid X}(y \mid x) = \frac{f_{X,Y}(x, y)}{f_X(x)}.$$

Die Formeln behalten auch bei Zufallsvektoren ihre Gültigkeit.

Bei der multivariaten Normalverteilung (vergleiche Abschnitt A.3) sind auch die bedingten Verteilungen eines Teilvektors wieder normalverteilt. Seien also $\boldsymbol{X}$ und $\boldsymbol{Y}$ gemeinsam normalverteilt mit

$$\text{Erwartungswert} \quad \boldsymbol{\mu} = \begin{pmatrix} \boldsymbol{\mu}_X \\ \boldsymbol{\mu}_Y \end{pmatrix} \quad \text{und Kovarianzmatrix} \quad \boldsymbol{\Sigma} = \begin{pmatrix} \boldsymbol{\Sigma}_{XX} & \boldsymbol{\Sigma}_{XY} \\ \boldsymbol{\Sigma}_{YX} & \boldsymbol{\Sigma}_{YY} \end{pmatrix},$$

wobei $\boldsymbol{\mu}$ und $\boldsymbol{\Sigma}$ den Dimensionen von $\boldsymbol{X}$ und $\boldsymbol{Y}$ entsprechend partitioniert wurden. Dann gilt:

$$\boldsymbol{X}|\boldsymbol{Y} \sim \mathrm{N}(\boldsymbol{\mu}_{X|Y}, \boldsymbol{\Sigma}_{X|Y}), \text{ wobei}$$
$$\boldsymbol{\mu}_{X|Y} = \boldsymbol{\mu}_X + \boldsymbol{\Sigma}_{XY}\boldsymbol{\Sigma}_{YY}^{-1}(\boldsymbol{x}_Y - \boldsymbol{\mu}_Y) \text{ und}$$
$$\boldsymbol{\Sigma}_{X|Y} = \boldsymbol{\Sigma}_{XX} - \boldsymbol{\Sigma}_{XY}\boldsymbol{\Sigma}_{YY}^{-1}\boldsymbol{\Sigma}_{YX}.$$

A.1.7   Bedingte Erwartung und Varianz

Der *bedingte Erwartungswert* von Y gegeben $X = x$,

$$\mathsf{E}(Y\,|\,X = x) = \int y f(y\,|\,x)\,dy, \tag{A.3}$$

ist mittels der bedingten Dichte von Y gegeben $X = x$, $f(y\,|\,x)$, definiert und ist (falls er existiert) eine reelle Zahl. Für diskrete Zufallsvariablen ist in (A.3) das Integral durch eine Summe und die bedingte Dichte durch die bedingte Wahrscheinlichkeitsfunktion $\mathsf{P}(Y\,|\,X = x)$ zu ersetzen. Heuristisch formuliert gibt (A.3) den Mittelwert von Y an, wenn bereits bekannt ist, dass die Zufallsvariable X die Realisation x produziert hat. Analog ist die *bedingte Varianz* von Y gegeben $X = x$ zu verstehen:

$$\mathrm{Var}(Y\,|\,X = x) = \mathsf{E}\big\{[Y - \mathsf{E}(Y\,|\,X = x)]^2\,|\,X = x\big\}. \tag{A.4}$$

Der äußere Erwartungswert wird dabei wiederum bzgl. der bedingten Dichte von Y gegeben $X = x$ gebildet.

Lässt man nun in $\phi(x) = \mathsf{E}(Y\,|\,X = x)$ die Realisation von X unbestimmt, hängt die resultierende Größe $\phi(X)$ von der Zufallsvariablen X ab und ist damit selbst eine Zufallsvariable. Sie wird *bedingte Erwartung* von Y gegeben X genannt. Analog kann man die Zufallsvariable definieren, die sich durch Ersetzung von x durch X in $\tau(x) = \mathrm{Var}(Y\,|\,X = x)$ ergibt. Verwirrenderweise heißt $\tau(X)$ ebenfalls *bedingte Varianz*, wobei nur der Zusatz „von Y gegeben X" deutlich macht, dass nicht (A.4) gemeint ist.

Praktische Verwendung finden diese Begriffe in den folgenden zwei Resultaten. Der *Satz vom iterierten Erwartungswert* besagt für zwei beliebige Zufallsvariablen X und Y, dass der Erwartungswert der bedingten Erwartung von Y gegeben X gleich dem einfachen Erwartungswert von Y ist:

$$\mathsf{E}(Y) = \mathsf{E}\big(\mathsf{E}(Y\,|\,X)\big). \tag{A.5}$$

Weiterhin kann mit dem *Varianzzerlegungssatz* auch die Varianz von Y umformuliert werden:

$$\text{Var}(Y) = \mathsf{E}\big(\text{Var}(Y \mid X)\big) + \text{Var}\big(\mathsf{E}(Y \mid X)\big). \tag{A.6}$$

Insbesondere dann, wenn die Verteilung von $Y \mid X = x$ und die Verteilung von X leicht zugänglich sind, ist eine Berechnung über (A.5) bzw. (A.6) oftmals deutlich einfacher als eine herkömmliche Berechnung von Erwartungswert und Varianz über die marginale Verteilung von Y.

A.1.8 Satz von Bayes

Seien A und B zwei Ereignisse $A, B \subset \Omega$ mit $0 < \mathsf{P}(A) < 1$ und $\mathsf{P}(B) > 0$. Dann gilt:

$$\mathsf{P}(A \mid B) = \frac{\mathsf{P}(B \mid A) \cdot \mathsf{P}(A)}{\mathsf{P}(B)}$$

$$= \frac{\mathsf{P}(B \mid A) \cdot \mathsf{P}(A)}{\mathsf{P}(B \mid A) \cdot \mathsf{P}(A) + \mathsf{P}(B \mid A^c) \cdot \mathsf{P}(A^c)}.$$

Allgemein: Sei $A_1, A_2, \ldots, A_n$ eine Partition der Grundmenge Ω mit $\mathsf{P}(A_i) > 0$ für alle $i = 1, \ldots, n$. Dann gilt:

$$\mathsf{P}(A_j \mid B) = \frac{\mathsf{P}(B \mid A_j) \cdot \mathsf{P}(A_j)}{\sum_{i=1}^{n} \mathsf{P}(B \mid A_i) \cdot \mathsf{P}(A_i)}.$$

Bei zwei Ereignissen erspart einem die Formulierung des Satzes mittels der Chancen (*Odds*) $\varphi = \pi/(1 - \pi)$ statt den Wahrscheinlichkeiten π die unhandliche Summe im Nenner:

$$\underbrace{\frac{\mathsf{P}(A \mid B)}{\mathsf{P}(A^c \mid B)}}_{\text{Posteriori-Odds}} = \underbrace{\frac{\mathsf{P}(A)}{\mathsf{P}(A^c)}}_{\text{Priori-Odds}} \cdot \underbrace{\frac{\mathsf{P}(B \mid A)}{\mathsf{P}(B \mid A^c)}}_{\text{Likelihood-Quotient}} .$$

Die Chance φ kann natürlich schnell mit $\pi = \varphi/(1 + \varphi)$ in eine Wahrscheinlichkeit umgerechnet werden.

Für stetige Zufallsvariablen X und Y lautet der Satz analog

$$f_{Y \mid X}(y \mid x) = \frac{f_{X \mid Y}(x \mid y) f_Y(y)}{f_X(x)} = \frac{f_{X \mid Y}(x \mid y) f_Y(y)}{\int f_{X,Y}(x, y) \, dy}. \tag{A.7}$$

A.1.9 Transformationssatz für Dichten

Sei X eine stetige Zufallsvariable und $g(x)$ streng monoton mit Umkehrfunktion $g^{-1}(y)$ und stetiger Ableitung $d\,g^{-1}(y)/d\,y$. Dann hat die Zufallsvariable $Y = g(X)$ die Dichtefunktion

$$f_Y(y) = \left| \frac{d\,g^{-1}(y)}{d\,y} \right| \cdot f_X\big(g^{-1}(y)\big) = \left| \frac{d\,g(x)}{d\,x} \right|^{-1} \cdot f_X\big(g^{-1}(y)\big) \tag{A.8}$$

mit $x = g^{-1}(y)$ wegen der Regel zur Ableitung der Umkehrfunktion.

A.2 Asymptotik

Nach der Definition der verschiedenen Konvergenzarten werden in diesem Abschnitt die für die Statistik wichtigsten Grenzwertsätze beschrieben.

A.2.1 Konvergenzarten

Sei $X_1, X_2, \ldots$ eine Folge von Zufallsvariablen auf einem Wahrscheinlichkeitsraum $(\Omega, \mathcal{F}, \mathsf{P})$. Man sagt:

1. $X_n \to X$ *fast sicher* (f.s., „almost surely", a.s.) und schreibt $X_n \xrightarrow{\text{f.s.}} X$, falls

$$\mathsf{P}\{\omega \in \Omega : \underbrace{X_n(\omega) \to X(\omega)}_{\substack{\text{punktweise Konvergenz} \\ \text{aus der Analysis}}} \quad \text{für } n \to \infty\} = 1.$$

Die fast sichere Konvergenz ist schwächer als die punktweise Konvergenz.

2. $X_n \to X$ *im r-ten Mittel*, $r \geq 1$, Schreibweise $X_n \xrightarrow{r} X$, falls $\mathsf{E}(|X_n^r|) < \infty$ für alle n und

$$\mathsf{E}(|X_n - X|^r) \to 0 \text{ für } n \to \infty.$$

Zu beachten ist, dass $r = const$. Falls speziell $r = 2$, so spricht man von *Konvergenz im Quadratmittel*.

3. $X_n \to X$ *in Wahrscheinlichkeit* und schreibt $X_n \xrightarrow{P} X$ („in probability"), falls

$$\mathsf{P}(|X_n - X| > \varepsilon) \to 0 \text{ für } n \to \infty \text{ und } \varepsilon > 0.$$

4. $X_n \to X$ *in Verteilung* und schreibt $X_n \xrightarrow{D} X$ („in distribution"), falls

$$\mathsf{P}(X_n \leq x) \to \mathsf{P}(X \leq x) \text{ für } n \to \infty$$

an allen $x \in \mathbb{R}$, an denen $F_X(x) = \mathsf{P}(X \leq x)$ stetig ist.

Es gelten folgende Zusammenhänge zwischen den Konvergenzarten:

$$X_n \xrightarrow{\text{f.s.}} X \quad \Longrightarrow \quad X_n \xrightarrow{P} X,$$
$$X_n \xrightarrow{r} X \quad \Longrightarrow \quad X_n \xrightarrow{P} X,$$
$$X_n \xrightarrow{P} X \quad \Longrightarrow \quad X_n \xrightarrow{D} X,$$
$$X_n \xrightarrow{D} c \quad \Longrightarrow \quad X_n \xrightarrow{P} c,$$

wobei $c \in \mathbb{R}$ eine Konstante ist.

Stetigkeitssatz („continuous mapping theorem") Falls $g : \mathbb{R} \to \mathbb{R}$ stetig ist, so folgt aus fast sicherer Konvergenz, Konvergenz in Verteilung oder Konvergenz in Wahrscheinlichkeit von X_n gegen X die Konvergenz von $g(X_n)$ gegen $g(X)$ der gleichen Art.

A.2.2 Slutsky's Theorem

Falls $X_n \xrightarrow{D} X$ und $Y_n \xrightarrow{D} a$ mit $a \in \mathbb{R}$, dann gilt:

1. $X_n + Y_n \xrightarrow{D} X + a$
2. $X_n \cdot Y_n \xrightarrow{D} a \cdot X$

A.2.3 Gesetze der großen Zahlen

Schwaches Gesetz der großen Zahlen Seien $X_1, X_2, \ldots$ unabhängige identisch verteilte Zufallsvariablen mit endlichem Erwartungswert μ und endlicher Varianz σ^2. Dann gilt

$$\frac{1}{n} \sum_{i=1}^{n} X_i \xrightarrow{P} \mu \quad \text{für } n \to \infty.$$

Starkes Gesetz der großen Zahlen Seien $X_1, X_2, \ldots$ unabhängige identisch verteilte Zufallsvariablen. Dann gilt

$$\frac{1}{n} \sum_{i=1}^{n} X_i \xrightarrow{\text{f. s.}} \mu \quad \text{für } n \to \infty \text{ und } \mu = const$$

genau dann, wenn $\mathsf{E}(|X_i|) < \infty$. Dann ist $\mu = \mathsf{E}(X_i)$.

A.2.4 Zentraler Grenzwertsatz

Für Zufallsvariablen Seien $X_1, X_2, \ldots$ unabhängige identisch verteilte Zufallsvariablen mit $\mu = \mathsf{E}(X_i) < \infty$ sowie $0 < \text{Var}(X_i) = \sigma^2 < \infty$. Dann gilt mit $Z \sim \mathrm{N}(0,1)$:

$$\frac{1}{\sqrt{n\sigma^2}} \left(\sum_{i=1}^{n} X_i - n\mu \right) \xrightarrow{D} Z$$

für $n \to \infty$. Man schreibt dann auch $\frac{1}{\sqrt{n\sigma^2}} \left(\sum_{i=1}^{n} X_i - n\mu \right) \overset{a}{\sim} \mathrm{N}(0,1)$, was äquivalent zu $\frac{1}{\sqrt{n}} \left(\sum_{i=1}^{n} X_i - n\mu \right) \overset{a}{\sim} \mathrm{N}(0, \sigma^2)$ ist.

Für Zufallsvektoren Sei $(\boldsymbol{X}_i)_{i \in \mathbb{N}}$ eine Folge von unabhängigen und identisch verteilten p-dimensionalen Zufallsvektoren mit endlichem Erwartungswertvektor $\boldsymbol{\mu} = \mathsf{E}(\boldsymbol{X}_i)$ und endlicher, positiv definiter Kovarianzmatrix $\boldsymbol{\Sigma} = \mathrm{Cov}(\boldsymbol{X}_i)$. Dann gilt:

$$\frac{1}{\sqrt{n}}\Big(\sum_{i=1}^{n} \boldsymbol{X}_i - n\boldsymbol{\mu}\Big) \overset{a}{\sim} \mathrm{N}_p(\boldsymbol{0}, \boldsymbol{\Sigma}),$$

wobei $\mathrm{N}_p(\boldsymbol{0}, \boldsymbol{\Sigma})$ eine p-dimensionale Normalverteilung mit Erwartungswertvektor $\boldsymbol{0}$ und Kovarianzmatrix $\boldsymbol{\Sigma}$ ist.

A.2.5 Delta-Regel

Für Zufallsvariablen Sei $T_n := \frac{1}{n}\sum_{i=1}^{n} X_i$, wobei X_i unabhängig identisch verteilt sind mit Erwartungswert μ und Varianz σ^2. Sei ferner g eine (zumindest in einer Umgebung von μ) stetig differenzierbare Funktion mit Ableitung g' und $g'(\mu) \neq 0$. Dann gilt:

$$\sqrt{n}\big(g(T_n) - g(\mu)\big) \overset{a}{\sim} \mathrm{N}\big(0, [g'(\mu)]^2 \cdot \sigma^2\big)$$

für $n \to \infty$. Vereinfachend kann man sich merken, dass allgemein aus $Z \overset{a}{\sim} \mathrm{N}(\nu, \tau^2)$

$$g(Z) \overset{a}{\sim} \mathrm{N}\big(g(\nu), [g'(\nu)]^2 \cdot \tau^2\big)$$

folgt.

Für Zufallsvektoren Sei $\boldsymbol{T}_n = \frac{1}{n}(\boldsymbol{X}_1 + \cdots + \boldsymbol{X}_n)$, wobei die p-dimensionalen Zufallsvektoren $\boldsymbol{X}_i$ unabhängig und identisch verteilt mit Erwartungswert $\boldsymbol{\mu}$ und Kovarianzmatrix $\boldsymbol{\Sigma}$ seien. Sei ferner $\boldsymbol{g} : \mathbb{R}^p \to \mathbb{R}^q$ ($q \leq p$) eine in einer Umgebung von $\boldsymbol{\mu}$ stetig differenzierbare Abbildung, wobei die $(q \times p)$-Jacobi-Matrix $\boldsymbol{D}$ (vgl. Abschnitt B.5) vollen (Zeilen-)Rang q besitze. Dann gilt:

$$\sqrt{n}\big(\boldsymbol{g}(\boldsymbol{T}_n) - \boldsymbol{g}(\boldsymbol{\mu})\big) \overset{a}{\sim} \mathrm{N}_q\big(\boldsymbol{0}, \boldsymbol{D}\boldsymbol{\Sigma}\boldsymbol{D}^T\big)$$

für $n \to \infty$. Vereinfachend kann man sich merken, dass allgemein aus $\boldsymbol{Z} \overset{a}{\sim} \mathrm{N}_p(\boldsymbol{\nu}, \boldsymbol{\Sigma})$

$$\boldsymbol{g}(\boldsymbol{Z}) \overset{a}{\sim} \mathrm{N}_q\big(\boldsymbol{g}(\boldsymbol{\nu}), \boldsymbol{D}\boldsymbol{\Sigma}\boldsymbol{D}^T\big)$$

folgt.

A.3 Verteilungen

Die folgenden Tabellen fassen die wichtigsten uni- und multivariaten Verteilungen für diskrete und stetige Zufallsvariablen X bzw. -vektoren $\boldsymbol{X}$ mit Wahrscheinlichkeitsfunktion P bzw. Dichte $f(x)$ sowie Erwartungswert $\mathsf{E}(X)$, Varianz $\mathrm{Var}(X)$ und ggf. Modus $\mathrm{Mod}(X)$ zusammen. Mit $\mathcal{T}$ ist der Träger von X bezeichnet. Die angegebene Dichte bzw. Wahrscheinlichkeitsfunktion ist für Werte $x \in \mathcal{T}$ angegeben, an anderen Stellen ist sie gleich 0.

Neben der verwendeten Abkürzung und dem Namen ist in der Kopfleiste jeder Verteilung der Stamm der zugehörigen R-Funktionen (z. B. `norm`) mit der implementierten Parametrisierung angegeben, mit denen die Verteilung genutzt werden kann. Dies sind die jeweils vier häufig benötigten Funktionen mit den Präfixen

r   wie *r*andom, womit Zufallszahlen bzw.-vektoren aus der Verteilung generiert werden können, z. B. liefert `rnorm(n, mean = 0, sd = 1)` n Zufallszahlen aus der Standardnormalverteilung.

d   wie *d*ensity, was die Wahrscheinlichkeits- bzw. Dichtefunktion implementiert, beispielsweise gibt `dnorm(x)` den Vektor mit den Werten $\varphi(x_1), \ldots, \varphi(x_n)$ zurück, wenn x ein Vektor der Länge n ist und $\varphi(x)$ die Dichtefunktion der Standardnormalverteilung bezeichnet.

p   wie *p*robability, womit die Implementation der Verteilungsfunktion bezeichnet ist. So berechnet `pnorm(x)` den Wert $\Phi(x)$ (ggf. wieder vektorwertig).

q   wie *q*uantile, mit dem die jeweilige Quantilsfunktion beginnt. Bei der Normalverteilung wird also $\Phi^{-1}(p)$ mittels `qnorm(p)` berechnet, z. B. ist `qnorm(0.975)` gleich $1.959964 \approx 1.96$.

Das erste Argument der Funktion wird in der Tabelle nicht explizit angegeben, da es entweder die gewünschte Anzahl der Zufallszahlen, ein Wert im Träger $x \in \mathcal{T}$ oder eine Wahrscheinlichkeit $p \in [0, 1]$ sein kann. Außer x und p können auch die Parameterwerte Vektoren sein. Weiterhin gibt es die Möglichkeit, mit der Option `log = TRUE` logarithmierte Werte der Dichte-, Verteilungs- und Quantilsfunktion zu erhalten. Die Verwendung dieser Option ist oft sinnvoll, um numerisch stabilere Ergebnisse zu bekommen, indem man z. B. Multiplikationen von sehr kleinen Zahlen durch Additionen der logarithmierten Werte ersetzt und am Ende die Exponentialfunktion `exp()` anwendet. Praktisch ist oft auch die Option `lower.tail = FALSE` der p- und q-Funktionen: Damit erhält man $P(X > x)$ bzw. das obere Quantil z mit $P(X > z) = p$, es wird also die Wahrscheinlichkeitsmasse im „*upper* tail" der Verteilung betrachtet. Weitere Details findet man in den Dokumentationen zu jeder Funktion, z. B. mittels Eingabe von `?rnorm`.

Tab. A.1: Univariate Verteilungen für diskrete Zufallsvariablen X. Die Funktion `sample` ist vielfältig einsetzbar, sowohl bei der Simulation von diskreten Zufallsvariablen mit finitem Träger als auch beim Resampling. Die Funktionen der Beta-Binomial-Verteilung finden sich, mit Ausnahme der Quantilsfunktion, im Paket VGAM.

Urnenmodell:	`sample(x, size, replace = FALSE, prob = NULL)`

Aus einer Urne mit den Elementen des Vektors `x` werden `size` gezogen, wobei die Wahrscheinlichkeiten für jedes Element beim ersten Zug im korrespondierenden Eintrag in `prob` gegeben werden. Bei der Wahl von `replace = TRUE` ändern sich diese Wahrscheinlichkeiten nicht nach dem ersten Zug, standardmäßig wird aber ohne Zurücklegen gezogen, sodass die Wahrscheinlichkeiten nach jedem Zug den verbleibenden Zahlen angepasst werden. Mit `sample(x)` werden `length(x)` Zahlen ohne Zurücklegen mit anfänglich gleichen Wahrscheinlichkeiten aus `x` gezogen, sodass eine Permutation von `x` zurückgegeben wird. Dagegen erhält man durch `sample(x, replace = TRUE)` eine Stichprobe aus der empirischen Verteilungsfunktion von `x`, was insbesondere für (nichtparametrische) Bootstrap-Ansätze benötigt wird.

Bernoulli: B(π)	`_binom(..., size = 1, prob = `π`)`

$0 < \pi < 1$ $\qquad\qquad\qquad\qquad\qquad \mathcal{T} = \{0,1\}$

$$P(X = x) = \pi^x(1-\pi)^{1-x} \qquad\qquad \text{Mod}(X) = \begin{cases} 0, & \pi \le 0.5 \\ 1, & \pi \ge 0.5 \end{cases}$$

$$\text{E}(X) = \pi \qquad\qquad\qquad\qquad\qquad \text{Var}(X) = \pi(1-\pi)$$

Falls $X_i \sim \text{B}(\pi), i = 1,\ldots,n$ unabhängig sind, so ist $\sum_{i=1}^n X_i \sim \text{Bin}(n,\pi)$.

Binomial: Bin(n,π)	`_binom(..., size = n, prob = `π`)`

$0 < \pi < 1, n \in \mathbb{N} \qquad\qquad\qquad \mathcal{T} = \{0,\ldots,n\}$

$$P(X = x) = \binom{n}{x}\pi^x(1-\pi)^{n-x} \qquad \text{Mod}(X) = \begin{cases} \lfloor z_m := (n+1)\pi \rfloor, & z_m \notin \mathbb{N} \\ z_m - 1, z_m, & \text{sonst.} \end{cases}$$

$$\text{E}(X) = n\pi \qquad\qquad\qquad\qquad\qquad \text{Var}(X) = n\pi(1-\pi)$$

Eine Bernoulli-Verteilung mit Parameter π ergibt sich bei $n = 1$. Falls $X_i \sim \text{Bin}(n_i,\pi), i = 1,\ldots,n$ unabhängig sind, so ist $\sum_{i=1}^n X_i \sim \text{Bin}(\sum_{i=1}^n n_i,\pi)$.

Geometrisch: Geom(π)	`_geom(..., prob = `π`)`

$0 < \pi < 1 \qquad\qquad\qquad\qquad \mathcal{T} = \mathbb{N}$

$$P(X = x) = \pi(1-\pi)^{x-1}$$

$$\text{E}(X) = 1/\pi \qquad\qquad\qquad\qquad\qquad \text{Var}(X) = (1-\pi)/\pi^2$$

Falls $X_i \sim \text{Geom}(\pi), i = 1,\ldots,n$ unabhängig sind, so ist $\sum_{i=1}^n X_i \sim \text{NBin}(n,\pi)$.

(wird fortgesetzt)

Tab. A.1: Univariate Verteilungen für diskrete Zufallsvariablen X (Fortsetzung)

Hypergeometrisch: $\mathrm{HypGeom}(n, N, M)$	$\_\mathtt{hyper}(\dots, \mathtt{m} = M, \mathtt{n} = N - M, \mathtt{k} = n)$

$N \in \mathbb{N}, M \in \{0, \dots, N\}, n \in \{1, \dots, N\}$

$\mathcal{T} = \big\{\max\{0, n + M - N\}, \dots, \min\{n, M\}\big\}$

$\mathrm{P}(X = x) = C \cdot \binom{M}{x}\binom{N-M}{n-x}$ $C = \binom{N}{n}^{-1}$

$\mathrm{Mod}(X) = \begin{cases} \lfloor x_m \rfloor, & x_m \notin \mathbb{N} \\ x_m - 1, x_m, & \text{sonst.} \end{cases}$ $x_m := \frac{(n+1)(M+1)}{(N+2)}$

$\mathsf{E}(X) = n\frac{M}{N}$ $\mathrm{Var}(X) = n\frac{M}{N}\frac{N-M}{N}\frac{(N-n)}{(N-1)}$

Negativ-Binomial: $\mathrm{NBin}(r, \pi)$	$\_\mathtt{nbinom}(\dots, \mathtt{size} = r, \mathtt{prob} = \pi)$

$0 < \pi < 1, r \in \mathbb{N}$ $\mathcal{T} = \{r, r+1, \dots\}$

$\mathrm{P}(X = x) = \binom{x-1}{r-1}\pi^r(1-\pi)^{x-r}$ $\mathrm{Mod}(X) = \begin{cases} \lfloor z_m := 1 + \frac{r-1}{\pi} \rfloor, & z_m \notin \mathbb{N} \\ z_m - 1, z_m, & \text{sonst.} \end{cases}$

$\mathsf{E}(X) = \frac{r}{\pi}$ $\mathrm{Var}(X) = \frac{r(1-\pi)}{\pi^2}$

Achtung: In R ist die alternative Darstellung $X - r$ implementiert, also die Zahl der *Fehlversuche*, bis r Erfolge eingetreten sind. Eine geometrische Verteilung mit Parameter π ergibt sich als Spezialfall mit r $= 1$. Für n unabhängige Zufallsvariablen $X_i \sim \mathrm{NBin}(r_i, \pi), i = 1, \dots, n$ gilt: $\sum_{i=1}^{n} X_i \sim \mathrm{NBin}(\sum_{i=1}^{n} r_i, \pi)$.

Poisson: $\mathrm{Po}(\lambda)$	$\_\mathtt{pois}(\dots, \mathtt{lambda} = \lambda)$

$\lambda > 0$ $\mathcal{T} = \mathbb{N}_0$

$\mathrm{P}(X = x) = \frac{\lambda^x}{x!}\exp(-\lambda)$ $\mathrm{Mod}(X) = \begin{cases} \lfloor \lambda \rfloor, & \lambda \notin \mathbb{N} \\ \lambda - 1, \lambda, & \text{sonst.} \end{cases}$

$\mathsf{E}(X) = \lambda$ $\mathrm{Var}(X) = \lambda$

Falls $X_i \sim \mathrm{Po}(\lambda_i), i = 1, \dots, n$ unabhängig sind, so ist $\sum_{i=1}^{n} X_i \sim \mathrm{Po}(\sum_{i=1}^{n} \lambda_i)$.

(wird fortgesetzt)

Tab. A.1: Univariate Verteilungen für diskrete Zufallsvariablen X (Fortsetzung)

Poisson-Gamma: $\mathrm{PoG}(\alpha, \beta, \nu)$	$\_\texttt{nbinom}(\dots, \texttt{size} = \alpha, \texttt{prob} = \frac{\beta}{\beta+\nu})$

$\alpha, \beta > 0$ $\qquad\qquad\qquad\qquad\qquad\qquad \mathcal{T} = \mathbb{N}_0$

$\mathrm{P}(X = x) = C \cdot \frac{\Gamma(\alpha+x)}{x!} \left(\frac{\nu}{\beta+\nu}\right)^x \qquad\qquad C = \left(\frac{\beta}{\beta+\nu}\right)^\alpha \frac{1}{\Gamma(\alpha)}$

$$\mathrm{Mod}(X) = \begin{cases} \left\lceil \frac{\nu(\alpha-1)}{\beta} - 1 \right\rceil, & \alpha\nu > \beta+\nu \\ 0, 1 & \alpha\nu = \beta+\nu \\ 0, & \alpha\nu < \beta+\nu \end{cases}$$

$\mathrm{E}(X) = \nu\frac{\alpha}{\beta} \qquad\qquad\qquad\qquad\qquad \mathrm{Var}(X) = \alpha\frac{\nu}{\beta}(1 + \frac{\nu}{\beta})$

Für $\alpha \in \mathbb{N}$ ist $X + \alpha \sim \mathrm{NBin}\left(\alpha, \frac{\beta}{\beta+\nu}\right)$, die Poisson-Gamma-Verteilung ist somit eine Verallgemeinerung der Negativ-Binomialverteilung auf reelle α. Deshalb gibt es in R auch nur jeweils eine Funktion für beide Verteilungen.

Beta-Binomial: $\mathrm{BeB}(n, \alpha, \beta)$	$\{\texttt{r}, \texttt{d}, \texttt{p}\}\texttt{betabin.ab}(\dots, \texttt{size} = n, \alpha, \beta)$

$\alpha, \beta > 0, n \in \mathbb{N} \qquad\qquad\qquad\qquad \mathcal{T} = \{0, \dots, n\}$

$\mathrm{P}(X = x) = C \cdot \binom{n}{x}\Gamma(\alpha+x)\Gamma(\beta+n-x) \qquad C = \frac{\Gamma(\alpha+\beta)}{\Gamma(\alpha)\Gamma(\beta)\Gamma(\alpha+\beta+n)}$

$$\mathrm{Mod}(X) = \begin{cases} \lfloor x_m \rfloor, & x_m \notin \mathbb{N} \\ x_m - 1, x_m, & \text{sonst.} \end{cases} \qquad x_m := \frac{(n+1)(\alpha-1)}{\alpha+\beta-2}$$

$\mathrm{E}(X) = n\frac{\alpha}{\alpha+\beta} \qquad\qquad\qquad\qquad \mathrm{Var}(X) = n\frac{\alpha\beta}{(\alpha+\beta)^2}\frac{(\alpha+\beta+n)}{(\alpha+\beta+1)}$

Die $\mathrm{BeB}(n, 1, 1)$ entspricht einer diskreten Gleichverteilung auf dem Träger $\mathcal{T}$ mit $\mathrm{P}(X = x) = (n+1)^{-1}$.

(Ende)

Tab. A.2: Univariate Verteilungen für stetige Zufallsvariablen X. Die Dichte- und die Zufallszahlenfunktion der inversen Gamma-Verteilung sind nur im Paket MCMCpack vorhanden. Die Verteilungs- und die Quantilsfunktion können (ebenso wie Zufallszahlen) über die entsprechenden Funktionen der Gamma-Verteilung berechnet werden. Die Funktionen der allgemeinen t-Verteilung finden sich im Paket sn; für Standard-t-Verteilungen reichen die Funktionen $\_\texttt{t}(\dots, \texttt{df} = \alpha)$ der Basisinstallation aus. Die Log-Normal-Verteilung ist im Paket VGAM enthalten. Die Halb-Normal-Verteilung und die Gamma-Gamma-Verteilung sind zur Zeit nicht implementiert.

Gleichverteilung (Uniform): $\mathrm{U}(a, b)$	$\_\texttt{unif}(\dots, \texttt{min} = a, \texttt{max} = b)$

$b > a \qquad\qquad\qquad\qquad\qquad\qquad \mathcal{T} = (a, b)$

$f(x) = 1/(b-a)$

$\mathrm{E}(X) = (a+b)/2 \qquad\qquad\qquad\qquad \mathrm{Var}(X) = (b-a)^2/12$

(wird fortgesetzt)

Tab. A.2: Univariate Verteilungen für stetige Zufallsvariablen X (Fortsetzung)

Beta: $\mathrm{Be}(\alpha, \beta)$	$\_\mathtt{beta}(\ldots, \mathtt{shape1} = \alpha, \mathtt{shape2} = \beta)$

$\alpha, \beta > 0$ $\qquad\qquad\qquad\qquad\qquad\qquad \mathcal{T} = (0, 1)$

$f(x) = B(\alpha, \beta)^{-1} x^{\alpha-1}(1-x)^{\beta-1}$ $\qquad\quad \mathrm{Mod}(X) = \frac{\alpha-1}{\alpha+\beta-2}$ falls $\alpha, \beta > 1$

$\mathsf{E}(X) = \frac{\alpha}{\alpha+\beta}$ $\qquad\qquad\qquad\qquad\qquad \mathrm{Var}(X) = \frac{\alpha\beta}{(\alpha+\beta)^2(\alpha+\beta+1)}$

Die Normierungskonstante $B(\alpha, \beta)^{-1}$ kann zu $\Gamma(\alpha+\beta)/\big(\Gamma(\alpha)\Gamma(\beta)\big)$ umgeschrieben werden. Für $\alpha = \beta = 1$ erhält man eine stetige Gleichverteilung auf dem Intervall $(0, 1)$.

Exponential: $\mathrm{Exp}(\lambda)$	$\_\mathtt{exp}(\ldots, \mathtt{rate} = \lambda)$

$\lambda > 0$ $\qquad\qquad\qquad\qquad\qquad\qquad\qquad \mathcal{T} = \mathbb{R}^+$

$f(x) = \lambda \exp(-\lambda x)$ $\qquad\qquad\qquad\qquad \mathrm{Mod}(X) = 0$

$\mathsf{E}(X) = 1/\lambda$ $\qquad\qquad\qquad\qquad\qquad\quad \mathrm{Var}(X) = 1/\lambda^2$

Falls $X_i \sim \mathrm{Exp}(\lambda), i = 1, \ldots, n$ unabhängig sind, so $\sum_{i=1}^n X_i \sim \mathrm{G}(n, 1)$.

Weibull: $\mathrm{Wb}(\mu, \alpha)$	$\_\mathtt{weibull}(\ldots, \mathtt{shape} = \alpha, \mathtt{scale} = \mu)$

$\mu, \alpha > 0$ $\qquad\qquad\qquad\qquad\qquad\qquad \mathcal{T} = \mathbb{R}_+$

$f(x) = \frac{\alpha}{\mu}\left(\frac{x}{\mu}\right)^{\alpha-1} \exp\left(-\left(\frac{x}{\mu}\right)^\alpha\right)$ $\qquad \mathrm{Mod}(X) = \mu \cdot \left(1 - \frac{1}{\alpha}\right)^{\frac{1}{\alpha}}$

$\mathsf{E}(X) = \mu \cdot \Gamma\left(\frac{1}{\alpha} + 1\right)$ $\qquad\qquad\quad \mathrm{Var}(X) = \mu \cdot \left\{\Gamma\left(\frac{2}{\alpha} + 1\right) - \Gamma\left(\frac{1}{\alpha} + 1\right)^2\right\}$

Eine Exponentialverteilung mit Parameter $1/\mu$ ergibt sich als Spezialfall mit $\alpha = 1$.

Gamma: $\mathrm{G}(\alpha, \beta)$	$\_\mathtt{gamma}(\ldots, \mathtt{shape} = \alpha, \mathtt{rate} = \beta)$

$\alpha, \beta > 0$ $\qquad\qquad\qquad\qquad\qquad\qquad \mathcal{T} = \mathbb{R}^+$

$f(x) = \frac{\beta^\alpha}{\Gamma(\alpha)} x^{\alpha-1} \exp(-\beta x)$ $\qquad\qquad \mathrm{Mod}(X) = \frac{\alpha-1}{\beta}$ falls $\alpha > 1$

$\mathsf{E}(X) = \alpha/\beta$ $\qquad\qquad\qquad\qquad\qquad \mathrm{Var}(X) = \alpha/\beta^2$

Für $\alpha = 1$ erhält man eine Exponentialverteilung $\mathrm{Exp}(\beta)$, für $\alpha = d/2, \beta = 1/2$ eine Chi-Quadrat-Verteilung $\chi^2(d)$. Falls $X_i \sim \mathrm{G}(\alpha_i, \beta), i = 1, \ldots, n$ unabhängig sind, so ist $\sum_{i=1}^n X_i \sim \mathrm{G}(\sum_{i=1}^n \alpha_i, \beta)$.

Invers Gamma: $\mathrm{IG}(\alpha, \beta)$	$\{\mathtt{r}, \mathtt{d}\}\mathtt{invgamma}(\ldots, \mathtt{shape} = \alpha, \mathtt{scale} = \beta)$

$\alpha, \beta > 0$ $\qquad\qquad\qquad\qquad\qquad\qquad \mathcal{T} = \mathbb{R}^+$

$f(x) = \frac{\beta^\alpha}{\Gamma(\alpha)} x^{-(\alpha+1)} \exp(-\beta/x)$ $\qquad\quad \mathrm{Mod}(X) = \frac{\beta}{\alpha+1}$

$\mathsf{E}(X) = \frac{\beta}{\alpha-1}$ $\qquad\qquad\qquad\qquad\qquad \mathrm{Var}(X) = \frac{\beta^2}{(\alpha-1)^2(\alpha-2)}$

Für $X \sim \mathrm{G}(\alpha, \beta)$ ist $1/X \sim \mathrm{IG}(\alpha, \beta)$.

(wird fortgesetzt)

Tab. A.2: Univariate Verteilungen für stetige Zufallsvariablen X (Fortsetzung)

Gamma-Gamma: $Gg(\alpha, \beta, \delta)$

$\alpha, \beta, \delta > 0$	$\mathcal{T} = \mathbb{R}^+$
$f(x) = \frac{\beta^\alpha}{B(\alpha, \delta)} \frac{x^{\delta-1}}{(\beta+x)^{\alpha+\delta}}$	$\text{Mod}(X) = \frac{(\delta-1)\beta}{\alpha+1}$ falls $\delta > 1$
$\mathsf{E}(X) = \frac{\delta\beta}{\alpha-1}$ falls $\alpha > 1$	$\text{Var}(X) = \frac{\beta^2(\delta^2 + \delta(\alpha-1))}{(\alpha-1)^2(\alpha-2)}$ falls $\alpha > 2$

Eine Gamma-Gamma-verteilte Zufallsvariable $Y \sim Gg(\alpha, \beta, \delta)$ entsteht aus der Konstellation $X \sim G(\alpha, \beta)$, $Y \mid \{X = x\} \sim G(\delta, x)$.

Chi-Quadrat: $\chi^2(d)$ `_chisq(..., df = d)`

$d > 0$	$\mathcal{T} = \mathbb{R}^+$
$f(x) = \frac{(\frac{1}{2})^{\frac{d}{2}}}{\Gamma(\frac{d}{2})} x^{\frac{d}{2}-1} \exp(-x/2)$	$\text{Mod}(X) = d - 2$ falls $d > 2$
$\mathsf{E}(X) = d$	$\text{Var}(X) = 2d$

Falls $X_i \sim N(0,1), i = 1, \ldots, n$ unabhängig sind, so ist $\sum_{i=1}^n X_i^2 \sim \chi^2(n)$.

Normal: $N(\mu, \sigma^2)$ `_norm(..., mu = μ, sd = σ)`

$\mu \in \mathbb{R}, \sigma^2 > 0$	$\mathcal{T} = \mathbb{R}$
$f(x) = \frac{1}{\sqrt{2\pi\sigma^2}} \exp\left(-\frac{1}{2}\frac{(x-\mu)^2}{\sigma^2}\right)$	$\text{Mod}(X) = \mu$
$\mathsf{E}(X) = \mu$	$\text{Var}(X) = \sigma^2$

Falls X standardnormalverteilt ist, d.h. $X \sim N(0,1)$ und $f(x) = \varphi(x)$, so gilt für die Transformation: $\sigma X + \mu \sim N(\mu, \sigma^2)$.

Log-Normal: $LN(\mu, \sigma^2)$ `_lnorm(..., meanlog = μ, sdlog = σ)`

$\mu \in \mathbb{R}, \sigma^2 > 0$	$\mathcal{T} = \mathbb{R}^+$
$f(x) = \frac{1}{\sigma}\frac{1}{x}\varphi\left(\frac{\log x - \mu}{\sigma}\right)$	$\text{Mod}(X) = \exp(\mu - \sigma^2)$
$\mathsf{E}(X) = \exp(\mu + \sigma^2/2)$	$\text{Var}(X) = (\exp(\sigma^2) - 1)\exp(2\mu + \sigma^2)$

Falls X normalverteilt ist, d.h. $X \sim N(\mu, \sigma^2)$, so gilt $\exp(X) \sim LN(\mu, \sigma^2)$.

(wird fortgesetzt)

Tab. A.2: Univariate Verteilungen für stetige Zufallsvariablen X (Fortsetzung)

Halb-Normal: $\text{HN}(\mu, \sigma^2)$

$\mu \in \mathbb{R}, \sigma^2 > 0$ $\qquad\qquad\qquad\qquad \mathcal{T} = \mathbb{R}_0^+$

$f(x) = \frac{1}{\sigma} \left\{ \varphi\left(\frac{x-\mu}{\sigma}\right) + \varphi\left(\frac{x+\mu}{\sigma}\right) \right\}$ $\qquad \text{Mod}(X) \begin{cases} = 0, & |\mu| \leq \sigma \\ \in (0, |\mu|), & |\mu| > \sigma \end{cases}$

$\text{E}(X) = 2\sigma\varphi(\mu/\sigma) + \mu(2\Phi(\mu/\sigma) - 1)$ $\qquad \text{Var}(X) = \sigma^2 + \mu^2 - \text{E}(X)^2$

Falls X normalverteilt ist, d. h. $X \sim \text{N}(\mu, \sigma^2)$, so gilt $|X| \sim \text{HN}(\mu, \sigma^2)$. Der Modus kann für $|\mu| > \sigma$ nur numerisch bestimmt werden. Im Spezialfall $\mu = 0$ ergibt sich $\text{E}(X) = \sigma\sqrt{2/\pi}$ und $\text{Var}(X) = \sigma^2(1 - 2/\pi)$.

Student (t): $\text{t}(\mu, \sigma^2, \alpha)$ $\qquad\qquad\qquad$ _st$(\ldots, \texttt{location} = \mu, \texttt{scale} = \sigma, \texttt{df} = \alpha)$

$\mu \in \mathbb{R}, \sigma^2, \alpha > 0$ $\qquad\qquad\qquad\qquad \mathcal{T} = \mathbb{R}$

$f(x) = C \cdot \left(1 + \frac{1}{\alpha\sigma^2}(x-\mu)^2\right)^{-\frac{\alpha+1}{2}}$ $\qquad C = \left(\sqrt{\alpha\sigma^2} B\left(\frac{\alpha}{2}, \frac{1}{2}\right)\right)^{-1}$

$\text{Mod}(X) = \mu$

$\text{E}(X) = \mu$ falls $\alpha > 1$ $\qquad\qquad\qquad \text{Var}(X) = \sigma^2 \cdot \frac{\alpha}{\alpha-2}$ falls $\alpha > 2$

Falls X standard-t-verteilt ist mit α „Freiheitsgraden", d. h. $X \sim \text{t}(0, 1, \alpha) =: \text{t}(\alpha)$, so gilt für die Transformation: $\sigma X + \mu \sim \text{t}(\mu, \sigma^2, \alpha)$. Für $\alpha = 1$ ergibt sich die *Cauchy-Verteilung*, für $\alpha \to \infty$ konvergiert eine Student-verteilte Zufallsvariable $X \sim \text{t}(\mu, \sigma^2, \alpha)$ in Verteilung gegen eine normalverteilte Zufallsvariable $Y \sim \text{N}(\mu, \sigma^2)$.

F: $\text{F}(\alpha, \beta)$ $\qquad\qquad\qquad\qquad\qquad\qquad$ _f$(\ldots, \texttt{df1} = \alpha, \texttt{df2} = \beta)$

$\alpha, \beta > 0$ $\qquad\qquad\qquad\qquad\qquad\qquad \mathcal{T} = \mathbb{R}^+$

$f(x) = C \cdot \frac{1}{x}\left(1 + \frac{\beta}{\alpha x}\right)^{-\alpha/2}\left(1 + \frac{\alpha x}{\beta}\right)^{-\beta/2}$ $\qquad C = B(\alpha/2, \beta/2)^{-1}$

$\text{Mod}(X) = \frac{(\alpha-2)\beta}{\alpha(\beta+2)}$ falls $\alpha > 2$

$\text{E}(X) = \frac{\beta}{\beta-2}$ falls $\beta > 2$ $\qquad\qquad \text{Var}(X) = \frac{2\beta^2(\alpha+\beta-2)}{\alpha(\beta-2)^2(\beta-4)}$ falls $\beta > 4$

Falls $X \sim \chi^2(\alpha)$ unabhängig von $Y \sim \chi^2(\beta)$ ist, so ergibt sich für $Z = \frac{X/\alpha}{Y/\beta}$ eine F-Verteilung, $Z \sim \text{F}(\alpha, \beta)$.

(wird fortgesetzt)

Tab. A.2: Univariate Verteilungen für stetige Zufallsvariablen X (Fortsetzung)

Logistisch: $\text{Log}(\mu, \sigma^2)$	$\_\text{logis}(\dots, \text{location} = \mu, \text{scale} = \sigma)$

$\mu \in \mathbb{R}, \sigma > 0$ $\mathcal{T} = \mathbb{R}$

$f(x) = \frac{1}{\sigma} \exp\left(-\frac{x-\mu}{\sigma}\right) \left\{1 + \exp\left(-\frac{x-\mu}{\sigma}\right)\right\}^{-2}$ $\text{Mod}(X) = \mu$

$\mathsf{E}(X) = \mu$ $\text{Var}(X) = \sigma^2 \cdot \pi^2/3$

X ist standardlogistisch verteilt, falls $\mu = 0$ und $\sigma = 1$. Die Verteilungsfunktion hat dann die einfache Form $F(x) = (1 + \exp(-x))^{-1}$, und die Quantilsfunktion ist die logit-Funktion $F^{-1}(p) = \log(p/(1-p))$.

(Ende)

Tab. A.3: Multivariate Verteilungen für Zufallsvektoren $\boldsymbol{X}$. Für die Multinomialverteilung ist in R keine Verteilungs- bzw. Quantilsfunktion implementiert, auch für die Dirichlet-, Wishart- und inverse Wishartverteilung im Paket `MCMCpack` sind diese nicht vorhanden. Im Paket `mvtnorm` findet man dagegen auch die auf Zufallsvektoren verallgemeinerte Verteilungs- und Quantilsfunktion der multivariaten Normalverteilung. Die Multinomial-Dirichlet- und die Normal-Gamma-Verteilung sind zur Zeit nicht implementiert.

Multinomial: $\text{M}_k(n, \boldsymbol{\pi})$	$\{\text{r}, \text{d}\}\text{multinom}(\dots, \text{size} = n, \text{prob} = \boldsymbol{\pi})$

$\boldsymbol{\pi} = (\pi_1, \dots, \pi_k)^T, n \in \mathbb{N}$ $\boldsymbol{x} = (x_1, \dots, x_k)^T$

$\pi_i \in (0, 1), \sum_{j=1}^{k} \pi_j = 1$ $x_i \in \mathbb{N}_0, \sum_{j=1}^{k} x_j = n$

$\mathsf{P}(\boldsymbol{X} = \boldsymbol{x}) = \frac{n!}{\prod_{j=1}^{k} x_j!} \prod_{j=1}^{k} \pi_j^{x_j}$

$\mathsf{E}(X_i) = n\pi_i$ $\text{Var}(X_i) = n\pi_i(1 - \pi_i)$

$\mathsf{E}(\boldsymbol{X}) = n\boldsymbol{\pi}$ $\text{Cov}(\boldsymbol{X}) = n\left(\text{diag}(\boldsymbol{\pi}) - \boldsymbol{\pi}\boldsymbol{\pi}^T\right)$

Die Binomialverteilung ist ein Spezialfall der Multinomialverteilung: Wenn $X \sim \text{Bin}(n, \pi)$, dann ist $(X, n - X)^T \sim \text{M}_2\left(n, (\pi, 1 - \pi)^T\right)$.

(wird fortgesetzt)

Tab. A.3: Multivariate Verteilungen für Zufallsvektoren $\boldsymbol{X}$ (Fortsetzung)

Dirichlet: $\mathrm{D}_k(\boldsymbol{\alpha})$	$\{\mathrm{r,d}\}\mathrm{dirichlet}(\ldots,\mathrm{alpha}=\boldsymbol{\alpha})$

$\boldsymbol{\alpha}=(\alpha_1,\ldots,\alpha_k)^T$ $\qquad$ $\boldsymbol{x}=(x_1,\ldots,x_k)^T$

$\alpha_i>0$ $\qquad$ $x_i\in(0,1),\sum_{j=1}^{k}x_j=1$

$f(\boldsymbol{x})=C\cdot\prod_{j=1}^{k}x_j^{\alpha_j-1}$ $\qquad$ $C=\Gamma(\sum_{j=1}^{k}\alpha_j)/\prod_{j=1}^{k}\Gamma(\alpha_j)$

$\mathsf{E}(X_i)=\dfrac{\alpha_i}{\sum_{j=1}^{k}\alpha_j}$ $\qquad$ $\mathrm{Var}(X_i)=\dfrac{\mathsf{E}(X_i)(1-\mathsf{E}(X_i))}{1+\sum_{j=1}^{k}\alpha_j}$

$\mathsf{E}(\boldsymbol{X})=\boldsymbol{\alpha}(\boldsymbol{e}_k^T\boldsymbol{\alpha})^{-1}$ mit $\boldsymbol{e}_k^T=(1,\ldots,1)$ $\qquad$ $\mathrm{Cov}(\boldsymbol{X})=(1+\boldsymbol{e}_k^T\boldsymbol{\alpha})^{-1}\cdot$

$$\{\mathrm{diag}\big(\mathsf{E}(\boldsymbol{X})\big)-\mathsf{E}(\boldsymbol{X})\,\mathsf{E}(\boldsymbol{X})^T\}$$

Die Betaverteilung ist ein Spezialfall der Dirichlet-Verteilung: Wenn $X\sim\mathrm{Be}(\alpha,\beta)$, dann ist $(X,1-X)^T\sim\mathrm{D}_2\big((\alpha,\beta)^T\big)$.

Multinomial-Dirichlet: $\mathrm{MD}_k(n,\boldsymbol{\alpha})$

$\boldsymbol{\alpha}=(\alpha_1,\ldots,\alpha_k)^T,n\in\mathbb{N}$ $\qquad$ $\boldsymbol{x}=(x_1,\ldots,x_k)^T$

$\alpha_i>0$ $\qquad$ $x_i\in\mathbb{N}_0,\sum_{j=1}^{k}x_j=n$

$\mathsf{P}(\boldsymbol{X}=\boldsymbol{x})=C\cdot\dfrac{\prod_{j=1}^{k}\Gamma(\alpha_j^*)}{\Gamma(\sum_{j=1}^{k}\alpha_j^*)\prod_{j=1}^{k}x_j!}$ $\qquad$ $C=n!\Gamma(\sum_{j=1}^{k}\alpha_j)/\prod_{j=1}^{k}\Gamma(\alpha_j)$

$\alpha_j^*=\alpha_j+x_j$ $\qquad$ $\boldsymbol{\pi}=\boldsymbol{\alpha}(\boldsymbol{e}_k^T\boldsymbol{\alpha})^{-1}$

$\mathsf{E}(X_i)=n\pi_i$ $\qquad$ $\mathrm{Var}(X_i)=\dfrac{\sum_{j=1}^{k}\alpha_j^*}{1+\sum_{j=1}^{k}\alpha_j}n\pi_i(1-\pi_i)$

$\mathsf{E}(\boldsymbol{X})=n\boldsymbol{\pi}$ $\qquad$ $\mathrm{Cov}(\boldsymbol{X})=\dfrac{\sum_{j=1}^{k}\alpha_j^*}{1+\sum_{j=1}^{k}\alpha_j}n\big(\mathrm{diag}(\boldsymbol{\pi})-\boldsymbol{\pi}\boldsymbol{\pi}^T\big)$

Die Beta-Binomial-Verteilung ist ein Spezialfall der Multinomial-Dirichlet-Verteilung: Wenn $X\sim\mathrm{BeB}(n,\alpha,\beta)$, dann ist $(X,n-X)^T\sim\mathrm{MD}_2\big(n,(\alpha,\beta)^T\big)$.

Multivariate Normal: $\mathrm{N}_k(\boldsymbol{\mu},\boldsymbol{\Sigma})$	$\_\mathrm{mvnorm}(\ldots,\mathrm{mean}=\boldsymbol{\mu},\mathrm{sigma}=\boldsymbol{\Sigma})$

$\boldsymbol{\mu}=(\mu_1,\ldots,\mu_k)^T\in\mathbb{R}^k$ $\qquad$ $\boldsymbol{x}=(x_1,\ldots,x_k)^T\in\mathbb{R}^k$

$\boldsymbol{\Sigma}\in\mathbb{R}^{k\times k}$ symmetrisch und positiv definit

$f(\boldsymbol{x})=C\cdot\exp\big(-\tfrac{1}{2}(\boldsymbol{x}-\boldsymbol{\mu})^T\boldsymbol{\Sigma}^{-1}(\boldsymbol{x}-\boldsymbol{\mu})\big)$ $\qquad$ $C=\big((2\pi)^k\det(\boldsymbol{\Sigma})\big)^{-\frac{1}{2}}$

$\mathsf{E}(\boldsymbol{X})=\boldsymbol{\mu}$ $\qquad$ $\mathrm{Cov}(\boldsymbol{X})=\boldsymbol{\Sigma}$

(wird fortgesetzt)

Tab. A.3: Multivariate Verteilungen für Zufallsvektoren $\boldsymbol{X}$ (Fortsetzung)

Normal-Gamma: $\mathrm{NG}(\mu, \lambda, \alpha, \beta)$

$\mu \in \mathbb{R}, \lambda, \alpha, \beta > 0$ $\qquad\qquad\qquad\qquad\quad$ $\boldsymbol{x} = (x, y)^T, x \in \mathbb{R}, y \in \mathbb{R}^+$

$f(x, y) = g(x \mid y) h(y)$ $\qquad\qquad\qquad\qquad$ mit $Y \sim \mathrm{G}(\alpha, \beta), X \mid Y \sim \mathrm{N}\big(\mu, (\lambda \cdot y)^{-1}\big)$

$\mathsf{E}(X) = (\mu, \alpha/\beta)^T$ $\qquad\qquad\qquad\qquad\quad$ $\mathrm{Var}(X) = \frac{\beta}{\lambda(\alpha - 1)}, \mathrm{Var}(Y) = \alpha/\beta^2$

$\qquad\qquad\qquad\qquad\qquad\qquad\qquad\qquad$ $\mathrm{Mod}(X) = (\mu, (\alpha - 1/2)/\beta)^T$ falls $\alpha > 1/2$

Die Randverteilung von X ist eine t-Verteilung: $X \sim \mathrm{t}\big(\mu, \beta/(\alpha\lambda), 2\alpha\big)$.

Wishart: $\mathrm{Wi}_k(\alpha, \boldsymbol{\Sigma})$ $\qquad\qquad\qquad\qquad\qquad\qquad\qquad$ $\{\mathrm{r}, \mathrm{d}\}\mathtt{wish}(\ldots, \mathtt{v} = \alpha, \mathtt{S} = \boldsymbol{\Sigma})$

$\alpha \geq k, \boldsymbol{\Sigma} \in \mathbb{R}^{k \times k}$ positiv definit $\qquad\qquad$ $\boldsymbol{X} \in \mathbb{R}^{k \times k}$ positiv definit

$f(\boldsymbol{X}) = C \cdot |\boldsymbol{X}|^{\frac{\alpha - k - 1}{2}} \exp\big\{-\frac{1}{2} \mathrm{tr}(\boldsymbol{\Sigma}^{-1}\boldsymbol{X})\big\}$ $\quad$ $\mathrm{tr}(\boldsymbol{A}) = \sum_{i=1}^{k} a_{ii}$

$C = \big(2^{\alpha k/2} |\boldsymbol{\Sigma}|^{\alpha/2} \Gamma_k(\alpha/2)\big)^{-1}$ $\qquad\quad$ $\Gamma_k(\alpha/2) = \pi^{k(k-1)/4} \prod_{j=1}^{k} \Gamma\big(\frac{\alpha + 1 - j}{2}\big)$

$\mathsf{E}(\boldsymbol{X}) = \alpha\boldsymbol{\Sigma}$

Falls $\boldsymbol{X}_i \sim \mathrm{N}_k(\boldsymbol{0}, \boldsymbol{\Sigma}), i = 1, \ldots, n$ unabhängig sind, so ist $\sum_{i=1}^{n} \boldsymbol{X}_i \boldsymbol{X}_i^T \sim \mathrm{Wi}_k(n, \boldsymbol{\Sigma})$.

Invers Wishart: $\mathrm{IWi}_k(\alpha, \boldsymbol{\Psi})$ $\qquad\qquad\qquad\qquad\qquad\qquad$ $\{\mathrm{r}, \mathrm{d}\}\mathtt{iwish}(\ldots, \mathtt{v} = \alpha, \mathtt{S} = \boldsymbol{\Psi})$

$\alpha \geq k, \boldsymbol{\Psi} \in \mathbb{R}^{k \times k}$ positiv definit $\qquad\qquad$ $\boldsymbol{X} \in \mathbb{R}^{k \times k}$ positiv definit

$f(\boldsymbol{X}) = C \cdot |\boldsymbol{X}|^{-\frac{\alpha + k + 1}{2}} \exp\big\{-\frac{1}{2} \mathrm{tr}(\boldsymbol{X}^{-1}\boldsymbol{\Psi})\big\}$

$C = |\boldsymbol{\Psi}|^{\alpha/2} \big(2^{\alpha k/2} \Gamma_k(\alpha/2)\big)^{-1}$

$\mathsf{E}(\boldsymbol{X}) = \big((\alpha - k - 1)\boldsymbol{\Psi}\big)^{-1}$ falls $\alpha > k + 1$

Falls $\boldsymbol{X} \sim \mathrm{Wi}_k(\alpha, \boldsymbol{\Sigma})$, so ist die inverse Matrix invers Wishart-verteilt: $\boldsymbol{X}^{-1} \sim \mathrm{IWi}_k(\alpha, \boldsymbol{\Sigma}^{-1})$.

(Ende)

Anhang B Ergänzungen aus der linearen Algebra und Analysis

Übersicht

Verschiedene Resultate und Definitionen aus der Analysis und linearen Algebra, die für die Statistik wichtig sind, sind in diesem Abschnitt aufgeführt.

B.1 Cholesky-Zerlegung

Eine Matrix $\boldsymbol{B}$ ist *positiv definit*, wenn für alle $\boldsymbol{x} \neq \boldsymbol{0}$ gilt, dass $\boldsymbol{x}^T \boldsymbol{B} \boldsymbol{x} > 0$ ist. Eine symmetrische Matrix $\boldsymbol{A}$ ist genau dann positiv definit, wenn es eine obere Dreiecksmatrix

$$
\boldsymbol{G} = \begin{pmatrix} g_{11} & g_{12} & \cdots & \cdots & g_{1n} \\ 0 & g_{22} & \cdots & \cdots & g_{2n} \\ \vdots & 0 & \ddots & & \vdots \\ \vdots & & \ddots & \ddots & \vdots \\ 0 & \cdots & \cdots & 0 & g_{nn} \end{pmatrix}
$$

gibt, sodass

$$G^T G = A.$$

Man nennt G auch die „Matrix-Wurzel" aus der Matrix A.

Die *Cholesky-Zerlegung* ist ein numerisches Verfahren, das eine solche Matrix G berechnet. In R liefert der Aufruf `chol(B)` die Matrix G.

B.2   Invertierung von Blockmatrizen

Sei die Matrix A in vier Blöcke partitioniert:

$$A = \begin{pmatrix} A_{11} & A_{12} \\ A_{21} & A_{22} \end{pmatrix},$$

wobei A_{11}, A_{12} gleiche Zeilenzahl und A_{11}, A_{21} gleiche Spaltenzahl besitzen. Falls A, A_{11} und A_{22} quadratisch und invertierbar sind, dann gilt für die Inverse A^{-1}:

$$A^{-1} = \begin{pmatrix} B^{-1} & -B^{-1}A_{12}A_{22}^{-1} \\ -A_{22}^{-1}A_{21}B^{-1} & A_{22}^{-1} + A_{22}^{-1}A_{21}B^{-1}A_{12}A_{22}^{-1} \end{pmatrix} \text{ mit } \quad B = A_{11} - A_{21}A_{22}^{-1}A_{21}$$

(B.1)

oder alternativ

$$A^{-1} = \begin{pmatrix} A_{11}^{-1} + A_{11}A_{12}C^{-1}A_{21}A_{11}^{-1} & -A_{11}^{-1}A_{12}C^{-1} \\ -C^{-1}A_{21}A_{11}^{-1} & C^{-1} \end{pmatrix} \text{ mit } \quad C = A_{22} - A_{21}A_{11}^{-1}A_{12}.$$

(B.2)

B.3   Sherman-Morrison-Formel

Sei A eine invertierbare $(n \times n)$-Matrix und u, v Spaltenvektoren der Länge n, sodass $1 + v^T A^{-1} u \neq 0$ ist. Die Sherman-Morrison-Formel gibt dann eine geschlossene Form für die Inverse der um das dyadische Produkt uv^T der Vektoren veränderten Matrix A an. Diese Form leitet sich aus der (ursprünglichen) Inversen A^{-1} ab:

$$(A + uv^T)^{-1} = A^{-1} - \frac{A^{-1}uv^T A^{-1}}{1 + v^T A^{-1} u}$$

B.4 Kombination von quadratischen Formen

Seien $\boldsymbol{x}, \boldsymbol{a}$ und $\boldsymbol{b}$ $(n \times 1)$-Vektoren und $\boldsymbol{A}, \boldsymbol{B}$ symmetrische $(n \times n)$-Matrizen, sodass die Inverse ihrer Summe $\boldsymbol{C} := \boldsymbol{A} + \boldsymbol{B}$ existiert. Dann ist

$$(\boldsymbol{x}-\boldsymbol{a})^T\boldsymbol{A}(\boldsymbol{x}-\boldsymbol{a})+(\boldsymbol{x}-\boldsymbol{b})^T\boldsymbol{B}(\boldsymbol{x}-\boldsymbol{b}) = (\boldsymbol{x}-\boldsymbol{c})^T\boldsymbol{C}(\boldsymbol{x}-\boldsymbol{c})+(\boldsymbol{a}-\boldsymbol{b})^T\boldsymbol{A}\boldsymbol{C}^{-1}\boldsymbol{B}(\boldsymbol{a}-\boldsymbol{b}), \quad (B.3)$$

wobei $\boldsymbol{c} = \boldsymbol{C}^{-1}(\boldsymbol{A}\boldsymbol{a} + \boldsymbol{B}\boldsymbol{b})$. Falls speziell $n = 1$, so vereinfacht sich (B.3) zu

$$A(x - a)^2 + B(x - b)^2 = C(x - c)^2 + \frac{AB}{C}(a - b)^2 \qquad (B.4)$$

mit $C = A + B$ und $c = (Aa + Bb)/C$.

B.5 Multivariate Ableitungen

Sei f eine auf $\mathbb{R}^m$ definierte und reellwertige Funktion, also

$$f: \quad \begin{array}{ccc} \mathbb{R}^m & \longrightarrow & \mathbb{R} \\ \boldsymbol{x} & \longmapsto & f(\boldsymbol{x}) \end{array} \quad ,$$

und $\boldsymbol{g} : \mathbb{R}^p \to \mathbb{R}^q$ eine i.A. vektorwertige Abbildung.

1. Der Vektor der partiellen Ableitungen von f nach den m Komponenten,

$$\boldsymbol{f}'(\boldsymbol{x}) = \left(\frac{\partial}{\partial x_1}f(\boldsymbol{x}), \ldots, \frac{\partial}{\partial x_m}f(\boldsymbol{x})\right)^T,$$

wird *Gradient* von f an der Stelle $\boldsymbol{x}$ genannt. Es ist offensichtlich $\boldsymbol{f}'(\boldsymbol{x}) \in \mathbb{R}^m$. Analog zum univariaten Fall kann man sich dabei den i-ten Eintrag des Gradienten als Steigung in die i-te Richtung (parallel zur Koordinatenachse) vorstellen.

2. Differenziert man jedes Element des Gradienten wiederum nach jeder Variable, so entsteht die quadratische *Hesse-Matrix*

$$\boldsymbol{f}''(\boldsymbol{x}) = \left(\frac{\partial^2}{\partial x_i\,\partial x_j}f(\boldsymbol{x})\right)_{1 \leq i,j \leq m}$$

von f an der Stelle $\boldsymbol{x}$, die die Dimension $m \times m$ hat. Die Hesse-Matrix enthält also alle partiellen Ableitungen zweiten Grades von f. Diese zweite Ableitung existiert zumindest unter der Regularitätsbedingung, dass jede erste partielle Ableitung im Gradienten stetig differenzierbar ist. Sie gibt die Krümmung von f in $\boldsymbol{x}$ an.

3. Die $(q \times p)$-*Jacobi-Matrix* von $\boldsymbol{g}$,

$$\boldsymbol{g}'(\boldsymbol{x}) = \left(\frac{\partial\,g_i(\boldsymbol{x})}{\partial x_j}\right)_{\substack{1 \leq i \leq q \\ 1 \leq j \leq p}},$$

ist die Matrixdarstellung der Ableitung von $\boldsymbol{g}$ in $\boldsymbol{x}$. Die Jacobi-Matrix gibt gewissermaßen die lineare Approximation von $\boldsymbol{g}$ in $\boldsymbol{x}$ an. Die Hesse-Matrix ist also die Jacobi-Matrix von $\boldsymbol{f}'(\boldsymbol{x})$, wobei dann $p = q = m$ ist.

B.6   Taylor-Reihen

Mittels der Taylorschen Formel kann eine differenzierbare Funktion durch ein Polynom approximiert werden: Falls $I \subset \mathbb{R}$ ein reelles Intervall ist, dann gilt für eine $(n+1)$-mal stetig differenzierbare Funktion $f : I \to \mathbb{R}$ und $a, x \in I$, dass

$$f(x) = \sum_{k=0}^{n} \frac{f^{(k)}(a)}{k!}(x-a)^k + \frac{f^{(n+1)}(\xi)}{(n+1)!}(x-a)^{n+1},$$

wobei ξ zwischen a und x liegt und $f^{(k)}$ die k-te Ableitung von f bezeichnet. Weiterhin gilt

$$f(x) = \sum_{k=0}^{n} \frac{f^{(k)}(a)}{k!}(x-a)^k + o(|x-a|^n) \quad \text{für } x \to a.$$

Eine in der Umgebung des *Entwicklungspunktes* a n-mal stetig differenzierbare Funktion f kann also bis auf einen Fehler der Ordnung $o(|x-a|^n)$ (vgl. Abschnitt B.9) durch das *Taylor-Polynom* n-ter Ordnung $\sum_{k=0}^{n} \frac{f^{(k)}(a)}{k!}(x-a)^k$ approximiert werden.

Auch eine mehrdimensionale Version der Taylorschen Formel für auf offenem $M \subset \mathbb{R}^m$ $(n+1)$-mal stetig differenzierbare Funktionen $f : M \to \mathbb{R}$ existiert: Sei der Entwicklungspunkt $\boldsymbol{a} \in M$, dann gibt es für alle $\boldsymbol{x} \in M$ mit $S(\boldsymbol{x}, \boldsymbol{a}) := \{\boldsymbol{a} + t(\boldsymbol{x} - \boldsymbol{a}) \,|\, t \in [0,1]\} \subset M$ ein $\boldsymbol{\xi} \in S(\boldsymbol{x}, \boldsymbol{a})$ mit

$$f(\boldsymbol{x}) = \sum_{|\boldsymbol{k}| \leq n} \frac{D^{\boldsymbol{k}} f(\boldsymbol{a})}{\boldsymbol{k}!}(\boldsymbol{x} - \boldsymbol{a})^{\boldsymbol{k}} + \sum_{|\boldsymbol{k}| = n+1} \frac{D^{\boldsymbol{k}} f(\boldsymbol{\xi})}{\boldsymbol{k}!}(\boldsymbol{x} - \boldsymbol{a})^{\boldsymbol{k}},$$

wobei $\boldsymbol{k} \in \mathbb{N}_0^m$, $|\boldsymbol{k}| = k_1 + \cdots + k_m$, $\boldsymbol{k}! = \prod_{i=1}^{m} k_i!$ und $(\boldsymbol{x} - \boldsymbol{a})^{\boldsymbol{k}} = \prod_{i=1}^{m}(x_i - a_i)^{k_i}$ sowie

$$D^{\boldsymbol{k}} f(\boldsymbol{x}) = \frac{d^{|\boldsymbol{k}|}}{dx_1^{k_1} \cdots dx_m^{k_m}} f(\boldsymbol{x}).$$

Speziell ist das Taylor-Polynom zweiten Grades von f um $\boldsymbol{a}$ gleich

$$\sum_{|\boldsymbol{k}| \leq 2} \frac{D^{\boldsymbol{k}} f(\boldsymbol{a})}{\boldsymbol{k}!}(\boldsymbol{x} - \boldsymbol{a})^{\boldsymbol{k}} = f(\boldsymbol{x}) + (\boldsymbol{x} - \boldsymbol{a})^T f'(\boldsymbol{a}) + \frac{1}{2}(\boldsymbol{x} - \boldsymbol{a})^T f''(\boldsymbol{a})(\boldsymbol{x} - \boldsymbol{a}) \qquad \text{(B.5)}$$

mit dem Gradienten $f'(\boldsymbol{a}) = \left(\frac{\partial}{\partial x_1} f(\boldsymbol{a}), \ldots, \frac{\partial}{\partial x_m} f(\boldsymbol{a})\right)^T \in \mathbb{R}^m$ und der Hesse-Matrix $f''(\boldsymbol{a}) = \left(\frac{\partial^2}{\partial x_i \partial x_j} f(\boldsymbol{a})\right)_{1 \leq i,j \leq m} \in \mathbb{R}^{m \times m}$ (vgl. Abschnitt B.5).

B.7 Leibnizregel für Parameterintegrale

Seien a, b und f in t stetig differenzierbare, reellwertige Funktionen einer reellen Variable. Dann gilt

$$\frac{d}{dt} \int_{a(t)}^{b(t)} f(x, t)\, dx = \int_{a(t)}^{b(t)} \frac{d}{dt} f(x, t)\, dx - f\big(a(t), t\big) \cdot \frac{d}{dt} a(t) + f\big(b(t), t\big) \cdot \frac{d}{dt} b(t).$$

B.8 Lagrange-Methode

In der mathematischen Optimierung ist die *Lagrange-Multiplikatorenregel* (nach JOSEPH-LOUIS LAGRANGE, 1736–1813) eine Methode, ein Optimierungsproblem mit einer Nebenbedingung umzuformulieren und mit Hilfe der Gradientenmethode herauszufinden, welche Punkte als Extremstellen in Frage kommen. Sei $M \subset \mathbb{R}^m$ offen, $\boldsymbol{x}_0 \in M$ und f, g stetig differenzierbare Funktionen von M nach $\mathbb{R}$ mit $g(\boldsymbol{x}_0) = 0$ und der Gradient von g an $\boldsymbol{x}_0$ ungleich Null, d. h.

$$\frac{\partial}{\partial \boldsymbol{x}} g(\boldsymbol{x}_0) = \left(\frac{\partial}{\partial x_1} f(\boldsymbol{x}_0), \ldots, \frac{\partial}{\partial x_m} f(\boldsymbol{x}_0) \right)^T \neq \boldsymbol{0}.$$

Es sei $\boldsymbol{x}_0$ eine lokale Maximums- oder Minimumsstelle von $f|_{g^{-1}(0)}$ (Funktion f eingeschränkt auf die Werte in M, deren g-Funktionswerte Null sind). Dann gibt es einen *Lagrange-Multiplikator* $\lambda \in \mathbb{R}$ mit

$$\frac{\partial}{\partial \boldsymbol{x}} f(\boldsymbol{x}_0) = \lambda \cdot \frac{\partial}{\partial \boldsymbol{x}} g(\boldsymbol{x}_0).$$

B.9 Landau-Notation

EDMUND LANDAU (1877–1938) hat zum Vergleich des Wachstums von Funktionen zwei nunmehr häufig verwendete Schreibweisen eingeführt. Seien beispielsweise f, g zwei reellwertige Funktionen, die auf dem Intervall (a, ∞) mit $a \in \mathbb{R}$ definiert sind.

- Wir schreiben

$$f(x) = o\big(g(x)\big) \quad \text{für} \quad x \to \infty,$$

wenn zu jedem $\varepsilon > 0$ eine reelle Zahl $\delta(\varepsilon) > a$ existiert, sodass für $x > \delta(\varepsilon)$ die Ungleichung $|f(x)| \leq \varepsilon |g(x)|$ erfüllt ist. Falls $g(x)$ ab einem festen Abszissenwert ungleich Null ist, ist dies gleichbedeutend mit

$$\lim_{x \to \infty} \frac{f(x)}{g(x)} = 0.$$

Die Funktion f wächst also asymptotisch langsamer als g und verschwindet für große x-Werte gegenüber g.

Auch für Grenzübergänge $x \to x_0$ mit $x_0 \geq a$ ist das Landau-Symbol o definiert; so bedeutet

$$f(x) = o\big(g(x)\big) \quad \text{für} \quad x \to x_0,$$

dass zu jedem $\varepsilon > 0$ eine reelle Zahl $\delta(\varepsilon) > 0$ existiert, sodass $|f(x)| \leq \varepsilon\,|g(x)|$ für alle $x > a$ mit $|x - x_0| < \delta(\varepsilon)$ gilt. Falls g im Definitionsbereich nicht Null wird, ist dies wieder äquivalent zur Aussage

$$\lim_{\substack{x \to x_0 \\ x > a}} \frac{f(x)}{g(x)} = 0.$$

■ Weiterhin schreiben wir

$$f(x) = O\big(g(x)\big) \quad \text{für} \quad x \to \infty,$$

wenn es Konstanten $Q > 0, R > a$ gibt, sodass für alle $x > R$ die Ungleichung $|f(x)| \leq Q\,|g(x)|$ gilt. Äquivalent dazu ist

$$\limsup_{x \to \infty} \left| \frac{f(x)}{g(x)} \right| < \infty,$$

falls $g(x) \neq 0$, für alle x größer einem festen Wert. Die Funktion f hat asymptotisch für $x \to \infty$ höchstens die gleiche Größenordnung wie die Funktion g, wächst also höchstens so schnell wie g.

Analog zu o ist auch das Landau-Symbol O für Grenzübergänge $x \to x_0$ definiert:

$$f(x) = O\big(g(x)\big) \quad \text{für} \quad x \to x_0$$

ist die Abkürzung dafür, dass es Konstanten $Q, \delta > 0$ gibt, sodass für alle $x > a$ mit $|x - x_0| < \delta$ die Ungleichung $|f(x)| \leq Q\,|g(x)|$ erfüllt ist. Für den Fall, dass g im Definitionsbereich nicht Null wird, ist dies wiederum gleichbedeutend mit

$$\limsup_{\substack{x \to x_0 \\ x > a}} \left| \frac{f(x)}{g(x)} \right| < \infty.$$

Anhang C Ergänzungen aus der Numerik

Numerische Methoden haben eine zunehmende Bedeutung in der Statistik. In diesem Abschnitt sind die Wichtigsten zusammengefasst.

C.1 Optimierung und Nullstellensuche

Numerische Verfahren der Optimierung und Nullstellensuche werden insbesondere in der Likelihood-Inferenz permanent angewendet. Dieses Kapitel gibt einen Überblick über die verschiedenen Methoden.

C.1.0 Motivation

Die Aufgabe der *Optimierung* ist es, das Maximum einer Funktion $g(\theta)$ zu bestimmen, also ein Element der Menge

$$\{\theta \in \Theta \mid \forall\, \theta' \neq \theta : g(\theta) \geq g(\theta')\}$$

Die Maximierung von $g(\theta)$ entspricht der Minimierung von $-g(\theta)$.

Eine Nullstellensuche nach $\{\theta \in \Theta \mid g'(\theta) = 0\}$ wird gebraucht, um die Extrema von $g(\theta)$ zu bestimmen. Die univariate Nullstellensuche kann in ein Problem der univariaten Optimierung überführt werden: Sie ist zur Minimierung von $|g'(\theta)|$ äquivalent.

In der Berechnung von Maximum-Likelihood-Schätzern ist es oft nicht möglich, diese analytisch zu bestimmen, d. h. $S(\theta) = 0$ analytisch zu lösen.

Beispiel C.1

Sei $X \sim \text{Bin}(N, \pi)$. Beobachtet wird jedoch nur $Y = X|\{X > 0\}$ (Y hat eine *gestutzte Binomialverteilung*). Es gilt somit für $k = 1, 2, \ldots, N$:

$$P(X = k \mid X > 0) = \frac{P(X = k)}{P(X > 0)} = \frac{P(X = k)}{1 - P(X = 0)}$$
$$= \frac{\binom{N}{k} \pi^k (1 - \pi)^{N-k}}{1 - (1 - \pi)^N}.$$

Die Log-Likelihood und Scorefunktion für π lauten somit

$$l(\pi) = k \cdot \log(\pi) + (N - k) \cdot \log(1 - \pi) - \log\left(1 - (1 - \pi)^N\right) + c,$$
$$S(\pi) = \frac{k}{\pi} - \frac{N - k}{1 - \pi} - \frac{1}{1 - (1 - \pi)^N} \cdot \left(-N(1 - \pi)^{N-1}\right)(-1)$$
$$= \frac{k}{\pi} - \frac{N - k}{1 - \pi} - \frac{N(1 - \pi)^{N-1}}{1 - (1 - \pi)^N}.$$

Die Lösung der Scoregleichung entspricht der Lösung von

$$-k + k(1 - \pi)^N + \pi \cdot N = 0.$$

∎

Numerische Verfahren sind hier zur Lösung der Scoregleichung notwendig. Wir beschreiben nun die wichtigsten Algorithmen, dabei konzentrieren wir uns auf stetige univariate Funktionen.

C.1.1 Das Bisektionsverfahren

Angenommen, für zwei Punkte $a_0, b_0 \in \Theta$ gilt $g'(a_0) \cdot g'(b_0) < 0$. Der Zwischenwertsatz garantiert dann die Existenz mindestens einer Nullstelle $\theta^* \in [a_0, b_0]$ von g'. Das *Bisektionsverfahren* ist folgendes:

1. Sei $\theta^{(0)} = (a_0 + b_0)/2$.

2. Für $t \geq 1$: Verkleinere das Intervall, in dem die Nullstelle liegt, auf

$$[a_{t+1}, b_{t+1}] = \begin{cases} [a_t, \theta^{(t)}] & \text{falls } g'(a_t) \cdot g'(\theta^{(t)}) < 0, \\ [\theta^{(t)}, b_t] & \text{sonst.} \end{cases}$$

3. Berechne den Mittelpunkt des Intervalls, $\theta^{(t+1)} = \frac{1}{2}(a_{t+1} + b_{t+1})$.

4. Falls noch keine Konvergenz erreicht wurde, gehe zurück zu Schritt 2; ansonsten ist $\theta^{(t+1)}$ die Approximation der Nullstelle.

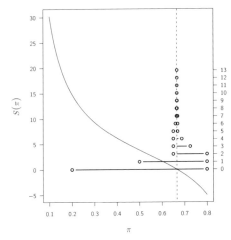

Abb. C.1: Bisektionsverfahren bei der Scorefunktion $S(\pi)$ aus Beispiel C.1, wenn $y = 4$ und $n = 6$. Abgetragen sind die iterierten Intervalle mit dem zugehörigen Index. Nach 14 Iterationen wurde das relative Konvergenzkriterium ($\varepsilon = 10^{-4}$) bei $\pi = 0.6657104$ erreicht. Es liegt damit leicht unterhalb des ML-Schätzers $\hat{\pi} = 4/6 \approx 0.666$, wenn man Y als binomialverteilt ansehen würde.

Eine Stoppregel, um Konvergenz festzustellen ist z. B. das *relative Konvergenzkriterium*:

$$\frac{\left|\theta^{(t+1)} - \theta^{(t)}\right|}{\left|\theta^{(t)}\right|} < \varepsilon.$$

Das Bisektionsverfahren ist in Abbildung C.1 für Beispiel C.1 mit $y = 4$ und $n = 6$ dargestellt.

Bisektion ist ein sogenanntes *Klammerverfahren*: Falls die Anfangsbedingungen erfüllt sind, wird die Nullstelle immer gefunden. Außerdem sind keine zweiten Ableitungen notwendig.

Es gibt weitere, verbesserte Klammerverfahren, z. B. die Dekkers Methode oder Brents Methode. Letztere wurde 1973 von RICHARD PEIRCE BRENT (1946–) vorgeschlagen und kombiniert das Bisektionsverfahren mit linearer (was äquivalent zur Sekanten-Methode aus Abschnitt C.1.3 ist) bzw. quadratischer Interpolation der inversen Funktion. Dadurch ergibt sich bei hinreichend glatten Funktionen eine schnellere Konvergenzrate.

Dieses Verfahren ist auch in der R-Funktion `uniroot(f, interval, tol, ...)` implementiert, die in einem vorgegebenen `interval` nach einer Nullstelle der Funktion `f` sucht. Das Konvergenzkriterium kann über `tol` gesteuert werden. Ergebnis des Aufrufs ist eine Liste mit vier Elementen, die die Nullstelle `root`, den Wert `froot` der Funktion an der Nullstelle, die Anzahl der benötigten Iterationen `iter` bzw. die geschätzte Abweichung von der wahren Nullstelle `estim.prec` enthalten.

C.1.2 Newton-Raphson

Ein schnelleres Verfahren zur Nullstellensuche bei genügend glatten Funktionen g ist der *Newton-Raphson-Algorithmus*, das nach den Engländern ISAAC NEWTON (1643–

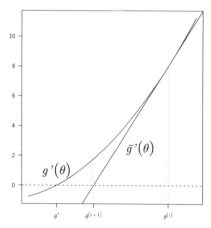

Abb. C.2: Skizze zum Newton-Raphson-Verfahren

1727) und JOSEPH RAPHSON (1648–1715) benannt ist. Angenommen, g' ist differenzierbar und an der Nullstelle θ^* gilt $g''(\theta^*) \neq 0$, d. h. θ^* ist der Abszissenwert eines lokalen Minimums oder Maximums.

In jeder Iteration t wird $g'(\theta)$ durch eine lineare Taylor-Entwicklung um den derzeitigen Schätzwert $\theta^{(t)}$ der Nullstelle θ^* approximiert:

$$g'(\theta) \approx \tilde{g}'(\theta) = g'(\theta^{(t)}) + g''(\theta^{(t)})(\theta - \theta^{(t)}).$$

Die Funktion $g'(\theta)$ wird also gerade durch die Tangente an g' bei $\theta^{(t)}$ approximiert. Die Idee ist nun, die Nullstelle von $g'(\theta)$ durch die Nullstelle von $\tilde{g}'(\theta)$ zu approximieren:

$$\tilde{g}'(\theta) = 0 \iff \theta = \theta^{(t)} - \frac{g'(\theta^{(t)})}{g''(\theta^{(t)})}.$$

Das iterative Verfahren ist somit folgendes (vgl. Abbildung C.2):

1. Starte mit einem $\theta^{(0)}$, dessen Wert der zweiten Ableitung ungleich Null ist, d. h. die Funktion g an $\theta^{(0)}$ soll eine Krümmung aufweisen.
2. Setze den nächsten Wert auf

$$\theta^{(t+1)} = \theta^{(t)} - \frac{g'(\theta^{(t)})}{g''(\theta^{(t)})}.$$

3. Falls noch keine Konvergenz erreicht wurde, gehe zurück zu Schritt 2; ansonsten ist $\theta^{(t+1)}$ die Approximation der Nullstelle von $g'(\theta)$.

Ob Newton-Raphson konvergiert, hängt von der Form der Funktion g und dem Startwert ab (vgl. Abbildung C.3). Falls $g'(\theta)$ jedoch zweimal differenzierbar und konvex ist sowie eine Nullstelle hat, konvergiert Newton-Raphson von jedem Startpunkt.

Das Verfahren kann auch aus einem anderen Blickwinkel betrachtet werden. Approximiert man $g(\theta)$ durch eine Taylor-Entwicklung 2. Ordnung um $\theta^{(t)}$, so erhält man

$$g(\theta) \approx \tilde{g}(\theta) = g(\theta^{(t)}) + g'(\theta^{(t)})(\theta - \theta^{(t)}) + \tfrac{1}{2}g''(\theta^{(t)})(\theta - \theta^{(t)})^2.$$

a) Startwert $x_0 = 1.35$: Konvergenz **b)** Startwert $x_0 = 1.4$: Divergenz

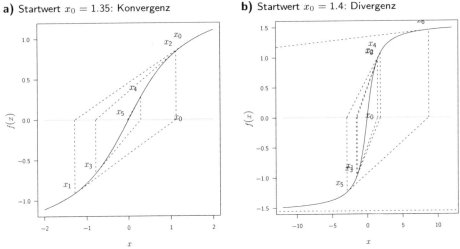

Abb. C.3: Konvergenz ist auch abhängig vom Startwert: Zweimal wird die Nullstelle der Funktion $f(x) = \arctan(x)$ gesucht.

Eine Minimierung dieser quadratischen Approximation über

$$\tilde{g}'(\theta) = 0 \Leftrightarrow g'(\theta^{(t)}) + g''(\theta^{(t)})(\theta - \theta^{(t)}) = 0$$
$$\Leftrightarrow \theta = \theta^{(t)} - \frac{g'(\theta^{(t)})}{g''(\theta^{(t)})}$$

führt zum gleichen Algorithmus.

Zur univariaten Optimierung gibt es allerdings bessere Alternativen, wie z. B. die Methode des Goldenen Schnitts, die keine Ableitungen benötigt. Sie stellt sicher, dass in jeder Iteration ein fester Anteil ($0.382 = 1 - \sqrt{5}/2$, was genau das Komplement vom „golden mean" zu 1 ist) des vorigen Suchintervalls verworfen werden kann. In der R-Funktion `optimize(f, interval, maximum = FALSE, tol, ...)` ist die Methode dadurch erweitert, dass der Goldene Schnitt mit quadratischer Interpolation von `f` abwechselt, wenn das Suchintervall bereits klein ist. Im anfänglichen `interval` wird standardmäßig ein Minimum gesucht, was man mit `maximum = TRUE` ändern kann. Die Funktion `f` muss als erstes Argument θ-Werte entgegennehmen, weitere Argumente, die für jeden θ-Wert gelten sollen, können `optimize` als zusätzliche Parameter übergeben werden. Dies wird formal durch das sogenannte „Drei-Punkt-Argument" ... am Ende der Argumentliste von `optimize` angedeutet, gleiches ist z. B. auch bei `uniroot` möglich.

Wenn die Optimierung einem Maximum-Likelihood-Problem entspricht, kann man auch $-l''(\theta) = I(\theta)$ durch die erwartete Fisher-Information $J(\theta) = \mathsf{E}_\theta(I(\theta))$ ersetzen. Dieses Verfahren ist unter dem Begriff *Fisher-Scoring* bekannt. Asymptotisch ist diese Vorgehensweise äquivalent zu Newton-Raphson, manchmal kann sie vorteilhaft sein.

Insbesondere hat die erwartete Fisher-Information (je nach Modell) oft eine einfachere Form als die beobachtete Fisher-Information.

Newton-Raphson lässt sich einfach für multivariate Funktionen $g : \mathbb{R}^n \to \mathbb{R}$ generalisieren. Mit der $(n \times n)$-Hesse-Matrix $g''(\boldsymbol{\theta}^{(t)})$ und dem $(n \times 1)$-Gradienten $g'(\boldsymbol{\theta}^{(t)})$ lautet die Rekursion dann

$$\boldsymbol{\theta}^{(t+1)} = \boldsymbol{\theta}^{(t)} - \left[g''(\boldsymbol{\theta}^{(t)})\right]^{-1} \cdot g'(\boldsymbol{\theta}^{(t)}).$$

Erweiterungen des multivariaten Newton-Raphson-Algorithmus sind *Quasi-Newton-Verfahren*, die nicht die exakte Hesse-Matrix verwenden, sondern eine positiv definite Matrix als Approximation aus den Gradienten berechnen. In diesem Sinne ist Fisher-Scoring ein Quasi-Newton-Verfahren. Die Gradienten wiederum müssen nicht unbedingt als Funktionen bekannt sein, sondern können numerisch angenähert werden, z. B. durch

$$\frac{\partial\, g(\boldsymbol{\theta})}{\partial\, \theta_i} \approx \frac{g(\boldsymbol{\theta} + \varepsilon \cdot \boldsymbol{e}_i) - g(\boldsymbol{\theta} - \varepsilon \cdot \boldsymbol{e}_i)}{2\varepsilon}, \quad i = 1, \dots, n, \tag{C.1}$$

wobei der i-te Basisvektor $\boldsymbol{e}_i$ genau als i-ten Eintrag eine 1 hat, sonst 0, und ε klein ist. Die Ableitung der i-ten Richtung, die man mittels $\varepsilon \to 0$ aus (C.1) erhalten würde, wird also durch eine finite Approximation ersetzt.

In R übernimmt die Funktion `optim(par, fn, gr, method, lower, upper, control, hessian = FALSE, ...)` die allgemeine multivariate Optimierung der Funktion `fn`, deren Gradientenfunktion optional in `gr` angegeben werden kann. Standardmäßig wird jedoch das gradientenfreie *Nelder-Mead-Verfahren* angewendet, das robust gegen unstetige Funktionen und dafür relativ langsam ist. Als `method` sind aber auch oben skizzierte Quasi-Newton-Verfahren `BFGS` und `L-BFGS-B` wählbar, für die die Gradienten standardmäßig numerisch berechnet werden. Für `L-BFGS-B` kann man mittels Vektoren `lower` und `upper` ein Suchrechteck festlegen. Wichtig ist die Liste `control`, mit der z. B. die maximale Anzahl von Iterationen `maxit` oder die Skala der Funktionswerte `fnscale` kontrolliert werden kann. So fordert man mittels `control = list(fnscale = -1)` eine Minimierung von `-fn` und somit eine Maximierung von `fn`. Dies und die Option `hessian = TRUE` benötigt man beispielsweise, um eine Log-Likelihood zu maximieren und die numerisch berechnete Krümmung am ML-Schätzer zu erhalten. `optim` gibt eine Liste zurück, in der einen neben dem optimalen Funktionswert `value`, dessen Abszisse `par` und ggf. der Krümmung `hessian` auch die `convergence`-Mitteilung interessieren sollte: Nur wenn dieser Code gleich 0 ist, konvergierte der Algorithmus.

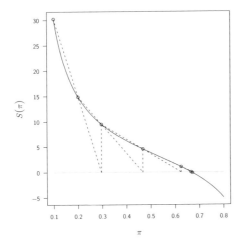

Abb. C.4: Sekanten-Methode im Beispiel C.1 für die Beobachtung $y = 4$ bei $n = 6$. Als Startpunkte wurden $\theta^{(0)} = 0.1$ und $\theta^{(1)} = 0.2$ gewählt.

C.1.3 Sekanten-Methode

Ein Nachteil von Newton-Raphson bzw. Fisher-Scoring ist, dass die 2. Ableitung $g''(\theta)$ benötigt wird. In manchen Fällen kann es sehr schwierig sein, diese zu bestimmen. Die Idee der *Sekanten-Methode* ist, $g''(\theta^{(t)})$ durch die Approximation

$$\tilde{g}''(\theta^{(t)}) = \frac{g'(\theta^{(t)}) - g'(\theta^{(t-1)})}{\theta^{(t)} - \theta^{(t-1)}}$$

zu ersetzen, womit

$$\theta^{(t+1)} = \theta^{(t)} - \frac{\theta^{(t)} - \theta^{(t-1)}}{g'(\theta^{(t)})g'(\theta^{(t-1)})} \cdot g'(\theta^{(t)}).$$

Bei dieser Methode werden also erneut zwei Startpunkte benötigt. Die Konvergenz ist dabei langsamer als bei Newton-Raphson, aber schneller als beim Bisektionsverfahren. Die Sekanten-Methode ist in Abbildung C.4 für Beispiel C.1 mit $y = 4$ und $n = 6$ dargestellt.

C.2   Integration

Gegeben eine Funktion $f : \mathbb{R} \to \mathbb{R}$, benötigen wir oft das bestimmte Integral

$$I = \int_{a}^{b} f(x)\,dx.$$

Leider existieren nur für wenige Funktionen f explizite Formeln für die Stammfunktion F, sodass wir

$$I = F(b) - F(a)$$

direkt ausrechnen könnten. Falls dies nicht der Fall ist, benötigen wir numerische Methoden zur approximativen Berechnung von I.

Schon bei der vertrauten Funktion

$$\varphi(x) = \frac{1}{\sqrt{2\pi}} \exp(-\frac{1}{2}x^2),$$

der Dichtefunktion der Standardnormalverteilung, kann die Stammfunktion nicht explizit aufgeschrieben werden. Somit ist die Verteilungsfunktion der Standardnormalverteilung nur in ihrer Definitionsform

$$\Phi(x) = \int\limits_{-\infty}^{x} \varphi(u)\, du$$

darstellbar. Die Berechnung von Φ ist daher nur mit numerischen Integrationsmethoden möglich.

C.2.1 Newton-Cotes

Die nach Newton und ROGER COTES (1682–1716) benannten *Newton-Cotes-Formeln* bauen auf der stückweisen Integration

$$I = \int\limits_{a}^{b} f(x)\, dx = \sum_{i=0}^{n-1} \int\limits_{x_i}^{x_{i+1}} f(x)\, dx \tag{C.2}$$

von f über die Zerlegung von $[a,b]$ in $n-1$ Teile mittels der Knoten $x_0 = a < x_1 < \cdots < x_{n-1} < x_n = b$ auf. Jeder Summand $T_i = \int_{x_i}^{x_{i+1}} f(x)\, dx$ in (C.2) wird nun wie folgt approximiert: An $m+1$ äquidistanten Stützstellen $x_{i0} = x_i < x_{i1} < \cdots < x_{i,m-1} < x_{i,m} = x_{i+1}$ wird der Funktionswert $f(x_{ij})$ berechnet. Die $m+1$ Punkte $\big(x_{ij}, f(x_{ij})\big)$ lassen sich durch ein Polynom vom Grad m interpolieren, dieses Interpolationspolynom p_i erfüllt also $p_i(x_{ij}) = f(x_{ij})$ für $j = 0, \ldots, m$. Somit erhalten wir eine Näherung an die Funktion f im Intervall $[x_i, x_{i+1}]$, die wir analytisch integrieren können in der Form

$$T_i \approx \int\limits_{x_i}^{x_{i+1}} p_i(x)\, dx = \sum_{j=0}^{m} w_{ij} f(x_{ij}), \tag{C.3}$$

wobei w_{ij} die Funktionswerte an den Stützstellen gewichten und explizit bestimmt werden können.

Wählen wir beispielsweise als Stützstellen die Grenzen $x_{i0} = x_i$ und $x_{i1} = x_{i+1}$ jedes Intervalls, so hat das interpolierende Polynom den Grad 1, es ist also eine Gerade durch die Endpunkte. Das Teilintegral wird somit durch die Fläche eines Trapezes approximiert (vgl. Abbildung C.5),

$$T_i \approx \frac{1}{2}(x_{i+1} - x_i) \cdot f(x_i) + \frac{1}{2}(x_{i+1} - x_i) \cdot f(x_{i+1}),$$

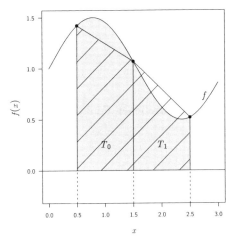

Abb. C.5: Veranschaulichung der Trapezregel für $f(x) = \cos(x)\sin(x) + 1$, $a = 0.5$, $b = 2.5$ und $n = 3$ und Teilstücke $[0.5, 1.5]$, $[1.5, 2.5]$. Die grauen Flächen T_0 und T_1 werden jeweils durch die schraffierten Trapeze approximiert. Die Funktion $f(x)$ kann man auch analytisch integrieren, es ergibt sich $I = \frac{1}{4}\big(\cos(2a) - \cos(2b)\big) + (b - a)$, bei unseren Grenzen somit $I = 2.0642$. Die Approximation ist mit $1 \cdot \big(\frac{1}{2}f(0.5) + f(1.5) + \frac{1}{2}f(2.5)\big) = 2.0412$ also noch schlecht (relativer Fehler $(2.0642 - 2.0412)/2.0642 = 0.0111$).

und die Gewichte sind in diesem Fall $w_{i0} = w_{i1} = \frac{1}{2}(x_{i+1} - x_i)$. Die Newton-Cotes-Formel mit $m = 1$ wird deshalb auch *Trapez-Regel* genannt. Insgesamt erhalten wir nach Einsetzen in (C.2)

$$I \approx \sum_{i=0}^{n-1} \frac{1}{2}(x_{i+1} - x_i)\big(f(x_i) + f(x_{i+1})\big) = h\left(\frac{1}{2}f(x_0) + \sum_{i=1}^{n-1} f(x_i) + \frac{1}{2}f(x_n)\right), \quad \text{(C.4)}$$

wobei die letzte Gleichung nur dann gilt, wenn die Unterteilung von $[a, b]$ in gleich breite Intervalle mit $x_{i+1} - x_i = h$ erfolgte.

Intuitiv ist klar, dass ein höheres m eine lokal bessere Approximation von f erlaubt, insbesondere werden so alle Polynome bis Grad m exakt integriert. Betrachtet man (C.3) erneut, so stellt sich die Frage, ob man die $2(m + 1)$ Freiheitsgrade (aus jeweils $m + 1$ Gewichten und Funktionswerten) auch voll ausnutzen kann, um Polynome bis Grad $2m + 1$ exakt integrieren zu können. Dies kann in der Tat durch ausgefeiltere Methoden, die auf der *Gauß-Quadratur* beruhen und geschickt die Gewichte und Stützstellen wählen, erreicht werden. Eine weitere wichtige Erweiterung ist die adaptive Knotensetzung, die keine äquidistanten Knoten x_i über $[a, b]$ verteilt, sondern zunächst nur wenige Knoten setzt. Anschließend wird f auch an Zwischenknoten ausgewertet, wobei in Bereichen, bei denen sich durch Knotensetzung die Integralschätzung stark ändert oder die Funktionswerte große Beträge haben, mehr Knoten verteilt werden. In schwierigen Bereichen des Integrationsintervalls ist die Knotendichte also höher, was eine Parallele zur Monte-Carlo-Integration darstellt, vgl. Abschnitt 6.3.

Die R-Funktion `integrate(f, lower, upper, rel.tol, abs.tol, ...)` implementiert einen solchen adaptiven Ansatz für die Integration von `f` auf dem Intervall von `lower` bis `upper`. Dabei können auch uneigentliche Integrale mit Grenzen `-Inf` oder `Inf` berechnet werden (das Intervall wird dazu per Substitution auf $[0, 1]$ abgebildet, anschließend wird der Algorithmus für finite Intervalle angewendet). Die Funktion `f` muss vektorisiert sein, d. h. sie muss als erstes Argument einen Vektor entgegennehmen und einen Vektor gleicher Länge zurückgeben. Folgendes schlägt somit fehl:

```
> f <- function(x) 2
> try(integrate(f, 0, 1))
```

Hilfreich ist hier die Funktion `Vectorize`, die aus einer gegebenen Funktion die vektorisierte Variante macht.

```
> fv <- Vectorize(f)
> integrate(fv, 0, 1)

2 with absolute error < 2.2e-14
```

`rel.tol` bzw. `abs.tol` gesteuert werden. Das Rückgabeobjekt ist eine Liste, die neben dem Integralwert `value` u.a. die Schätzung des absoluten Fehlers `abs.error` und die Konvergenzmeldung `message` (sollte `OK` sein) umfasst. Allerdings sollte man sich bei dieser allgemeinen Integrationsroutine bewusst sein, dass z. B. Singularitäten im Inneren des Intervalls übersehen werden können. Daher ist es sinnvoll, das Integral gegebenenfalls stückweise zu berechnen, damit die R-Funktion Singularitäten an den Grenzen behandeln kann.

Mehrdimensionale Integrale von Funktionen $f : \mathbb{R}^n \to \mathbb{R}$ über einem mehrdimensionalen Rechteck $\mathcal{A} \subset \mathbb{R}^n$,

$$I = \int_{\mathcal{A}} f(\boldsymbol{x}) \, d\boldsymbol{x} = \int_{a_1}^{b_1} \int_{a_2}^{b_2} \cdots \int_{a_n}^{b_n} f(\boldsymbol{x}) \, dx_n \cdots dx_2 \, dx_1,$$

kann die R-Funktion `adapt(ndim, lower, upper, minpts, maxpts, functn, ...)` aus dem gleichnamigen Paket berechnen. Dabei wird f durch `functn` implementiert und `ndim` $= n$, `lower` $= c(a_1, \ldots, a_n)$, `upper` $= c(b_1, \ldots, b_n)$. Die Dimension n darf maximal 20 sein, da die Zahl der nötigen Funktionsauswertungen exponentiell in n ist. Höhere Dimensionen benötigen z. B. MCMC-Ansätze. Der Return-Wert ist wieder eine Liste mit der Integralschätzung `value` und weiteren Informationen, vergleiche die Hilfeseite `?adapt`.

C.2.2 Die Laplace-Approximation

Betrachte das eindimensionale Integral

$$I_n = \int_{-\infty}^{+\infty} \exp\big(-nh(u)\big) \, du, \tag{C.5}$$

wobei $h(u)$ eine konvexe und zweimal differenzierbare Funktion mit Minimum an der Stelle $u = \tilde{u}$ ist. Für $\tilde{u}$ gilt somit $\frac{d\,h(\tilde{u})}{d\,u} = 0$ und $\kappa = \frac{d^2\,h(\tilde{u})}{d\,u^2} > 0$. Eine Taylor-Entwicklung 2. Grades von h mit Entwicklungspunkt $\tilde{u}$ ergibt $h(u) \doteq h(\tilde{u}) + \frac{1}{2}\kappa(u - \tilde{u})^2$, sodass für (C.5) gilt:

$$I_n \doteq \exp\left(-nh(\tilde{u})\right) \int_{-\infty}^{+\infty} \underbrace{\exp\left(-\frac{1}{2}n\kappa(u - \tilde{u})^2\right)}_{\text{Kern der } N(\tilde{u},(n\kappa)^{-1})\text{-Dichte}} du$$

$$= \exp\left(-nh(\tilde{u})\right) \cdot \sqrt{\frac{2\pi}{n\kappa}}.$$

Im multivariaten Fall ergibt sich analog

$$I_n = \int_{\mathbb{R}^p} \exp\left(-nh(\boldsymbol{u})\right) d\boldsymbol{u}$$

$$\doteq \left(\frac{2\pi}{n}\right)^{\frac{p}{2}} |K|^{-\frac{1}{2}} \exp\left(-nh(\tilde{u})\right),$$

wobei K die $(p \times p)$-Hesse-Matrix von $h(u)$ bezeichnet und $|K|$ die Determinante von K.

Literaturverzeichnis

Bayarri M. J. und Berger J. O. (2004) The interplay of Bayesian and frequentist analysis. Statistical Science, 19(1):58–80.

Berger J. O. und Sellke T. (1987) Testing a point null hypothesis: Irreconcilability of P values and evidence (with discussion). Journal of the American Statistical Association, 82:112–139.

Bernardo J. M. und Smith A. F. M. (2000) Bayesian Theory. Wiley Series in Probability and Statistics. John Wiley & Sons, Chichester.

Besag J., Green P. J., Higdon D. und Mengersen K. (1995) Bayesian computation and stochastic systems. Statistical Science, 10:3–66.

Box G. E. P. und Tiao G. C. (1973) Bayesian Inference in Statistical Analysis. Addison-Wesley, Reading, MA.

Brown L. D., Cai T. T. und DasGupta A. (2001) Interval estimation for a binomial proportion. Statistical Science, 16(2):101–133.

Burnham K. P. und Anderson D. R. (2002) Model Selection and Multimodel Inference: A Practical Information-Theoretic Approach. Springer, New York, 2. Ausgabe.

Carlin B. P. und Louis T. A. (2002) Bayes and Empirical Bayes Methods for Data Analysis. Chapman Hall/CRC, Boca Raton, 2. Ausgabe.

Casella G. und Berger R. L. (2001) Statistical Inference. Duxbury Press, Pacific Grove, CA, 2. Ausgabe.

Chib S. (1995) Marginal likelihood from the Gibbs output. Journal of the American Statistical Association, 90:1313–1321.

Clayton D. G. und Bernardinelli L. (1992) Bayesian methods for mapping disease risk. In Elliott P., Cuzick J., English D. und Stern R., Hrsg., Geographical and Environmental Epidemiology: Methods for Small-Area Studies, Kapitel 18, pages 205–220. Oxford University Press, Oxford.

Clopper C. J. und Pearson E. S. (1934) The use of confidence or fiducial limits illustrated in the case of the binomial. Biometrika, 26(4):404–413.

Collins R., Yusuf S. und Peto R. (1985) Overview of randomised trials of diuretics in pregnancy. British Medical Journal, 290(6461):17–23.

Connor J. T. und Imrey P. B. (2005) Proportions, inferences, and comparisons. In Armitage P. und Colton T., Hrsg., Encyclopedia of Biostatistics, pages 4281–4294. Wiley, Chichester, 2. Ausgabe.

Cox D. R. (2005) Principles of Statistical Inference. Cambridge University Press, Cambridge.

Davison A. C. (2003) Statistical Models. Cambridge University Press, Cambridge.

Denison D. G. T., Holmes C. C., Mallick B. K. und Smith A. F. M. (2002) Bayesian Methods for Nonlinear Classification and Regression. Wiley, Chichester.

Devroye L. (1986) Non-Uniform Random Variate Generation. Springer, New York. Available at http://cg.scs.carleton.ca/~luc/rnbookindex.html.

Edwards A. W. F. (1992) Likelihood. Johns Hopkins University Press, Baltimore, 2. Ausgabe.

Edwards W., Lindman H. und Savage L. J. (1963) Bayesian statistical inference in psychological research. Psychological Review, 70:193–242.

Evans M. und Swartz T. (1995) Methods for approximating integrals in statistics with special emphasis on Bayesian integration problems. Statistical Science, 10(3):254–272.

Falconer D. S. und Mackay T. F. C. (1996) Introduction to Quantitative Genetics. Longmans Green, Harlow, 4. Ausgabe.

Geisser S. (1993) Predictive Inference: An Introduction. Chapman & Hall, London.

Gilks W. R., Richardson S. und Spiegelhalter D. J., Hrsg. (1996) Markov Chain Monte Carlo in Practice, Boca Raton. Chapman & Hall/CRC.

Gneiting T., Balabdaoui F. und Raftery A. E. (2007) Probabilistic forecasts, calibration and sharpness. Journal of the Royal Statistical Society, Series B, 69:243–268.

Gneiting T. und Raftery A. E. (2007) Strictly proper scoring rules, prediction, and estimation. Journal of the American Statistical Association, 102:359–378.

Goodman S. N. (1999) Towards evidence-based medical statistics. 2.: The Bayes factor. Annals of Internal Medicine, 130:1005–1013.

Grimmett G. und Stirzaker D. (2001) Probability and Random Processes. Oxford University Press, Oxford, 3. Ausgabe.

Jeffreys H. (1961) Theory of Probability. Oxford University Press, Oxford, 3. Ausgabe.

Kass R. E. und Raftery A. E. (1995) Bayes Factors. Journal of the American Statistical Association, 90(430):773–795.

Kirkwood B. R. und Sterne J. A. C. (2003) Essential Medical Statistics. Blackwell Publishing Limited, Malden, MA, 2. Ausgabe.

Lange K. (2002) Mathematical and Statistical Methods for Genetic Analysis. Statistics for Biology and Health. Springer, New York, 2. Ausgabe.

Lee P. M. (2004) Bayesian Statistics: An Introduction. Arnold, London, 3. Ausgabe.

Lloyd C. J. und Frommer D. (2004) Estimating the false negative fraction for a multiple screening test for bowel cancer when negatives are not verified. Australian & New Zealand Journal of Statistics, 46(4):531–542.

Newton M. A. und Raftery A. E. (1994) Approximate Bayesian inference with the weighted likelihood bootstrap. Journal of the Royal Statistical Society, Series B, 56:3–48.

O'Hagan A., Buck C. E., Daneshkhah A., Eiser J. R., Garthwaite P. H., Jenkinson D. J., Oakley J. E. und Rakow T. (2006) Uncertain Judgements: Eliciting Experts' Probabilities. Wiley, Chichester.

O'Hagan A. und Forster J. (2004) Bayesian Inference. Kendall's Advanced Theory of Statistics. Arnold, London, 2. Ausgabe.

Pawitan Y. (2001) In All Likelihood: Statistical Modelling and Inference Using Likelihood. Oxford University Press, New York.

Ripley B. D. (1987) Stochastic Simulation. Wiley, Chichester.

Robert C. P. (2001) The Bayesian Choice. Springer, New York, 2. Ausgabe.

Robert C. P. und Casella G. (2004) Monte Carlo Statistical Methods. Springer, New York.

Royall R. M. (1997) Statistical Evidence: A Likelihood Paradigm. Chapman & Hall, London.

Rue H. und Held L. (2005) Gaussian Markov Random Fields: Theory and Applications. Chapman & Hall, Boca Raton.

Rüger B. (1999) Test- und Schätztheorie, Band 1. Oldenbourg, München.

Schumacher M. und Schulgen G. (2002) Methodik klinischer Studien. Statistik und ihre Anwendungen. Springer, Berlin.

Seber G. A. F. (1982) Capture-recapture methods. In Kotz S. und Johnson N. L., Hrsg., Encyclopedia of Statistical Sciences, pages 367–374. Wiley, Chichester.

Sellke T., Bayarri M. J. und Berger J. O. (2001) Calibration of p values for testing precise null hypotheses. The American Statistician, 55:62–71.

Tierney L. (1994) Markov chain for exploring posterior distributions. Annals of Statistics, 22:1701–1762.

Williams D. (2001) Weighing the Odds: A Course in Probability and Statistics. Cambridge University Press, Cambridge.

Young G. A. und Smith R. L. (2005) Essentials of Statistical Inference. Cambridge University Press, Cambridge.

Index